神经内科常见病用药

（第2版）

主编　肖波　崔丽英

人民卫生出版社

图书在版编目（CIP）数据

神经内科常见病用药/肖波，崔丽英主编.—2版.
—北京：人民卫生出版社，2016
ISBN 978-7-117-22171-9

Ⅰ.①神… Ⅱ.①肖… ②崔… Ⅲ.①神经系统疾病
—用药法—研究 Ⅳ.①R741.05

中国版本图书馆 CIP 数据核字（2016）第 036065 号

人卫智网	www. ipmph. com	医学教育、学术、考试、健康，
		购书智慧智能综合服务平台
人卫官网	www. pmph. com	人卫官方资讯发布平台

神经内科常见病用药
第 2 版

主　　编：肖　波　崔丽英
出版发行：人民卫生出版社（中继线 010-59780011）
地　　址：北京市朝阳区潘家园南里 19 号
邮　　编：100021
E - mail：pmph @ pmph. com
购书热线：010-59787592　010-59787584　010-65264830
印　　刷：三河市宏达印刷有限公司（胜利）
经　　销：新华书店
开　　本：787×1092　1/32　印张：18.5
字　　数：336 千字
版　　次：2008 年 12 月第 1 版　2016 年 6 月第 2 版
　　　　　2019 年 8 月第 2 版第 3 次印刷（总第 4 次印刷）
标准书号：ISBN 978-7-117-22171-9
定　　价：69.00 元
打击盗版举报电话：010-59787491　E-mail：WQ @ pmph. com
（凡属印装质量问题请与本社市场营销中心联系退换）

编委 （以编写章节为序）

崔丽英　北京协和医院神经内科

刘明生　北京协和医院神经内科

蒲传强　中国人民解放军总医院神经内科

肖　波　中南大学湘雅医院神经内科

孟红梅　吉林大学白求恩第一医院神经内科

徐　运　南京大学医学院附属鼓楼医院神经内科

许予明　郑州大学第一附属医院神经内科

彭　斌　北京协和医院神经内科

冯加纯　吉林大学白求恩第一医院神经内科

谢　鹏　重庆医科大学附属第一医院神经内科

黄　文　第三军医大学新桥医院神经内科

楚　兰　贵州医科大学附属医院神经内科

王丽娟　广东省人民医院神经内科

李柱一　第四军医大学唐都医院神经内科

陈生弟　上海交通大学附属瑞金医院神经内科

陈　涛　昆明医科大学第一附属医院神经内科

张萌琦　中南大学湘雅医院神经内科

龙莉莉　中南大学湘雅医院神经内科

周　东　四川大学华西医院神经内科

宋毅军　天津医科大学总医院神经内科

王　群　首都医科大学附属北京天坛医院神经内科

出 版 说 明

　　"临床常见病用药丛书"是我社推出的一系列临床用药手册，由临床一线专家执笔，为满足内科、外科、妇产科、儿科、急诊科、感染科、精神科等各科临床实际工作的需要而编撰完成，以帮助临床医师快速选择相关疾病的合理有效治疗方案。

　　本系列丛书自2004年陆续推出第一版以来，受到了广大医务工作者的欢迎。为适应临床用药知识和指南的不断更新和发展，我们开始了第二轮的修订。

　　本系列丛书针对各科常见病、多发病在诊治中常用的治疗药物及选择原则、药物不良反应与注意事项做了充分、简洁的论述，内容丰富，文字精练；兼顾各科疾病治疗学的前沿发展，内容新颖、适用性强，是一线临床医师查房及门诊工作中不可多得的参考手册。

　　本次修订在保持权威、实用、前沿的特点外，采用小开本、牛皮封面、双色印刷，更便于临床医师随身携带、长期翻阅和快速浏览。不久的将来我们将以纸质书为蓝本，进行延伸开发，制作各专科"临床常见病用药"APP数字产品，力争为临床医师打造一个常见病用药指导的综合服务平台。

临床常见病用药丛书

神经内科常见病用药　　肖　波　崔丽英

呼吸内科常见病用药　　刘春涛　梁宗安　易　群

消化内科常见病用药　　杨长青　许树长　陈锡美

精神科常见病用药　　　赵靖平

妇产科常见病用药　　　徐丛剑

感染科常见病用药　　　李兰娟

儿科常见病用药　　　　李廷玉

心内科常见病用药　　　张　健　杨跃进

急诊科常见病用药　　　陈玉国

再 版 前 言

　　《神经内科常见病用药》于 2009 年首次出版，对规范治疗神经系统疾病的药物使用起到了积极的推动作用。转眼 7 年过去了，神经病学领域相关理念、技术发展日新月异，用于治疗各类疾病的新药已陆续进入临床应用。基于此，为了提高《神经内科常见病用药》的指导性、实用性和先进性，确保临床医师在神经系统疾病的药物治疗等方面与国际接轨，亟待对本书加以更新与完善。

　　本书再版过程中，我们邀请了国内二十多位神经内科资深专家共同编著修订，他们在相关研究领域的学术造诣深厚，参考国内外最新研究进展，结合自己的临床实践经验及心得体会，详细介绍了神经内科疾病的最新治疗方法，旨在为本专业医生提供实用性强的临床常见病用药指导，具有较高的学术价值和实用价值。本书适合各级医院的神经内科医师、相关专业人员和医学院校的师生学习与参考。

　　由于编者的能力和学识所限，书中错漏之处在所难免，热切希望广大读者提出宝贵意见和建议，使之在进一步修订时日臻完善。

　　最后，对各位编委和相关参编人员的辛勤劳动和精诚合作表示最诚挚的谢意！

肖　波　崔丽英

2016 年 4 月

第一版前言

近十年来，随着神经内科常见病发病机制和临床药理学的迅猛发展，神经内科常见病的药物治疗取得了长足的进步，大量新药的上市给患者带来了更多的选择和便利。然而目前临床上仍然存在许多用药不合理、不规范的现象，这除了造成药物的滥用、增加患者的经济负担外，甚至有时候可能出现药物不良反应而危及患者的生命。最近人民卫生出版社组织编写了一套"常见病用药丛书"，该丛书旨在系统描述临床常见病的用药方案，指导和规范临床医师的用药，突出临床治疗经验。本书作为该丛书的分册之一，邀请了国内20多位神经内科著名专家共同编著，他们在相关研究领域均有很深的造诣，参考国内外最新研究进展，结合自己的临床经验及心得体会，详细介绍了神经内科疾病的治疗方法，具有较高的学术价值和实用价值，适合各级医院的神经内科医师、相关专业人员和医学院校的师生学习参考。

囿于本人水平有限，书中错漏之处在所难免，诚恳地祈望读者不吝指正。

最后，我要对各位编委和相关参编人员的辛勤劳动和精诚合作表示最诚挚的谢意！

肖　波
2008 年 6 月

目　　录

第一章　周围神经病

第一节　三叉神经痛

三叉神经痛（trigeminal neuralgia）是一种三叉神经分布区内短暂而反复发作的剧痛，又称原发性三叉神经痛，病因尚不清楚。临床多见于40岁以上的中老年人，女性较多。疼痛限于三叉神经感觉支配区内，以第二、三支最多见，大多为单侧。发作通常无预兆，开始和停止突然，间歇期可完全正常。发作表现为电击样、针刺样、刀割样或撕裂样的剧烈疼痛，为时短暂，每次数秒至1～2分钟，疼痛以面颊、上下颌及舌部最为明显；口角、鼻翼、舌部等部位为敏感区，轻触即可诱发疼痛，称为扳机点。发作可呈周期性，持续数周、数月或更长，缓解期亦可数日至数年不等。病程愈长，发作愈频繁严重，很少自愈。神经系统检查一般无阳性体征。需与继发性三叉神经痛、牙痛、舌咽神经痛、蝶腭神经痛、颞下颌紊乱病等鉴别。

【相关药物】

1. 卡马西平（Carbamazepine，酰胺咪嗪，

得理多）

药理作用表现为抗癫痫、抗神经性疼痛等。作用机制可能为抑制过度兴奋的神经元高频放电、抑制 T 型钙通道。

2. 奥卡西平（Oxcarbazepine，OXC，Trileptal，曲莱）

本药对大脑皮质运动有高选择性抑制作用，其作用可能在于阻断神经细胞的电压依赖性钠通道，从而稳定过度兴奋的神经细胞膜，抑制神经元重复放电，减少神经冲动的突触传递。

【选择原则】

卡马西平和奥卡西平均为一线治疗药物，建议首选卡马西平，如卡马西平无效或产生毒性反应，可以改用奥卡西平。如二者效果均不佳，可尝试二线药物如巴氯芬、加巴喷丁或拉莫三嗪。

【注意事项】

1. 卡马西平

片剂：0.1g/片，0.2g/片。

用法：初始剂量 0.1g，口服，每日 2 次，以后每日增加 0.1g，至疼痛控制为止（每日最大量不应超过 1g），用有效剂量维持治疗 2~3 周后，逐渐减量至最小有效剂量，再服用数月。

不良反应及注意点：

（1）常见不良反应有头晕、嗜睡、口干、恶心、消化不良、行走不稳等，但多于数日后消失。偶见粒细胞减少、中毒性肝炎等，需停药。

（2）大剂量时可引起房室传导阻滞。

（3）孕妇忌用。

2. 奥卡西平

片剂：0.3g/片，0.15g/片。

用法：初始剂量为每日 0.3g，分 2 次口服；如无效可加大剂量，每周增加 1 次剂量，直到控制疼痛。1 周最大增量不超过 0.6g，分 2～4 次口服。每日总量不超过 1.2g。

不良反应及注意点：

（1）常见不良反应有轻度头晕、嗜睡、头痛、疲劳、共济失调、复视、眼震、记忆力损害、注意力损害、定向障碍，可有恶心、呕吐，部分可出现低钠血症。

（2）本药与卡马西平可能存在交叉过敏，对本药过敏者、房室传导阻滞者禁用。

（3）孕妇慎用，哺乳期妇女服药时应暂停哺乳。

（4）用药前后及用药时应当监测血清钠浓度和肝功能。

【建议】

1. 可应用大剂量 B 族维生素以促进神经修复。

2. 药物治疗无效或有明显副作用、拒绝手术治疗或不适于手术治疗者，可用神经阻滞疗法或半月神经节射频热凝治疗。

3. 药物和神经阻滞等治疗无效者，可考虑手术治疗。如微血管减压术、三叉神经根切除术等。

（崔丽英　刘明生）

第二节　特发性面神经麻痹

特发性面神经麻痹或称贝尔麻痹（Bell palsy），是因茎乳孔内面神经非特异性炎症所致的周围性面神经麻痹。确切病因未明，一般认为与自身免疫反应有关。任何年龄均可发病，男性居多。通常急性起病，表现为一侧面部表情肌瘫痪，可见患侧额纹消失，不能皱额及皱眉，眼睑不能闭合或闭合不全，试闭眼时，瘫痪侧眼球向外上方转动，露出白色的巩膜，称 Bell 现象。患侧鼻唇沟变浅，口角下垂，露牙齿时口角歪向健侧，因口轮匝肌瘫痪，鼓气或吹口哨时患侧漏气，因颊肌瘫痪，食物滞留于患侧齿颊之间。面神经受损部位不同可有不同症状，如鼓索神经受累，可出现舌前 2/3 味觉损害和听觉过敏。膝状神经节受累时，除有面神经麻痹、听觉过敏和舌前 2/3 味觉障碍外，尚有患侧乳突部疼痛、耳廓和外耳道感觉减退，外耳道或鼓膜出现疱疹，称亨特综合征。该病的诊断主要依据临床病史和查体。详细的病史询问和仔细的体格检查是排除其他继发原因的主要方法，除非存在不典型的情况，否则辅助检查并非必要。应与吉兰-巴雷综合征、中耳炎、迷路炎、乳突炎、颅后窝肿瘤等所致的周围性面神经麻痹鉴别。治疗原则是抗炎、抗病毒以及适当的功能康复，另外应注意患侧眼部保护，避免角膜损伤或感染。

【相关药物】

1. 地塞米松（Dexamethasone，氟美松）

为人工合成的长效糖皮质激素，其抗炎、抗过敏、免疫抑制作用显著，而水钠潴留作用和促进排钾作用很轻微。

2. 泼尼松（Prednisone，强的松，去氢可的松）

本药为中效糖皮质激素，须在肝内将 11 位酮基还原为羟基，转化为泼尼松龙才有活性。

3. 阿昔洛韦（Aciclovir，无环鸟苷）

是目前治疗单纯疱疹病毒感染的首选药物，对正在细胞内复制的病毒有抑制其 DNA 合成的作用，对正常细胞几乎无影响。

【选择原则】

对于所有无禁忌证的 16 岁以上患者，急性期尽早口服使用糖皮质激素治疗，可以促进神经损伤的尽快恢复，改善预后。对于急性期的患者，可以根据情况尽早联合使用抗病毒药物和糖皮质激素，可能会有获益，特别是对于面肌无力严重或完全瘫痪者；但不建议单用抗病毒药物治疗。

【注意事项】

1. 地塞米松

地塞米松磷酸钠注射液：0.5ml：2.5mg，1ml：5mg，5ml：25mg。

用法：每次 10～15mg，静脉滴注，每日 1 次，连用 7～10 日逐渐减量。

不良反应及注意点：

（1）患者可出现欣快感、激动、不安、谵妄等精神症状，也可表现为抑制。可引起继发性糖尿病和类库欣综合征症状，并发感染、胃肠道刺激等。

（2）禁忌证：对肾上腺皮质激素类药物过敏者、有严重的精神病史、癫痫、角膜溃疡、活动性胃十二指肠溃疡、新近胃肠吻合术后、肾上腺皮质功能亢进、较严重骨质疏松、严重糖尿病、严重高血压及未能控制的病毒、细菌、真菌感染者禁用。

（3）慎用：心脏病或急性心力衰竭、精神不稳定和有精神病倾向者、高脂血症、糖尿病、高血压、青光眼、骨质疏松、肾功能损害或结石、胃炎或食管炎、儿童、孕妇及哺乳期妇女慎用。

（4）注意药物相互作用：如糖皮质激素与噻嗪类利尿剂或两性霉素 B 均能促使排钾，合用时注意补钾。

2. 泼尼松

片剂：5mg/片。

用法：30～60mg/d，连用 5 日，之后于 5 日内逐步减量至停用。

不良反应及注意点：肝功能不全者忌用，其余注意事项参见地塞米松的相关内容。

3. 阿昔洛韦

片剂：0.2g/片。

用法：0.2~0.4g，每日3~5次，连服7~10日。

不良反应及注意点：对本药过敏及妊娠妇女禁用，肾功能不全者及哺乳期妇女慎用。

【建议】

1. 可应用B族维生素促进神经功能恢复。应用血管扩张剂如地巴唑改善局部微循环。

2. 急性期可给予红外线照射或短波透热疗法。

3. 恢复期可根据病情进行按摩、针灸、运动锻炼等治疗。

4. 预防眼部并发症。因不能闭眼、瞬目而使角膜长期暴露，易发生感染及暴露性角膜炎者，可使用眼罩、滴眼药水、涂眼药膏等加以防护。

5. 对长期不愈或有明显后遗症者，可考虑面-舌下神经、面-副神经吻合术，但疗效尚不肯定。

6. 儿童特发性面神经麻痹恢复通常较好，使用糖皮质激素是否能够获益尚不明确；对于面肌瘫痪严重者，可以根据情况选择。

（崔丽英　刘明生）

第三节　面肌痉挛

面肌痉挛（facial spasm）又称面肌抽搐，是以一侧面部肌肉阵发性不自主抽搐为特点，无神经系统其他阳性体征的周围神经病。病因未明，可能为面神经的异位兴奋或伪突触传导所引起。发病多在中年以后，女性较多。病初多从眼轮匝肌间歇性轻微颤搐开始，逐渐缓慢地扩散至一侧的其他面肌，口角部肌肉最易受累，严重者可累及同侧颈阔肌。抽搐的轻重程度不等，可因精神紧张、疲劳和自主运动而加剧，入睡后停止。需与局灶性运动性癫痫、功能性睑痉挛、Meige 综合征、习惯性抽动症等鉴别。

【相关药物】

1. 肉毒毒素 A（Botulinum Toxin Type A，BTX）

能抑制周围运动神经末梢突触前膜乙酰胆碱释放，从而引起肌肉松弛性麻痹，缓解肌肉痉挛。

2. 卡马西平

同三叉神经痛。

3. 巴氯芬（Baclofen，氯苯氨丁酸）

本药为 γ-氨基丁酸（Gamma-aminobutyric Acid，GABA）的衍生物，具有骨骼肌松弛作用。其作用机制为通过刺激 GABA 受体，抑制兴奋性氨基酸的释放，抑制中枢单突触和多突触传递，从而起到缓解骨骼肌痉挛状态的作用。

【选择原则】

肉毒毒素 A 注射是目前治疗面肌痉挛最安全有效、简便易行的首选方法，被认为是近年来神经科治疗领域重要进展之一，为局限性肌肉痉挛提供了新的治疗方法。如无条件或拒绝使用肉毒毒素 A 治疗或症状轻微者，临床也可尝试卡马西平、巴氯芬或苯二氮䓬类药物（如氯硝西泮或劳拉西泮），但目前尚缺乏循证依据。

【注意事项】

1. 肉毒毒素 A

注射剂：1ml:(50～150U)。

用法：肌内注射。

部位：上、下睑的内外侧或外眦部颞侧皮下眼轮匝肌共 4 或 5 点和面部中、下及颊部肌 3 点。依病情需要，也可对内、外或上唇或下颌部进行肌内注射。

剂量：每点起始量为 2.5U/0.05ml 或 2.5U/0.1ml。注射 1 周后有残存痉挛者可追加注射；病情复发者可做原量或加倍量（5U/0.1ml）注射。但每次注射总剂量不应高于 200U。

不良反应及注意点：

（1）少数患者可出现短暂的眼睑下垂、瞬目减少、睑裂闭合不全、面肌肌力减弱等，3～8周可自然恢复。

9

（2）禁用于过敏性体质者及对本品过敏者。凡有发热、急性传染病者缓用。心、肝、肺功能不全及活动性结核、血液病、神经肌肉接头功能障碍者慎用。孕妇和12岁以下儿童慎用。

（3）有剧毒，应由专人保管、发放、登记造册。

2. 卡马西平

同三叉神经痛。

3. 巴氯芬

片剂：10mg/片。

用法：开始用药第 1～3 日，每次 5mg，一日 3 次；第4～6 日，每次 10mg，一日 3 次；以后可再逐渐增加剂量，具体剂量应根据患者的反应进行调整。常用剂量为一日 30mg。

不良反应及注意点：

（1）对本药作用敏感的患者，剂量递增应缓慢。

（2）对本药过敏者、妊娠早期、消化性溃疡或有溃疡病史者禁用。

（3）肝、肾功能不全者，有癫痫病史或惊厥发作者，伴有精神障碍、精神分裂症或意识错乱的患者慎用。

（4）妊娠期和哺乳期妇女应慎用本药。

【建议】

1. 肉毒毒素 A 或其他药物治疗无效者可行面神经分支切断术，对血管压迫所致面肌痉挛，可采用微血管减压术。

2. 可尝试使用口服药物，部分患者可能有效，但疗效不能维持长久，并要注意其副作用。

（崔丽英　刘明生）

第四节　多发性神经病

多发性神经病（polyneuropathy）是由不同原因引起的肢体远端的多发性神经损害。主要病因包括感染、代谢及内分泌障碍、营养障碍、各类毒物中毒、结缔组织疾病等。临床表现为四肢远端对称性感觉、运动及自主神经障碍的临床综合征。感觉障碍表现为肢体远端的疼痛和感觉异常，如麻木感、蚁走感。运动障碍表现为肢体远端对称性下运动神经元瘫痪，肌力减弱、肌张力低下、腱反射减弱或消失，有时可见肌萎缩。自主神经障碍包括肢体远端皮肤对称性菲薄、光亮或脱屑、变冷、苍白或发绀、汗多或无汗、指（趾）甲粗糙、松脆，甚至溃烂。不同病因的多发性神经病除有上述共性外尚各有差异。实验室检查偶见脑脊液蛋白轻度增高外，一般均正常。肌电图可见神经源性改变，神经传导速度减慢。神经组织活检可有不同程度的髓鞘脱失或轴索变性。本病的病因诊断极为重要，可根据病史、病程、特殊症状及有关实验室检查综合分析判定。

【相关药物】

1. 维生素 B_1（Vitamin B_1，Thiamine，硫胺，硫胺素）

维生素 B_1 在体内与焦磷酸结合成辅羧酶，参与糖代谢中丙酮酸和 α-酮戊二酸的氧化脱羧反应，为糖代谢所必需，此外还可抑制胆碱酯酶活性，在维持心脏、神经和消化系统的正常功能中起重要作用，用于维生素 B_1 缺乏病（如 Wernicke 脑病）的防治及各种疾病的辅助治疗。

2. 维生素 B_2（Vitamin B_2，Riboflavin，核黄素）

维生素 B_2 是体内黄酶类辅基的组成部分，黄酶在生物氧化还原中起递氢作用，对氨基酸、脂肪、碳水化合物的生物过程及能量代谢极为重要。临床治疗维生素 B_2 缺乏引起的各种疾病。

3. 维生素 B_6（Vitamin B_6，Pyridoxine，吡多辛，吡多醇）

维生素 B_6 在红细胞内转化为磷酸吡多醛，作为辅酶对蛋白质、碳水化合物、脂类的各种代谢功能起作用，还参与色氨酸将烟碱转化成 5-羟色胺。用于治疗维生素 B_6 缺乏引起的周围神经炎、异烟肼引起的周围神经炎等。

4. 维生素 B_{12}（Vitamin B_{12}，氰钴胺）

维生素 B_{12} 是合成 DNA 的重要辅酶，参与体内甲基转换和叶酸代谢，促进 5-甲基四氢叶酸转变为四氢叶酸。缺乏时可致叶酸缺乏，DNA

合成障碍而影响红细胞成熟。维生素 B_{12} 还能促使甲基丙二酸转变为琥珀酸，参与三羧酸循环，此作用关系到神经髓鞘脂类的合成及维持有髓神经纤维功能完整。用于治疗维生素 B_{12} 缺乏引起的巨幼细胞贫血，也用于神经炎的辅助治疗。

5. 甲基维生素 B_{12}（Methycobal，钴宾酰胺，甲钴胺，弥可保）

本药为维生素 B_{12} 钴宾酰胺制剂，通过甲基转换反应可以促进核酸-蛋白质-脂质代谢，从而促进轴索内输送和轴索的再生以及髓鞘的形成，修复被损害的神经组织。用于维生素 B_{12} 缺乏引起的巨幼细胞贫血及神经炎的辅助治疗。

6. 三磷腺苷（Adenosine Triphosphate，ATP）

ATP 是一种辅酶，有改善机体代谢的作用，参与体内脂肪、蛋白质、糖、核酸以及核甘酸的代谢；为机体内能量的主要来源，分解时释放大量自由能，供给机体的能量需求。

7. 辅酶 A（Coenzyme A）

为机体内各种乙酰化反应的辅酶，参与糖、脂肪、蛋白质的代谢和机体解毒过程。

8. 地巴唑（Dibazol）

具有舒张血管、降低血压及解除平滑肌痉挛和兴奋脊髓作用。

【选择原则】

多发性周围神经病的药物治疗首先是针对病因

的治疗，如对于免疫介导相关的周围神经病可根据具体情况选择糖皮质激素、人血丙种球蛋白、免疫抑制剂等（参见具体疾病的治疗部分）；其次为对症治疗，如神经痛的治疗；各种原因引起的多发性神经病均可用大剂量维生素，如维生素 B_1、B_2、B_6、B_{12} 等，重症病例可并用辅酶 A、ATP 等。

【注意事项】

1. 维生素 B_1

片剂：5mg/片，10mg/片。

用法：每次 10～30mg，口服，每日 3 次。

注射剂：1ml：10mg，1ml：25mg，1ml：50mg，2ml：100mg。

用法：每次 50～100mg，肌内注射，每日 1～2 次。

不良反应及注意点：

（1）注射用药时，偶见过敏反应，如出现皮疹、瘙痒、喘鸣。个别者可发生过敏性休克，应立即停药，应用抗过敏药物治疗。用前需做皮试。

（2）维生素 B_1 在碱性溶液中易分解，与碱性药物如碳酸氢钠、枸橼酸钠配伍，易引起变质。

2. 维生素 B_2

片剂：5mg/片，10mg/片。

用法：成人通常每次 5mg，口服，每日 3 次，可视年龄、症状酌情增减。

注射剂：2ml:1mg，2ml:5mg，2ml:10mg。

用法：每次 5～10mg，肌内注射，每日 1 次。

不良反应及注意点：不宜与甲氧氯普胺和维生素 C 合用。

3. 维生素 B_6

片剂：10mg/片。

用法：每次 10～20mg，口服，每日 3 次。

注射剂：1ml:50mg，2ml:100mg。

用法：每次 50～100mg，肌内注射或静脉滴注，每日 3 次。

不良反应及注意点：

（1）罕见过敏反应。

（2）与左旋多巴合用时，可降低左旋多巴的疗效。

4. 维生素 B_{12}

片剂：$500\mu g$/片。

用法：成人通常每次 $500\mu g$，口服，每日 3 次，可视年龄、症状酌情增减。

注射剂：1ml:$500\mu g$。

用法：每次 $500\mu g$，肌内注射，每日 1～2 次。

不良反应及注意点：

（1）注射维生素 B_{12} 偶见皮疹、瘙痒等过敏反应，个别发生过敏性休克者，应立即停药，应用抗过敏药物治疗。

（2）偶可引起低血钾和高尿酸血症。

（3）可促使恶性肿瘤生长，恶性肿瘤患者

禁用。

（4）本品不可静脉用药，无论静脉滴注或静脉注射都可能引发意外，曾有死亡报道。

5. 甲基维生素 B_{12}

片剂：$500\mu g/$片。

用法：成人通常每次 $500\mu g$，口服，每日 3 次，可视年龄、症状酌情增减。

注射剂：$1ml:500\mu g$。

用法：每次 $500\mu g$，肌内注射或静脉注射，每周 3 次。

不良反应及注意点：

（1）注射甲基维生素 B_{12} 偶见皮疹、瘙痒等过敏反应，个别发生过敏性休克者，应立即停药，应用抗过敏药物治疗。

（2）对妊娠妇女的安全性尚不明确。

（3）从事与汞及其化合物相关工作的人员，不宜长期服药。

6. ATP

注射剂：$20mg/$支。

用法：每次 $20mg$，肌内注射或静脉滴注，每日 1～3 次。

不良反应及注意点：

（1）对本品过敏、脑出血初期、房室传导阻滞、心房扑动、心房颤动、室性心动过速患者禁用。

（2）病窦综合征、窦房结功能不全、哮喘患者慎用或不用。

7. 辅酶 A

注射剂：50u/支。

用法：每次 50～100u，静脉滴注，每日 1～2 次，7～14 日为一疗程。

不良反应及注意点：急性心肌梗死患者禁用。

8. 地巴唑

片剂：10mg/片，20mg/片。

用法：每次 5～10mg，每日 3 次。

不良反应及注意点：对本品过敏者禁用。不良反应可见多汗、面部潮红、轻度头痛、恶心。

【建议】

1. 病因治疗十分重要。如乙醇中毒者，戒酒是治疗的关键。

2. 急性期应卧床休息，特别是累及心肌者。疼痛剧烈者可选用止痛剂、卡马西平等。重症患者应做好护理，四肢瘫痪者应定时翻身，并维持肢体功能位。

（崔丽英　刘明生）

第五节　急（慢）性炎症性脱髓鞘性多发性神经病

一、急性炎症性脱髓鞘性多发性神经病

急性炎症性脱髓鞘性多发性神经病（acute

inflammatory demyelinating polyneuropathy, AIDP），又称吉兰-巴雷综合征（Guillain-Barrés syndrome，GBS），是以周围神经和神经根的脱髓鞘及小血管周围淋巴细胞及巨噬细胞的炎性反应为病理特点的自身免疫病。病因尚不清楚，推测病原体感染后通过分子模拟机制诱发了针对自身周围神经组分的免疫应答。多数患者发病前1～3周有呼吸道或胃肠道感染症状。首发症状常为四肢远端对称性无力，很快加重并向近端发展，或自近端向远端发展，可涉及躯干和脑神经，严重病例可累及肋间肌和膈肌。瘫痪为弛缓性，肌腱反射减弱或消失，病理反射阴性。感觉障碍一般比运动障碍轻，表现为肢体远端感觉异常和手套、袜套样感觉减退，也可无感觉障碍。自主神经功能损害有出汗、皮肤潮红、手足肿胀、营养障碍、心动过速等。多数病例病情迅速发展，3～15日达高峰，90%以上患者病情在4周内停止进展，但少数仍可继续加重。1～2个月后开始恢复。常见并发症为肺部感染、肺不张。发病后第1周内脑脊液检查多数正常，第2周后，大多数患者脑脊液蛋白增高而细胞数正常或接近正常，称为蛋白-细胞分离现象。肌电图可有F波或H反射延迟或消失，神经传导速度减慢、远端潜伏期延长、动作电位波幅正常或下降。

【相关药物】

1. 免疫球蛋白［Low pH Intravenous Im-

munoglobulin（Human），低 pH 静脉注射用人血免疫球蛋白，静脉注射用人免疫球蛋白］

本品含有广谱抗病毒、细菌或其他病原体的 IgG 抗体，具有免疫替代和免疫调节的双重作用。在神经系统疾病中用于治疗急（慢）性炎症性脱髓鞘性多发性神经病、多发性硬化、多灶性运动神经元病、炎性肌病及重症肌无力等免疫性疾病。

2. 地塞米松（Dexamethasone，氟美松）

为人工合成的长效糖皮质激素，其抗炎、抗过敏、免疫抑制作用显著，用于过敏性疾病、自身免疫性疾病、休克等的治疗。

3. 甲泼尼龙（Methylprednisolone，甲基泼尼松龙，甲强龙，甲基氢化泼尼松）

本药为人工合成的中效糖皮质激素，起效快，抗炎、抗过敏、免疫抑制作用强，水钠潴留等副作用少，主要用于危重疾病的急救，如脑水肿、休克、严重的过敏反应、多发性神经炎、急性脊髓炎、脊髓损伤、结缔组织病、白血病、器官移植等。

【选择原则】

1. 急性期患者，首选静脉注射免疫球蛋白（IVIG）或血浆置换（PE），一般不推荐两者联合应用，无免疫球蛋白过敏或先天性 IgA 缺乏症等禁忌证者，可用静脉注射 IgG。成人按每日 0.4g/kg 计算，连用 5 日。

2. 对于无条件应用 IVIG 或 PE 的患者，急性期患者无肾上腺皮质激素禁忌证者可以应用甲泼尼龙或地塞米松静脉滴注，之后改为泼尼松口服。但疗效存在争议。

【注意事项】

1. 免疫球蛋白

注射剂：5g/瓶，2.5g/瓶。

用法：按体重 0.4g/kg 计算，成人每次15～20g，静脉滴注，每日 1 次，连用 5 日为一疗程。开始滴速为 1.0ml/min，持续 15 分钟后若无不良反应，可逐渐加快速度，最快滴速不超过 3～4ml/min。

不良反应及注意点：

（1）个别患者在输注时出现一过性头痛、心慌、恶心等不良反应，可能与输注过快或个体差异有关，必要时减慢或暂停输注，一般无须特殊处理可自行恢复。

（2）本品应单独输注，不得与其他药物混合输注。

2. 地塞米松

地塞米松磷酸钠注射液：0.5ml：2.5mg，1ml：5mg，5ml：25mg。

用法：每次 10～15mg，静脉滴注，每日 1 次，10 日左右为一疗程。

不良反应及注意点：

（1）患者可出现欣快感、激动、不安、谵妄等精神症状，也可表现为抑制；可引起糖尿病和类库欣综合征症状，并发感染、胃肠道刺激等。

（2）禁忌证：对肾上腺皮质激素类药物过敏者、有严重的精神病史、癫痫、角膜溃疡、活动性胃十二指肠溃疡、新近胃肠吻合术后、肾上腺皮质功能亢进、较严重骨质疏松、严重糖尿病、严重高血压及未能控制的病毒、细菌、真菌感染者禁用。

（3）慎用：心脏病或急性心力衰竭、精神不稳定和有精神病倾向者、高脂血症、糖尿病、高血压、青光眼、骨质疏松、肾功能损害或结石、甲状腺功能减退、胃炎或食管炎、憩室炎、儿童、孕妇及哺乳期妇女慎用。

（4）注意药物相互作用。如皮质激素与噻嗪类利尿剂或两性霉素 B 均能促使排钾，合用时注意补钾。

3. 甲泼尼龙

注射剂：甲泼尼松醋酸酯混悬注射液：1ml：20mg，1ml：40mg。

用法：急性期可采用大剂量甲泼尼龙短程冲击疗法，每次 500～1000mg，静脉滴注，每日 1 次，连用 3～5 日逐渐减量，有可能控制病情发展，疗程结束后改用泼尼松口服。

不良反应及注意点：本药在肝脏代谢快，肝功能不全者慎用。其余注意事项参见地塞米松的相关内容。

【建议】

1. 无严重感染、血液病、心律失常等禁忌证患者可用血浆置换疗法，但应在 2 周内应用。

2. 急性期应给予足量 B 族维生素、维生素 C、辅酶 Q_{10} 和高热量易消化食物，对吞咽困难者及早鼻饲饮食。

3. 本病主要死亡原因之一是呼吸肌麻痹。需密切观察呼吸，保持呼吸道通畅。有呼吸衰竭和气道分泌物过多者应及早气管切开，必要时应用呼吸机。

4. 卧床期间加强护理，患肢处于功能位，早期进行康复治疗。

二、慢性炎症性脱髓鞘性多发性神经病

慢性炎症性脱髓鞘性多发性神经病（chronic inflammatory demyelinating polyneuropathies，CIDP）是一种慢性病程进展的，临床表现与 AIDP 相似的免疫介导性周围神经病。病因不明，自身免疫为其主要发病机制。任何年龄均可发病，以 50～60 岁多见，常无明显感染史，隐匿起病，逐步进展。临床主要表现为运动与感觉均有累及的周围神经病。查体可见四肢肌力减退，伴或不伴肌肉萎缩，肌张力降低，腱反射消失，四肢末梢型感觉减退，腓肠肌常有明显压痛，克氏征可为阳性。实验室检查脑脊液细胞数正常，蛋白质含量明显增高。电生理检查可见运动传导速度明显减慢，F 波潜伏期延长。神经活检示神经纤维髓鞘节段脱失伴轴索变性。

【相关药物】

药物选择同急性炎症性脱髓鞘性多发性神经病，但糖皮质激素的疗效比急性炎症性脱髓鞘性多发性神经病要好。

【选择原则】

1. 首选糖皮质激素，大剂量甲泼尼龙或地塞米松静脉注射后，逐渐减量或改用泼尼松口服。

2. 部分患者可选用 IVIG 或 PE。

3. 对于疗效不佳，激素依赖或无法耐受者，可试用免疫抑制剂，如硫唑嘌呤等。

【注意事项】

1. 甲泼尼龙

甲泼尼松醋酸酯混悬注射液：1ml：20mg，1ml：40mg。

用法：每次 500～1000mg，静脉滴注，每日1 次，连用3～5 日后逐渐减量或直接改用泼尼松 1mg/(kg·d) 清晨顿服，维持 1～2 个月后逐渐减量，直至减至小剂量（5～10mg）维持治疗，再酌情停药。

不良反应及注意点：同急性炎症性脱髓鞘性多发性神经病。

2. 地塞米松

地塞米松磷酸钠注射液：0.5ml：2.5mg，1ml：5mg，5ml：25mg。

用法：每次 10～20mg，静脉滴注，每日 1 次，连续 7 天，改泼尼松 1mg/(kg·d) 清晨顿服，维持 1～2 个月后逐渐减量，直至减至小剂量（5～10mg）维持治疗，再酌情停药。

不良反应及注意点：同急性炎症性脱髓鞘性多发性神经病。

3. 免疫球蛋白

注射剂：1.0g/瓶，1.25g/瓶，2.5g/瓶，5.0g/瓶，10.0g/瓶。

用法：0.4g/kg 静脉滴注，每日 1 次，连用 3～5 日为一疗程。每个月重复 1 次，连续 3 个月，有条件或病情需要者可延长应用数月。

不良反应及注意点：同急性炎症性脱髓鞘性多发性神经病。

【建议】

1. 可加用 B 族维生素神经营养治疗。

2. 对于神经痛患者，可予以卡马西平等药物对症治疗。

3. 应用 IVIG 后 3 周内，不能进行 PE。

4. 病情稳定后，早日行神经功能康复锻炼，防止关节挛缩及失用性肌萎缩。

（蒲传强）

第二章 脊 髓 疾 病

第一节 脊 髓 炎

脊髓炎是指各种感染或变态反应所引起的脊髓炎症。按起病形式可分为急性（1周内病情达高峰）、亚急性（2～6周）和慢性（超过6周）脊髓炎。急性脊髓炎是指脊髓白质脱髓鞘或坏死所致的急性横贯性损害，又称急性横贯性脊髓炎（acute transverse myelitis，ATM），是临床上最常见的一种脊髓炎。本病病因不清，多数患者出现脊髓症状前1～4周有病毒感染症状，但脑脊液未检出抗体，神经组织亦未分离出病毒，推测可能为病毒感染后诱发的异常免疫应答。部分患者于疫苗接种后发病，可能为疫苗接种后诱发的自身免疫性疾病。临床特点表现为急性起病，有感觉平面，病变水平以下运动、感觉和自主神经功能障碍，病变常局限于数个节段，最常侵犯胸段尤其是 T_3～T_5 节段，其次为颈段和腰段。急性期脊髓 MRI 典型改变是病变部脊髓增粗，病变节段髓内斑点状或片状 T_1 长 T_2 信号，钆注射后有增强效应。也有 MRI 始终未显示异常者。脑脊液无色透明，淋巴细胞和蛋白质正常或轻度增高，糖与氯化物正常。本病须与急性硬脊膜外脓肿、脊柱结核、转移性肿瘤、脊髓出血、吉兰-巴雷综合征、脊髓前动脉闭塞综合征、结缔组织疾病（如系统性红斑狼疮）及中枢神经系统病毒感染（如 HIV）致脊髓损害等鉴别。预后取决于病变的程度及合并症的情况。累及脊髓节段长且弥散者，完全性瘫痪 6 个月后肌电图显示仍为失神经改变，预后较差。若无严重合并症，通常 3～6 个月基本可恢复生活自理。上升性脊髓炎预后差，可在短期内死于呼吸循环衰竭。

【相关药物】

1. 地塞米松（Dexamethasone，氟美松）

为人工合成的长效糖皮质激素，其抗炎、抗过敏、免疫抑制作用显著，而水钠潴留作用和促进排钾作用很轻微。用于过敏性疾病、自身免疫性疾病、休克等的治疗。

2. 甲泼尼龙（Methylprednisolone，甲基泼尼松龙，甲强龙，甲基氢化泼尼松）

本药为人工合成的中效糖皮质激素，起效快，抗炎、抗过敏、免疫抑制作用强，水钠潴留等副作用少，主要用于危重疾病的急救，如脑水肿、休克、严重的过敏反应、多发性神经炎、急性脊髓炎、脊髓损伤、结缔组织病、白血病、器官移植等。

3. 泼尼松（Prednisone，强的松，去氢可的松）

本药为中效糖皮质激素，须在肝内将 11 位酮基还原为 11-羟基，转化为泼尼松龙才有活性。主要用于过敏性与自身免疫性疾病。

4. 免疫球蛋白〔Low pH Intravenous Immunoglobulin（Human），低 pH 静脉注射用人血免疫球蛋白，静脉注射用人免疫球蛋白〕

本品含有广谱抗病毒、细菌或其他病原体的 IgG 抗体，另外免疫球蛋白的独特型和抗独特型抗体能形成复杂的免疫网络，所以具有免疫替代和免疫调节的双重作用。在神经系统疾病中用于治疗急（慢）性炎症性脱髓鞘性多发性神经病、多发性硬化、多灶性运动神经元病、炎性肌病及重症肌无力等免疫性疾病。

5. 维生素 B_1（Vitamin B_1，Thiamine，硫胺，硫胺素）

维生素 B_1 在体内与焦磷酸结合成辅羧酶，参与糖代谢中丙酮酸和 α-酮戊二酸的氧化脱羧反应，为糖代谢所必需，此外还可抑制胆碱酯酶活性，在维持心脏、神经和消化系统的正常功能中起重要作用，用于维生素 B_1 缺乏病（如 Wernicke 脑病）的防治及各种疾病的辅助治疗。

6. 维生素 B_{12}（Vitamin B_{12}，氰钴胺）

维生素 B_{12} 是合成 DNA 的重要辅酶，参与体内甲基转换和叶酸代谢，促进 5-甲基四氢叶酸转变为四氢叶酸。缺乏时，可致叶酸缺乏，DNA 合成障碍而影响红细胞成熟。维生素 B_{12} 还能促使甲基丙二酸转变为琥珀酸，参与三羧酸循

6

环，此作用关系到神经髓鞘脂类的合成及维持有髓神经纤维功能完整，维生素 B_{12} 缺乏的神经损害可能与此有关。用于治疗维生素 B_{12} 缺乏引起的巨幼细胞贫血，也用于神经炎的辅助治疗。

7. 甲基维生素 B_{12}（Methycobal，钴宾酰胺，甲钴胺，弥可保）

本药为存在于血液、骨髓液中的辅酶维生素 B_{12} 钴宾酰胺制剂，与维生素 B_{12} 的其他制剂相比，对神经组织有良好的传递性。通过甲基转换反应可以促进核酸-蛋白质-脂质代谢，从而促进轴索内输送和轴索的再生以及髓鞘的形成，修复被损害的神经组织。用于维生素 B_{12} 缺乏引起的巨幼细胞贫血及神经炎的辅助治疗。

【选择原则】

1. 尽管没有随机双盲对照研究资料，但多数临床研究表明，急性期给予静脉注射甲泼尼龙或地塞米松可能控制病情发展，改善预后。如无禁忌，可常规应用。使用 5 日后可根据临床病程和 MRI 表现决定是否继续使用激素或采取其他治疗。

2. 大剂量免疫球蛋白，成人每次 $15\sim20g$，每日 1 次，连用 $3\sim5$ 日为一疗程，可能控制病情发展。

3. B 族维生素有助于神经功能恢复。

【注意事项】

1. 地塞米松

地塞米松磷酸钠注射液：0.5ml：2.5mg，1ml：5mg，5ml：25mg。

用法：每次 10～20mg，静脉滴注，每日 1 次，10 日左右为一疗程。

不良反应及注意点：

（1）患者可出现欣快感、激动、不安、谵妄等精神症状，也可表现为抑制；经静脉迅速给予大剂量可能发生全身性过敏反应。可能引起糖尿病和类库欣综合征症状。并发感染、胃肠道刺激等。可引起肛门生殖区的感觉异常和激惹。

（2）禁忌证：对肾上腺皮质激素类药物过敏者、有严重的精神病史、癫痫、角膜溃疡、活动性胃十二指肠溃疡、新近胃肠吻合术后、肾上腺皮质功能亢进、较严重骨质疏松、严重糖尿病、严重高血压及未能控制的病毒、细菌、真菌感染者禁用。

（3）慎用：心脏病或急性心力衰竭、精神不稳定和有精神病倾向者、高脂血症、糖尿病、高血压、青光眼、骨质疏松、肾功能损害或结石、甲状腺功能减退、胃炎或食管炎、憩室炎、重症肌无力、肾功能损害或结石、儿童、孕妇及哺乳期妇女慎用。注意药物相互作用。如皮质激素与噻嗪类利尿剂或两性霉素 B 均能促使排钾，合用时注意补钾。

2. 甲泼尼龙

甲泼尼松醋酸酯混悬注射液：1ml：20mg，1ml：40mg。

6

用法：急性期可采用大剂量甲泼尼龙短程冲击疗法，每次500～1000mg，静脉滴注，每日1次，连用3～5日，有可能控制病情发展，疗程结束后改用泼尼松口服。

不良反应及注意点：本药在肝脏代谢快，肝功能不全者慎用。其余注意事项参见地塞米松的相关内容。

3. 泼尼松

片剂：5mg/片。

用法：冲击疗法结束后，按1mg/kg或通常成人以60mg开始服用，逐渐减量停用。

不良反应及注意点：肝功能不全者忌用，其余注意事项参见地塞米松的相关内容。

4. 免疫球蛋白

注射剂：1.0g/瓶，1.25g/瓶，2.5g/瓶，5.0g/瓶，10.0g/瓶。

用法：按体重0.4g/kg计算，成人每次15～20g，静脉滴注，每日1次，连用3～5日为一疗程。开始滴速为1.0ml/min，持续15分钟后若无不良反应，可逐渐加快滴度，最快滴速不超过3～4ml/min。

不良反应及注意点：

（1）个别患者在输注时出现一过性头痛、心慌、恶心等不良反应，可能与输注过快或个体差异有关，必要时减慢或暂停输注，一般无特殊处理可自行恢复。

（2）本品应单独输注，不得与其他药物混合输注。

5. 维生素 B_1

片剂：5mg/片，10mg/片。

用法：每次 10~30mg，口服，每日 3 次。

注射剂：1ml:10mg，1ml:25mg，1ml:50mg，2ml:100mg。

用法：每次 50~100mg，肌内注射或皮下注射，每日 1~2 次。

不良反应及注意点：

（1）注射用药时，偶见过敏反应，如出现皮疹、瘙痒、喘鸣。个别者可发生过敏性休克，应立即停药，应用抗过敏药物治疗。

（2）维生素 B_1 在碱性溶液中易分解，与碱性药物如碳酸氢钠、枸橼酸钠配伍，易引起变质。

6. 维生素 B_{12}

片剂：500μg/片。

用法：成人通常每次 500μg，口服，每日 3 次，可视年龄、症状酌情增减。

注射剂：1ml:500μg。

用法：每次 500μg，肌内注射，每日 1~2 次。

不良反应及注意点：

（1）注射维生素 B_{12} 偶见皮疹、瘙痒等过敏反应，个别发生过敏性休克者，应立即停药，应用抗过敏药物治疗。

（2）偶可引起低血钾和高尿酸血症。

6

（3）可促使恶性肿瘤生长，恶性肿瘤患者禁用。

（4）本品不可静脉用药，无论静脉滴注或静脉注射都可能引起意外，曾有死亡报道。

7. 甲基维生素 B_{12}

片剂：$500\mu g$/片。

用法：成人通常每次 $500\mu g$，口服，每日 3 次，可视年龄、症状酌情增减。

注射剂：$1ml$：$500\mu g$。

用法：每次 $500\mu g$，肌内注射或静脉注射，每周 3 次。

不良反应及注意点：

（1）注射甲基维生素 B_{12} 偶见皮疹、瘙痒等过敏反应，个别发生过敏性休克者，应立即停药，应用抗过敏药物治疗。

（2）对妊娠妇女的安全性尚不明确。

（3）从事汞及其化合物的工作人员，不宜长期服药。

【建议】

1. 药物治疗同时，精心护理、预防并发症和早期康复训练对功能恢复及改善预后具有重要意义。

2. 对于中到重度患者（如不能行走、显著的自主神经功能损害及下肢感觉丧失），静脉给予类固醇激素治疗 5～7 日临床症状仍几乎无改善者，血浆置换疗法可能显著改善其预后。血浆置换有效的预测因素有早期治疗（初始症状出现20日内）、男性、临床表现为不全损害（如下肢的一些运动功能保留）等。

（肖　波）

第二节　脊髓亚急性联合变性

脊髓亚急性联合变性（subacute combined degeneration of the spinal cord，SCD）是由维生素 B_{12} 缺乏引起的神经系统变性疾病，病变主要累及脊髓后索、侧索及周围神经，严重时大脑白质及视神经亦可受累。本病多在中年以后起病，无性别差异，呈亚急性或慢性临床经过，病情渐进性发展。多数患者在出现神经系统症状前有贫血、倦怠和舌炎等症状。临床表现有双下肢深感觉缺失、感觉性共济失调、痉挛性截瘫及周围神经病变等。脑脊液多数正常，少数可有蛋白轻度增高。周围血象及骨髓涂片检查显示巨幼细胞贫血。脊髓核磁显示：典型的表现为病灶对称性分布于脊髓后部，呈"倒 V 字征"或"反兔耳征"。注射维生素 B_{12} 500μg/d，10 日后网织红细胞增多有助于诊断。本病须与多发性神经病、脊髓压迫症、多发性硬化、神经梅毒等鉴别。本病不经治疗，神经症状会持续进展，2～3 年可致死亡。如能在发病后 3 个月内积极治疗，常可获得完全恢复，故早期诊断、及时治疗是改善本病预后的关键。

7

【相关药物】

1. 维生素 B_{12} （Vitamin B_{12}，氰钴胺）

维生素 B_{12} 是合成 DNA 的重要辅酶，参与体内甲基转换和叶酸代谢，促进甲基四氢叶酸转变为四氢叶酸。缺乏时，可致叶酸缺乏，DNA 合成障碍而影响红细胞成熟。维生素 B_{12} 还能促使甲基丙二酸转变为琥珀酸，参与三羧酸循环，此作用关系到神经髓鞘脂类的合成及维持有髓神经纤维功能完整，维生素 B_{12} 缺乏的神经损害可能与此有关。用于治疗维生素 B_{12} 缺乏引起的巨幼细胞贫血，也用于神经炎的辅助治疗。

2. 甲基维生素 B_{12} （Methycobal，钴宾酰胺，甲钴胺，弥可保）

本药为存在于血液、骨髓液中的辅酶维生素 B_{12} 钴宾酰胺制剂，与其他 B_{12} 相比，对神经组织有良好的传递性。通过甲基转换反应可以促进核酸-蛋白质-脂质代谢，从而促进轴索内输送和轴索的再生以及髓鞘的形成，修复被损害的神经组织。用于治疗维生素 B_{12} 缺乏引起的巨幼细胞贫血及神经炎的辅助治疗。

3. 腺苷钴胺 （Cobamamide，辅酶维生素 B_{12}）

本药为氰钴型维生素 B_{12} 的同类物，即其 CN 基被腺嘌呤核苷取代成为 5'-脱氧腺苷钴胺，它是体内维生素 B_{12} 的两种活性辅酶形式之一，为细胞合成核苷酸的重要辅酶，参与体内甲基转

7

换及叶酸代谢，促进甲基叶酸还原为四氢叶酸；也参与三羧酸循环，对神经髓鞘中脂蛋白的形成非常重要，可使巯基酶处于活性状态，从而参与广泛的蛋白质及脂肪代谢。还能促进红细胞的发育与成熟，是细胞生长增殖和维持神经髓鞘完整所必需的物质。用于治疗维生素 B_{12} 缺乏引起的巨幼细胞贫血及神经炎的辅助治疗。

4. 铁剂：硫酸亚铁（Ferrous Sulfate，Iron Sulfate，硫酸低铁）、枸橼酸铁、多糖铁复合物

本品主要用于预防、治疗缺铁和缺铁性贫血。

5. 叶酸（Folic Acid，维生素 M，维生素 Bc）

叶酸在体内被叶酸还原酶和二氢叶酸还原酶还原为四氢叶酸，四氢叶酸与多种一碳单位结合成四氢叶酸类辅酶，传递一碳单位，参与体内核酸和氨基酸的合成，所以叶酸是合成 DNA 的辅酶，并与维生素 B_{12} 共同促进红细胞的生长和成熟。主要用于治疗各种原因造成的巨幼细胞贫血。

【选择原则】

1. 一旦确诊或拟诊本病，即应开始大剂量维生素 B_{12} 治疗，否则可造成不可逆性神经损害。

2. 贫血患者可用铁剂。

3. 不宜单独使用叶酸，否则会导致症状加重。恶性贫血者，建议叶酸每次 5～10mg，与维生素 B_{12} 共同使用。

7

【注意事项】

1. 维生素 B_{12}

注射剂：1ml：500μg。

用法：每次 500～1000μg，肌内注射，每日 1 次，连续2～4 周，然后每周 2～3 次；2～3 个月后每次 1000μg 维持；某些患者需终身用药，合用维生素 B_1 和 B_6 等效果更佳。

不良反应及注意点：

（1）偶见皮疹、瘙痒等过敏反应，个别发生过敏性休克者，应立即停药，应用抗过敏药物治疗。

（2）偶可引起低血钾和高尿酸血症。

（3）可促使恶性肿瘤生长，恶性肿瘤患者禁用。

（4）本品不可静脉用药，无论静脉滴注或静脉注射都可能引起意外，曾有死亡报道。

2. 甲基维生素 B_{12}

注射剂：1ml：500μg。

片剂：500μg/片。

用法：静脉注射：同维生素 B_{12}；口服：成人每次 500μg，每日 3 次。

不良反应及注意点：

（1）偶见皮疹、瘙痒等过敏反应，个别发生过敏性休克，应立即停药，应用抗过敏药物治疗。

（2）对妊娠妇女的安全性尚不明确。

7

3. 腺苷钴胺

注射剂：1ml：0.5mg。

片剂：0.25mg/片。

用法：肌内注射，每次 0.5～1.5mg，一日 1次。口服，成人，每次 0.5～1.5mg，每日 1.5～4.5mg。

不良反应及注意点：

（1）注射用本品遇光易分解，溶解后要尽快使用。

（2）治疗后期可能出现缺铁性贫血，应补充铁剂。

（3）若直接放置褐色西林瓶，药物会受光分解，请在临用之前再打开遮光包装。

（4）临用前加灭菌注射用水适量使溶解。

4. 硫酸亚铁

缓释片剂：0.3g/片。

用法：成人每次 0.3～0.6g，口服，每日 3次，饭后服用。

不良反应及注意点：

（1）对胃肠道黏膜有刺激性，可致恶心、呕吐、上腹痛、腹泻等，应饭后服用。

（2）铁与肠道内硫化氢结合，生成硫化铁，使硫化氢减少，减少了对肠蠕动的刺激作用，可致便秘，并排黑便。需预先对患者讲清，以免顾虑。

（3）对于血红蛋白沉着症、含铁血黄素沉着症及不伴缺铁的其他贫血、肝、肾功能严重损

7

害、对铁剂过敏者禁用。

（4）对于酒精中毒、肝炎、急性感染、肠道炎症、胰腺炎及消化道溃疡者慎用。

（5）治疗期间监测血红蛋白、网织红细胞计数、血清铁蛋白及血清铁。

（6）大量口服可致急性中毒，出现胃肠道出血、坏死，严重时可引起休克，应立即救治。

5. 枸橼酸铁

口服液：10％枸橼酸铁铵溶液。

用法：成人每次 0.5～2g，口服，每日 3 次，饭后服用。

不良反应及注意点：部分患者会出现胃部不适、恶心、呕吐、腹泻或便秘。枸橼酸铁铵溶液副作用同硫酸亚铁，但很轻，也少见。口服时应用吸液管吸入，以免舌、牙染成黑色。勿与安替比林配伍。

6. 力蜚能（多糖铁复合物）

胶囊剂：每粒含铁元素 150mg。

用法：口服，成人每次 0.15～0.3g，每日 1 次。

不良反应及注意点：

（1）在缺乏维生素 E 情况下如补铁过量（每日＞8mg/kg）可加重缺乏维生素 E 的早产儿的红细胞溶血现象。婴儿补铁过量时易发生大肠杆菌感染。

（2）胃酸有利于铁的离子化，促进铁的吸收；反之，胃酸缺乏或服用抗酸药时，会阻碍铁的吸收和利用。

（3）人体内的微量元素大多为过渡元素，其理化性质很多近似，故在代谢中常有互相干扰，如长期较大量补锌可影响铁的代谢。

（4）不良反应较少，可有恶心、呕吐、腹泻或胃灼热感，但不影响治疗。

7. 叶酸

片剂：5mg/片。

用法：口服，成人每次 5～10mg，每日 5～30mg。

不良反应及注意点：

（1）不良反应较少，罕见过敏反应，长期服用可出现厌食、恶心、腹胀等。

（2）营养性巨幼细胞贫血常合并缺铁，应同时补铁，并补充蛋白质及其他 B 族维生素。

（3）维生素 B_{12} 缺乏所致贫血，应以维生素 B_{12} 为主，叶酸为辅。

【建议】

1. 去除引起吸收障碍的原因，治疗原发病，改善胃肠功能。建议对胃切除术后的患者定期补充维生素 B_{12} 以预防本病发生。

2. 胃液中缺乏游离胃酸者，可服用胃蛋白酶合剂或饭前服用稀盐酸合剂 10ml。

3. 加强瘫痪肢体功能锻炼，针灸、理疗及康复治疗。

（孟红梅）

第三章　脑血管疾病

第一节　短暂性脑缺血发作

短暂性脑缺血发作（transient ischemic attack，TIA）是指短暂的、反复发作性脑局部组织的血液供应不足，使该动脉所支配的脑组织发生缺血，临床表现为相应部位短暂的神经功能障碍。临床三大特点：局灶性、短暂性和反复发作性。临床症状和体征一般持续 10～15 分钟，多在 1 小时内症状完全消失，不超过 24 小时，不遗留神经功能缺损症状和体征，头颅 CT 和 MRI 检查常无责任病灶。临床表现：①颈内动脉系统 TIA：病变侧一过性黑蒙、各种失语、对侧单肢或偏身不同程度瘫痪或感觉异常；②椎-基底动脉系统 TIA：眩晕、平衡失调、跌倒发作、短暂性全面性遗忘症、双眼视力障碍、小脑性共济失调、脑神经损害等。TIA 占急性脑血管病的 10%，男性患病率高于女性，发病年龄较脑血栓形成者要小。约有 50% 的脑梗死患者在发病前曾有 TIA 病史。有学者认为颈内动脉系统 TIA 和表现为一过性黑蒙的椎-基底动脉系统 TIA 最易发生脑梗死，心房颤动合并的 TIA 易发生栓塞性脑梗死。因此，TIA 被公认为脑梗死的最重要危险因素，为脑梗死的最严重先兆。据统计，TIA 发病后 1 个月内，有 4%～8%发生缺血性卒中，1 年内有 12%～13%，较一般人群高 13～16 倍，5 年内则达 24%～29%，高达 7 倍之多。因此早期诊断和及时有效地治疗 TIA 非常重要。

【相关药物】

（一）抗血小板药物

1. 阿司匹林 （Aspirin，Acetard，Adiro，ASA，Aspirin Bulk，Aspirinum，Astrix，Acetylsalicylic Acid，乙酰水杨酸，拜阿司匹灵，安可春，安尼妥，巴米尔，伯基，博尔心，醋柳酸，东青，介宁，可尔利，力爽，洛定，赛宁，施泰乐，司尔利，协美达，延先，益欣雪）

阿司匹林为抗血小板聚集药物，主要通过使血小板的环加氧酶（即前列腺素合成酶）乙酰化，从而破坏环内过氧化物的形成，使血小板生成血栓素 A_2 （thromboxane A_2，TXA_2）的功能受到不可逆的影响。它还使血小板膜蛋白乙酰化，并抑制血小板膜酶，以达到抑制血小板的释放反应和抑制内源性二磷酸腺苷 （adenosine diphosphate，ADP）、5-羟色胺 （5-HT）、肾上腺素、组胺等活性物质的释放，以抑制血小板聚集。它抑制血小板的第二相聚集而不抑制其第一相聚集。高浓度还可抑制血小板内的环加氧酶，使前列环素（PGI_2）合成减少。小剂量仅阻止 TXA_2 合成，而不影响 PGI_2 合成。一次用药作用可持续血小板的整个寿命周期，达 7 日左右。一次性口服后小剂量药物半衰期为 15～20 分钟，血浆结合率 41%，水解后的水杨酸盐半衰期为 2～3 个小时，血浆结合率 65%～90%，反复用药后水杨酸盐的半衰期维持 5～18 小时。目前作为心脑血管缺血性疾病的一级、二级预防用药和急性期治疗用药，并可用于急性心肌梗死、不稳定型心绞痛的治疗，也可预防动脉粥样硬化、心肌梗死、短暂性脑缺血发作、脑卒中的发生。与双嘧达莫合用可预防瓣膜性心脏病发生全身性动脉栓塞的情况。其他还可用于头痛、牙痛、神经痛、肌肉痛等轻、中度头痛的缓解，用于急、慢性发热性疾病的降温等。

2. 氯吡格雷（Clopidogrel，Clopidogrel Bisulfate，波立维，硫酸氢氯吡格雷，氯吡格雷硫酸氢盐，氯匹多瑞，泰嘉）

本品为噻吩并吡啶类化合物，系第三代抗血小板制剂，可选择性地与血小板表面腺苷酸环化酶耦联的 ADP 受体结合，抑制 ADP 介导的糖蛋白 II b-III a 复合物诱导的血小板聚集。一次口服本品后 2 小时可观察到剂量依赖性的血小板抑制作用，连续给药作用在 3～7 日达稳态，使血小板抑制水平维持在 40%～60%，停药后 5 日血小板聚集水平回到基线。口服后 1 小时血药浓度达峰值，血浆蛋白结合率 94%，主要在肝代谢，半衰期 8 小时，50％的代谢产物从尿中排出，46％由粪便中排出。属于血液系统类抗血小板药物，常用于防治因血小板高聚集引起的心、脑及其他动脉的循环障碍疾病。

3. 噻氯匹定（Ticlopidine，抵克力得，日新利搏，利旭达）

本品为噻吩并吡啶衍生物，具有较强的抑制ADP诱导的血小板聚集作用，对胶原、凝血酶、花生四烯酸、肾上腺素及血小板活化因子诱导的血小板聚集亦有不同强度的抑制作用。而且还有一定的解聚作用和抑制血小板释放的反应，降低血小板的黏附性。口服吸收率为 $80％～90％$，单次用药 2 小时后血药浓度达峰值，用药后 1～2 日起效，3～5 日作用达高峰，半衰期为 1.5日，停药后作用尚可持续 4～8 日。

4. 双嘧达莫（Dipyridamole，Anginal，Cardoxin，Dipyridamol，Persantin，Stimolcardio，Viscor，潘生丁，达尔健，联嘧啶氨醇，哌醇定，双嘧啶氨醇，双嘧啶哌氨醇，双嘧哌氨醇）

本品可抑制血小板、上皮细胞和红细胞摄取腺苷，治疗浓度（$0.5～1.9\mu g/dl$）时该抑制作用成剂量依赖性。局部腺苷浓度增高，作用于血小板的 A_2 受体，刺激腺苷酸环化酶，使血小板内环磷酸腺苷增多。通过这一途径，血小板活化因子（PAF）、胶原和 ADP 等刺激引起的血小板聚集受到抑制。此外还具有磷酸二酯酶抑制剂和血栓素合成酶抑制剂的作用，通过抑制磷酸二酯酶活性，增加细胞内环磷酸腺苷（cAMP）的浓度，使血管扩张和增加血流量，还可阻断 TXA_2 的生成，抑制血小板聚集，防止血栓形成。近来研究表明，双嘧达莫可增强内源性 PGI_2 的作用，对血管有扩张作用。属于血液系统类抗血小板药物，可用于香豆素类抗凝药的辅助治疗，还可用于血栓栓塞性疾病、缺血性心脏病、DIC 的治疗。使用静脉制剂时可用于心肌缺血的诊断性试验。

（二）抗凝药物

1. 肝素（Heparin，Caleciparine，Hepathrom，RH，SH，Unfractionated Sodium heparin，海普林，美得喜，未分组肝素钠）

肝素是哺乳动物肥大细胞内合成的一种直链黏多糖——氨基葡聚糖，因在狗的肝脏提取物中发现而命名，其在体内体外均有迅速抗凝作用，对血液凝固过程中的各个环节均有作用。20 世纪 30 年代用于外科临床防治术后肺栓塞，70 年代证实肝素的抗凝作用是通过与血浆中抗凝血酶Ⅲ（ATⅢ）结合，加速 ATⅢ 对凝血因子的灭活作用，阻止纤维蛋白原转化为纤维蛋白。大剂量肝素可抑制凝血酶（因子Ⅱa）以及促凝蛋白因子Ⅸa 和 Ⅹa 的活性，延长部分凝血活酶时间（PTT）助记凝血酶时间（TT），但对凝血酶原时间（PT）无明显影响。此外大剂量的肝素可抑制血小板的聚集和释放，使出血时间延长。肝素体外作用强度以抗因子Ⅹa/抗因子Ⅱa的比值表示，该比值越大，其抗血栓作用越强，而出血倾向越小，普通肝素抗因子Ⅹa/抗因子Ⅱa的比值为1，提示治疗作用和副作用的风险比例各半。目前临床使用的纯化肝素是从猪或牛的内脏中提取的，分子量3000～30 000，平均15 000，制剂有肝素钠和肝素钙。属于血液系统抗凝血药，能减少脑血栓形成的危险性并降低其死亡率。还可用于血栓栓塞性疾病及DIC的治疗，也可用于急性心肌梗死的辅助治疗。

2. 低分子肝素钠（Low Molecular Weight Heparin Sodium, Dalteparin Na, Enoxoparin Sodium, Fluxum, Fragmin, Heparin LMW Sodium, Parnaparin, Tedelparin, Dalteparin Sodium, 低分子量肝素钠，吉哌啉，力止凝，齐征，双肽肝素钠，苏可诺，替地肝素，速避凝，法安明，克塞，栓复欣，达肝素钠）

低分子肝素钙（Fraxiparin Calcium, Fraxiparine, Fraxiparine Multidose, Fraxiparinea Multidoses, Low Molecular Weight Heparin Calcium, Low Molecular Heparin Calcium, Nadroparin, 博璞青，低分子量肝素钙，夫雷肝素钙，立迈青，那曲肝素，速碧林，速避凝，尤尼舒）

低分子肝素是普通肝素经过亚硝酸分解、浓缩和纯化而得到的肝素钙盐或钠盐。分子量2000～8000，平均4500。应用血凝度测量法

（ICU）证实低分子肝素有较强的抗因子Ⅹa以及较弱的抗凝血酶（Ⅱa）的作用，体外抗Ⅹa/抗Ⅱa的比值为4∶1，表示其抗凝的作用较强，而出血倾向明显减少。人皮下注射低分子肝素后，可促进t-PA的释放，缩短优球蛋白溶解时间（ELT），促进了纤维蛋白的降解。低分子肝素对血小板功能的影响明显小于普通肝素，减轻了出血倾向和血小板减少的副作用。属于血液系统抗凝血药，可防治深静脉血栓及肺栓塞，防止体外循环过程中血液凝固及预防血栓形成，还可预防不稳定型心绞痛和非Q波型心肌梗死有关的局部缺血并发症。

3. 华法林（Warfarin）

本品为香豆素衍生的钠盐，通过拮抗维生素K的作用，抑制维生素K由环氧化物向氢醌型转化，从而阻止维生素K的反复利用，影响含有谷氨酸残基的凝血因子Ⅱ、Ⅶ、Ⅸ和Ⅹ的前体物质不能活化，使这些因子停滞于无凝血活性的前体阶段，从而影响凝血过程，在体内发挥竞争性的抑制作用，为一种间接的中效抗凝剂。口服吸收迅速而完全，生物利用度100%，血浆蛋白结合率97%，用药后12～18小时开始起作用，36～48小时达高峰，半衰期为42～54小时。香豆素类药物在体外无效，在体内对已形成的上述因子无抑制作用，需待已合成的凝血因子耗竭后才能发挥抗凝作用，因此起效较慢。属于血液系统抗凝血类药，主要用于短暂性脑缺血发作、颅内静脉窦血栓形成、风湿性心脏瓣膜病及术后、心房颤动、肺栓塞、预防静脉血栓形成等的治疗。

4. 达比加群酯 (Dabigatran Etexilate)

本品作为小分子前体药物,未显示有任何药理学活性。口服给药后,达比加群酯可被迅速吸收,并在血浆和肝脏经由酯酶催化水解转化为达比加群。达比加群是强效、竞争性、可逆性、直接凝血酶抑制剂,也是血浆中的主要活性成分。由于在凝血级联反应中,凝血酶(丝氨酸蛋白酶)使纤维蛋白原转化为纤维蛋白,抑制凝血酶可预防血栓形成。达比加群还可抑制游离凝血酶、与纤维蛋白结合的凝血酶和凝血酶诱导的血小板聚集。本品口服给药后达比加群的绝对生物利用度约为 6.5%。健康志愿者口服本品后,达比加群在血浆中的药代动力学特点表现为血药浓度迅速增高,给药后 0.5~2.0 小时达到峰浓度 (Cmax)。血浆蛋白结合率为 34%~35%,半衰期为 12~14 小时。半衰期不依赖于给药剂量。属于新一代口服抗凝药物,直接凝血酶抑制剂 (DTIs),用于预防非瓣膜性心房颤动患者的卒中和全身性栓塞以及静脉性栓塞。可提供有效的、可预测的、稳定的抗凝效果,同时较少发生药物相互作用,无药物食物相互作用,无须常规进行凝血功能监测或剂量调整。

5. 利伐沙班 (Rivaroxaban)

本品是一种高选择性,直接抑制因子 F X a

的口服药物。通过抑制因子 F Ⅹ a 可以中断凝血瀑布的内源性和外源性途径，抑制凝血酶的产生和血栓形成。利伐沙班并不抑制凝血酶（活化因子Ⅱ），也并未证明其对于血小板有影响。绝对生物利用度较高（80%～100%）。吸收迅速，服用后 2～4 小时达到血药峰浓度。服用时间不受就餐时间的限制。血浆蛋白结合率为 92%～95%。口服给药平均消除半衰期为 7～11 小时。属于新一代口服抗凝药物，用于预防非瓣膜性心房颤动患者的卒中和全身性栓塞以及静脉性栓塞。

6. 阿哌沙班（Apixaban）

本品是口服有效的直接 F Ⅹ a 因子抑制剂。阿哌沙班对游离或与细胞结合 F Ⅹ a 因子和凝血酶原都能发挥有效、可逆的抑制作用。不依赖于凝血酶的存在，因而不影响凝血酶的活性，保留凝血酶的止血作用。此外，阿哌沙班还能间接地通过诱导凝血酶来抑制血小板聚集。因而阿哌沙班是一个直接、可逆、高选择性的 F Ⅹ a 因子抑制剂。阿哌沙班在健康受试者体内吸收迅速，口服后 3～4 小时达血药峰浓度，半衰期大约 12 小时。剂量达到 10mg 时，绝对生物利用度约50%。食物不影响阿哌沙班的吸收，pH 的改变也不会影响它的作用。阿哌沙班与人的血浆蛋白结合率约为 87%。属于新一代口服抗凝药物，用于预防非瓣膜性心房颤动患者的卒中和全身性栓塞以及静脉性栓塞。

7. 依杜沙班（Edoxaban）

本品是日本第一三共株式会社研制的小分子口服抗凝药，为凝血因子FⅩa抑制剂。凝血过程中，活化的凝血因子FⅩa将凝血酶原（FⅡ）激活成为凝血酶（FⅡa），促使纤维蛋白形成，由此形成血栓，因而FⅩa已成为开发新一代抗凝药物的主要靶点。依杜沙班通过选择性、可逆性且直接抑制FⅩa达到抑制血栓形成的目的，其对FⅩa的选择性比FⅡa高104倍。凝血过程中的最终产物纤维蛋白和红细胞是构成静脉血栓的主体。FⅩa的作用是将凝血酶原激活成为凝血酶，凝血酶将纤维蛋白原转变成纤维蛋白。一分子FⅩa在1分钟内即可致138分子凝血酶分子产生，除凝血酶原外，FⅩa还会激活凝血因子Ⅴ、凝血因子Ⅷ和C蛋白。在体外，本品竞争性、选择性地抑制FⅩa，而对其他相关凝血因子的丝氨酸蛋白酶的抑制活性较弱。不需监测凝血指标。经口给药后1～5小时，其血药浓度即可达峰值，而一旦被吸收，主要经肾排泄，消除半衰期为8～11小时。属于新一代口服抗凝药物，用于预防非瓣膜性心房颤动患者的卒中和全身性栓塞以及静脉性栓塞。

（三）降纤药物

1. 巴曲酶（Batroxobin，东菱克栓酶）

本品是从巴西具窍（洞）蝮蛇 moojeni 亚种的蛇毒中提取和纯化的一种类凝血酶，具有降解纤维蛋白原的作用，是单成分的糖肽结构，肽链由 231 个氨基酸组成，分子量 35 000，1989 年首先在日本用于临床溶解血栓和改善微循环。本品可直接刺激血管内皮细胞释放 t-PA，具有增强纤溶系统活性的作用，并可选择性地作用于纤维蛋白 α 链末端的精氨酸和甘氨酸之间的肽链，释放纤维蛋白肽 A，此时生成的纤维蛋白单体和血纤维蛋白多聚体容易分解，而发挥降解纤维蛋白的作用。此外巴曲酶分解纤维蛋白原所生成的纤维蛋白单体，对 t-PA 促进纤维蛋白溶酶的生成作用有增强的效果。巴曲酶还有显著改善血流变学诸因素，如对血管、血浆、血细胞的行为均有明确的改善作用。并且还具有明显的神经细胞保护作用。但对其他出凝血机制和血小板数目和功能无明显影响。属于血液系统类纤维蛋白溶解药，主要用于急性缺血性脑血管疾病（包括TIA）、慢性动脉闭塞症、突发性耳聋的治疗。

2. 降纤酶（Defibrase，腹蛇抗栓酶，去纤酶）

本品为多种蛇毒中分离和纯化出的类凝血酶，作用于纤维蛋白原的肽键，使其降解为纤维蛋白单体和多聚体，减少纤维蛋白原的含量，防止血栓形成，但对凝血因子和血小板功能无任何影响。

3. 蚓激酶（Lumbrokinase，江中博洛克，普恩复，百奥蚓激酶）

本品是从露日红赤子爱胜蚓中提取的蛋白水解酶，含有纤维蛋白溶酶原激活物和纤维蛋白溶酶两种成分，可降解纤维蛋白，溶解血栓，降低纤维蛋白原含量，抑制血小板聚集。

(四) 钙离子拮抗剂

尼莫地平 (Nimodipine, Admon, Calnit, Nimodiping, Nimodipnum, 宝依恬, 耐孚, 尼达尔, 尼立苏, 尼膜同, 尼莫同, 特莱斯, 维尔思, 硝苯吡酯, 硝苯甲氧乙基异丙啶, 易夫林, 尤尼欣)

尼莫地平是一种二氢吡啶类 Ca^{2+} 通道阻滞剂。正常情况下，平滑肌的收缩依赖于 Ca^{2+} 进入细胞内，引起跨膜电流的去极化。尼莫地平通过有效地阻止 Ca^{2+} 进入细胞内，抑制平滑肌收缩，达到解除血管痉挛之目的。动物实验证明，尼莫地平对脑动脉的作用远较全身其他部位动脉的作用强许多，并且由于它具有很高的亲脂性特点，易透过血脑屏障。当用于蛛网膜下腔出血的治疗时，脑脊液中的浓度可达 12.5ng/ml。由此推论，临床上可用于预防蛛网膜下腔出血后的血管痉挛，然而在人体应用该药的作用机制仍不清楚。此外尚具有保护和促进记忆、促进智力恢复的作用。所以可选择性地作用于脑血管平滑肌，扩张脑血管，增加脑血流量，显著减少血管痉挛引起的缺血性脑损伤。属于神经系统类促进脑循环和智力的药物。临床上多用于脑血管疾病（如蛛网膜下腔出血等）及其所致的脑供血不足、脑血管痉挛、缺血后继发神经元损伤等。轻、中度原发性高血压及合并脑血管疾病者优选本药。此外还可用于血管性头痛、缺血性突发性耳聋、多型痴呆症的治疗。

(五) 双胺氧化酶抑制剂

倍他司汀（Betahistine Hydrochloride, Aequamen, Batahistine, Betahistine Dipydrochloride, Betahistine Hydrochloride, Betahistine Mesylate, Betahistinum, Betaserc, Meginalisle, Meniace, Meotels, Merislon, Microser, Serc, 甲胺乙吡啶, 培他胺, 甲胺乙吡啶, 甲胺乙吡啶甲磺酸盐, 甲磺酸倍他司汀, 盐酸倍他司汀, 盐酸培他啶）

本品为双胺氧化酶抑制剂，对组胺 H_1 受体有部分激动作用，对 H_3 受体有稍强的阻滞作用，对 H_2 受体几乎无作用。扩张血管作用较组胺弱而持久，扩张血管时不增加微血管的通透性，刺激胃酸分泌的作用很小。对脑血管、心血管，特别是对椎-基底动脉系统有较明显的扩张作用，显著增加心、脑及周围循环血流量，改善血循环，并降低全身血压，体内、体外能有效抑制血小板聚集反应，降低血小板黏附率及红细胞黏附性，使血液黏滞性及凝固性得以改善。能显著增加脑血流量和内耳前庭、耳蜗血流量，减轻膜迷路积水，直接抑制前庭神经外侧核多突触 I 型神经元产生的大量冲动，从而消除内耳性眩晕、耳鸣、耳聋。扩张毛细血管前括约肌，促进脑微循环，用于脑动脉硬化、缺血性脑血管病、头部外伤或高血压所致的体位性眩晕，对各种原因引起的头痛均有缓解作用。本品尚能抑制组胺释放，产生过敏反应。此外还有轻微的利尿作用。属于神经系统类促进脑循环和智力的药物。临床上主要用于梅尼埃病、急性脑血管病及其所致的中枢性眩晕的治疗。还可用于动脉硬化、多种原因引起的头痛、位置性眩晕、耳鸣等的治疗。

【选择原则】

1. TIA 患者，首选抗血小板药物。口服用药，不能者可用针剂。单一或联合用药。首选阿司匹林每日 100mg 或静脉用奥扎格雷每日 40mg。或单用或加用氯吡格雷每日 75mg。

2. 频繁发作的颈内动脉系统 TIA 无心房颤动患者，可选择巴曲酶降解纤维蛋白。

3. TIA 患者经抗血小板治疗，症状仍频繁发作，可考虑加用抗凝治疗，如低分子肝素。心房颤动患者伴发频繁发作 TIA 或椎-基底动脉系统 TIA，首先考虑选用抗凝治疗（感染性心内膜炎除外）。

4. 对于伴有心房颤动的 TIA 患者，选择华法林长期口服以预防发作。

5. 对于存在有危险因素的 TIA 者，尤其已经出现过脑梗死者，应该长期应用抑制血小板聚集制剂预防性治疗。

6. 可加用钙离子拮抗剂或改善脑血供的钙离子拮抗剂以及改善脑供氧的药物。

【注意事项】

1. 阿司匹林

片剂:25mg/片,50mg/片,100mg/片,200mg/片,300mg/片,500mg/片。

咀嚼片:75mg/片,500mg/片。

泡腾片:100mg/片,300mg/片,500mg/片。

分散片:50mg/片。

缓释片:50mg/片,75mg/片。

肠溶片:40mg/片,50mg/片,300mg/片,500mg/片。

肠溶缓释片:50mg/片。

肠溶胶囊:150mg/粒。

缓释胶囊:50mg/粒。

肠溶微粒胶囊:100mg/粒。

散剂:100mg/包,300mg/包,450mg/包,500mg/包。

栓剂:100mg/剂,300mg/剂,450mg/剂,500mg/剂。

用法:开始每日100～300mg,1～2周后改维持量每日100mg。

不良反应及注意点:

(1)胃肠毒性,轻者恶心、上腹部疼痛,重者胃肠出血,其强弱与剂量无关。针剂无胃肠道反应。

(2)长期大剂量用药可出现上腹不适、呕血、黑便,个别患者可出现皮疹、荨麻疹、呼吸困难、胸闷、发绀等过敏反应。

（3）血友病、血小板减少症、消化道溃疡、肝肾功能障碍、症状未得到控制的严重高血压、糖尿病视网膜病变、妊娠期及哺乳期妇女禁用。

（4）与双香豆素类抗凝药物、磺胺类降血糖药物、巴比妥类、苯妥英钠、甲氨蝶呤等药物合用时，可增加上述药物的作用和不良反应。

（5）不宜与肝素、噻氯匹定和和口服抗凝药合用。

（6）不宜与其他非甾体抗炎药、抗痛风药和肾上腺糖皮质激素合用。

（7）与己酮可可碱合用有增加出血的危险。

2. 氯吡格雷

片剂：25mg/片，75mg/片。

用法：每次 75mg，每日 1 次，与食物同服或单服。

不良反应及注意点：

（1）副作用较轻，特别是没有严重的骨髓毒性，可以作为阿司匹林的另一替代药，尤其是对阿司匹林不能耐受的患者。

（2）常见的不良反应有心血管系统表现为血管性水肿，神经系统表现为头痛、眩晕、感觉异常，血液系统表现为出血、严重血小板减少、严重中性粒细胞减少或粒细胞缺乏、血栓性血小板减少性紫癜、再生障碍性贫血，消化系统表现为恶心、骨肠道出血、胃炎、食欲减退、消化不良、腹痛、腹泻、便秘，呼吸系统表现为支气管痉挛、鼻出血，皮肤的不良反应主要为斑丘疹、红斑疹、荨麻疹、皮肤瘙痒、皮肤黏膜出血，其他少见血尿、颅内出血、眼部出血。

（3）对本品过敏者、全身有活动性出血者、严重肝功能障碍者禁用，急性心肌梗死患者在发病的最初几日不推荐使用。

（4）由于创伤、手术或其他病理原因而可能引起出血增多及有出血倾向者慎用，肝肾功能损害者慎用。

3. 噻氯匹啶

片剂：125mg/片，250mg/片。

胶囊：100mg/粒，125mg/粒，250mg/粒。

用法：每次 250mg，口服，每日 2 次，连用 3 日后，改为每日 1 次维持，一般 3 日内即可抑制 ADP 诱导的血小板聚集。或每次 250mg，每日 1 次，连用 3 周后，ADP 诱导的血小板聚集抑制小于 50%，对不稳定型心绞痛患者临床效果不明显者，宜根据 ADP 诱导的血小板聚集抑制率调整剂量。

不良反应及注意点：

（1）最常见的副作用为胃肠功能紊乱，如恶心、呕吐、腹泻，一般为轻度，无须停药，1～2 周常可恢复。其他常见的副作用为出血、胆汁淤积性黄疸、药物性肝炎、皮疹、血管神经性水肿、脉管炎、狼疮综合征、过敏性肾病等。

（2）最严重的副作用主要是对血液系统的影响，引起血小板减少、粒细胞减少（小于 $1 \times$

10^9/L）或粒细胞缺乏（0.2×10^9/L），大多数发生在最初 3 个月内，应立即停药，并连续监测细胞学分类计数至恢复正常。用药数年后可出现血栓性血小板减少性紫癜（TIP）、粒细胞减少、血小板减少，严重的粒细胞缺乏或 TIP 有致命的危险。

（3）不宜与肝素、阿司匹林及其他非甾体抗炎药合用。

（4）血友病、近期溃疡病、出血时间延长、近期出血或其他出血性疾病、近期有外科手术病史者禁用。对本药过敏、严重肝功能损害患者禁用。白细胞总数减少、血小板减少或有粒细胞减少病史者禁用。

（5）孕妇、哺乳妇女、严重肾功能损害者慎用。

（6）定期监测血常规（最初 3 个月内每周 1次），对严重肾功能损害的患者应密切监测肾功能，如患者需行急诊手术，应检查出血时间及血小板功能。

4. 双嘧达莫

片剂：25mg/片。

缓释胶囊：25mg/粒。

注射液：2ml：10mg。注射液（氯化钠）100ml（含双嘧达莫 10mg 与氯化钠 900mg）。

粉针剂：5mg/支，10mg/支，20mg/支。

用法：每次 25～50mg，每日 3 次，饭前 1小时口服。如联用阿司匹林，需将本药量控制在

<100mg/d。或者每次 200mg（缓释胶囊），口服，每日 2 次，单用或与阿司匹林合用。

不良反应及注意点：

（1）本药的不良反应与剂量有关，不良反应持续或不能耐受者少见，停药后可消除。常见不良反应有头痛、恶心、呕吐、腹泻、脸红、皮疹和瘙痒，罕见心绞痛和肝功能不全、喉头水肿、疲劳、不适、肌痛、关节炎、恶心、消化不良、感觉异常、肝炎、秃顶、胆石症、心悸和心动过速。

（2）过敏、心肌梗死后休克状态禁用。

（3）低血压患者、有出血倾向者、冠心病患者慎用。

（4）本品与抗凝剂、其他抗血小板聚集剂及溶栓剂合用时应注意出血倾向。

（5）本药不宜与其他药物混合注射（除葡萄糖注射液外）。

5. 巴曲酶

注射剂：0.5ml:5BU;1ml:10BU。

用法：第 1 日开始剂量 10BU 溶于生理盐水 100ml，于 1 小时内缓慢静脉滴注；第 3 日和第 5 日 5BU 或 10BU 静脉滴注。

不良反应及注意点：

（1）不良反应有头痛、头晕、头重感，创面出血、注射部位出血、血肿、静脉穿刺部位瘀斑，恶心、呕吐、氨基转移酶（简称转氨酶）升高、大便潜血阳性、荨麻疹、发热、全身不适。

（2）与水杨酸类药（如阿司匹林）、其他抗凝药、血小板抑制药合用可能会增加出血倾向或使凝血时间延长。与溶栓药合用可能增加出血倾向，两者合用应慎重。

（3）用药前及用药期间应进行血凝血因子Ⅰ、血小板聚集功能等检查。

（4）严重高血压、凝血机制障碍、出血倾向、肝肾功能障碍、外伤和手术后、妊娠和分娩妇女禁用。

（5）下列患者慎用：消化道溃疡或有消化性溃疡病史者、严重脑血管后遗症患者、有重度意识障碍并可能行气管切开术者、高龄患者。

（6）本药稀释后应立即使用，静脉滴注速度应缓慢，用药后如发生出血或可疑出血时，应终止给药，必要时可输血治疗。

（7）1BU＝0.17NIH 凝血酶单位。

6. 降纤酶

冻干粉针剂：5U/支，10U/支。

用法：首次剂量 5～10U 溶于生理盐水100ml 中静脉滴注，第 3 日和第 5 日重复使用 5U。

不良反应及注意点：

（1）个别患者用药后血浆纤维蛋白原可下降至 100mg/dl 以下，也可能出现少量淤斑、鼻出血或牙龈出血，或有一过性谷草转氨酶（GOT）或谷丙转氨酶（GPT）轻度上升，停药后可自行消失。

（2）本制剂具有降低纤维蛋白原的作用，用药后可能有出血或止血延缓现象。因此，治疗前及给药期间应对患者进行血纤维蛋白原和其他出血及凝血功能的检查，并密切注意临床症状。给药治疗期间一旦出现出血和可疑出血时，应终止给药，并采取输血或其他措施。

（3）下列患者禁用：具有出血疾病史者、有出血倾向者、重度肝或肾功能障碍及其他如乳头肌断裂、心室中隔穿孔、心源性休克者，多脏器功能衰竭者、对本药有过敏史者。

（4）下列患者慎用：有药物过敏史者、有消化道溃疡病史者、脑血栓后遗症者、70岁以上高龄患者。

7. 蚓激酶

胶囊：20mg/粒，30mg/粒。

用法：每次2粒，饭前口服，每日3次，4周为一疗程。

不良反应及注意点：

（1）主要的不良反应为恶心、腹泻、皮肤瘙痒、皮疹、口唇水肿、头痛、头晕、便秘，不需特殊处理。

（2）本品必须饭前服用，出血性疾患禁用。

8. 肝素

注射剂：2ml：100U，2ml：500U，2ml：1000U，2ml：5000U，2ml：12 500U。

乳膏：20g：5000U。

用法：①开始剂量5000～10 000U，溶于

5%葡萄糖溶液 1000ml 静脉点滴，以后每 8 小时注射 8000～10 000U 或每 12 小时注射 15 000～20 000U，总量每日 30 000～40 000U，或首次5000～10 000U，每日 2～3 次，总量约每日12 500～40 000U，总量大于每日 12 500U，需监测活化部分凝血活酶时间（APTT）；②每次5000～10 000U，4～6 小时 1 次，静脉滴注（用氯化钠注射液稀释），或每 4 小时给药 100U/kg；先给首剂 5000U，静脉滴注，后予 20 000～40 000U/d，氯化钠注射液 1000ml 稀释后持续滴注。

不良反应及注意点：

（1）可引起心前区紧迫感、呼吸短促、恶心、呕吐、腹泻及局部的过敏反应。最常见的不良反应见于血液系统，可发生于任何部位的出血、血小板减少（常发生于用药初 5～9 日，一般为轻度或无临床表现）、血细胞减少（轻度减少者继续用药其病情仍可维持稳定或可逆转，血小板计数小于 10×10^9/L 或反复出现进展性血栓形成者，则应停药）、白色血栓综合征。长期用药也可形成血栓，还可出现脱发、骨质疏松和自发性骨折。

（2）有过敏性疾病及哮喘病史者慎用，需进行易致出血的操作者（如口腔手术）慎用，已口服足量抗凝血药者慎用，月经量过多者慎用。

（3）颅内出血、严重高血压、肝肾功能障碍、消化道溃疡、视网膜病变、急性细菌性心内膜炎、妊娠和分娩妇女、有出血病史者禁用。

（4）不宜与水杨酸类、非甾体抗炎药、噻氯吡啶、低分子右旋糖酐、糖皮质激素合用，可增加出血的危险。与洋地黄、四环素、尼古丁、抗组胺药合用会对抗本药的抗凝作用，与甲巯咪唑、丙硫氧嘧啶合用时，本药的抗凝作用增加。

9. 低分子肝素

注射剂：0.5mg:5000U。

用法：每次 5000U，皮下注射，每日 1～2次，连用 10～14 日。

不良反应及注意点：

（1）常见副作用为出血、血小板减少、骨质疏松。注射部位可出现出血性淤斑、皮下淤斑。

（2）对肝素和猪肉类产品过敏者禁用，有活动性出血者禁用，有使用本药诱导的血小板减少病史者，或血小板减少且在体外试验中本药引起血小板聚集阳性反应者禁用。区域感觉缺失者禁用。

（3）不可联用口服抗凝血药，应经常检测出凝血时间，注意出血倾向。

（4）肝肾功能不全者慎用，有活动性或消化性溃疡史（或出血）者慎用，糖尿病性视网膜病变者慎用，细菌性心内膜炎者慎用，有出血素质者慎用，未能控制的重症高血压患者慎用。

10. 华法林

片剂：1mg/片，2mg/片，2.5mg/片，3mg/片，4mg/片，5mg/片。

用法：第 1 日给予 5~10mg，口服，第 2 日半量，第 3 日根据复查的凝血酶原时间及活动度结果给予维持剂量，一般维持量为每日 2.5~5mg。

不良反应及注意点：

（1）常见不良反应为牙龈出血、血尿、发热、恶心、呕吐、腹泻、严重致畸作用。

（2）严重高血压、凝血机制障碍、出血倾向、消化道溃疡、肝肾功能障碍、外伤和手术后、妊娠和分娩妇女禁用。

（3）与下列药物合用可减弱其抗凝作用：苯巴比妥类、利福平、维生素 K 族、雌激素等。

（4）与下列药物合用可增强其抗凝作用：水杨酸类、保泰松、水合氯醛、呋塞米、甲硝唑、肾上腺皮质激素、苯妥英钠等。

11. 达比加群酯

胶囊：110mg/粒，150mg/粒。

用法：口服，每次 150mg，每日 2 次。用水送服，餐时或餐后服用均可。勿打开胶囊。应维持终生治疗。

不良反应及注意点：

（1）最常见不良反应为出血。下面列出了增加出血风险的因素：年龄≥75 岁，中度肾功能受损（肌酐清除率 30~50ml/min），接受强效 P-糖蛋白抑制剂联合治疗，抗血小板药物联合治疗或之前曾发生胃肠道出血等。对于存在上述一种或多种风险因素的患者，医生可考虑将患者的每日剂量减少为 220mg，即每次 1 粒 110mg 的胶囊，每日2次。

（2）血液系统常见贫血，消化系统常见腹痛、腹泻、消化不良、恶心、肝功能异常，偶见药物过敏反应、皮疹、瘙痒等。

（3）禁用于以下情况：对本品过敏，全身有活动性出血，严重肾功能障碍（肌酐清除率＜30ml/min），有预期会影响存活时间的肝功能受损或肝病，联合使用环孢菌素、全身性酮康唑、伊曲康唑、他克莫司和决奈达隆，机械人工瓣膜。

（4）80岁及以上年龄的患者治疗剂量为每日220mg，即每次1粒110mg的胶囊，每日2次。妊娠女性不应接受本品治疗。使用本品治疗期间应停止哺乳。

12. 利伐沙班

片剂：10mg/片。

用法：口服，每次10mg，每日1次，可以在进餐时服用，也可以单独服用。

不良反应及注意点：

（1）常见出血、贫血、恶心、γ-谷酰转肽酶升高、转氨酶升高等不良反应。

（2）禁用于对利伐沙班或片剂中任何辅料过敏的患者、有临床明显活动性出血的患者、具有凝血异常和临床相关出血风险的肝病患者、孕妇及哺乳期妇女。

（3）肌酐清除率＜15ml/min时禁用利伐沙班，肌酐清除率15～29ml/min应慎用利伐沙班；当合并使用可以升高利伐沙班血药浓度的其他药物时，中度肾损害（肌酐清除率 30～49ml/min）患者应该慎用利伐沙班。

（4）在吡咯-抗真菌剂（例如酮康唑、伊曲康唑、伏立康唑和泊沙康唑）或 HIV 蛋白酶抑制剂（例如利托那韦）全身用药的患者中，不推荐同时使用利伐沙班。

（5）用药过量可能导致出血并发症。尚无对抗利伐沙班药效的特异性解毒剂。如果发生利伐沙班用药过量，可以考虑使用活性炭来减少吸收。如发生出血并发症，推迟下次利伐沙班的给药时间或适时终止治疗，同时给予对症治疗。

13. 阿哌沙班

片剂：2.5mg/片，5mg/片。

用法：口服，一次 5mg，一日 2 次；患者满足以下两种情况时，年龄≥80 岁、体重≤60kg、血清肌酐≥1.5mg/dl，建议口服一次 2.5mg，一日 2 次。

不良反应及注意点：

（1）最常见且最严重的副作用为出血并发症。与其他影响止血的药物合用增加出血风险，包括阿司匹林和其他抗血小板聚集药物、其他抗凝药物、肝素、溶栓药、选择性 5-羟色胺再摄取抑制剂、5-羟色胺去甲肾上腺素再摄取抑制剂以及非甾体抗炎药。

（2）持续使用该药的患者突然终止服药，且未使用其他抗凝药物替代治疗，可导致缺血性事件的风险增加。

（3）与 CYP3A4 和 P-糖蛋白的双重抑制剂（如酮康唑、伊曲康唑、利托那韦、克拉霉素）合用时，需减量至每次 2.5mg，每日 2 次。

（4）用药过量可能导致出血并发症。本品尚无特异性解毒剂。如果发生用药过量，可以考虑使用活性炭来减少吸收。如发生出血并发症，推迟下次阿哌沙班的给药时间或适时终止治疗，同时给予对症治疗。

14. 依杜沙班

片剂：15mg/片，30mg/片，60mg/片。

用法：口服，推荐剂量为一次 60mg，每日 1 次。

不良反应及注意点：

（1）与其他新型抗凝药一样，主要的严重不良反应为出血及贫血，常见血尿、皮下出血、鼻腔出血、消化道出血等。

（2）开始治疗前评估肌酐清除率（CrCL），如用 Cockcroft-Gault 方程计算* 。50＜CrCL≤95ml/min 的患者中推荐剂量是 60mg，每天 1 次。15＜CrCL≤50ml/min 患者中减低剂量至 30mg，每天 1 次。CrCL＞95ml/min 的患者不要使用本品，推荐使用其他抗凝剂。* Cockcroft-Gault CrCL＝（140－年龄）×体重（kg）×0.85（如女性）/（72×肌酐）（mg/dl）。

（3）持续使用该药的患者突然终止服药，且未使用其他抗凝药物替代治疗，可导致缺血性时间的风险增加。

（4）服用本品的患者如接受椎管内麻醉或进行脊髓穿刺，可能发生硬膜或脊髓血肿。患者椎管内干预前需考虑获益和风险。

（5）抗凝剂、抗血小板药和溶栓剂的共同给药可能增加出血的风险。避免与利福平同时使用。

（6）妊娠期间只有潜在获益胜过对胎儿潜在危害才应使用。

15. 尼莫地平

片剂：20mg/片，30mg/片。

用法：尼莫地平每次 20～40mg 或尼膜同每次 30mg，口服，每日 3 次，1～3 个月为一个疗程。

针剂：尼膜同 10mg：50ml。

用法：开始 1mg/h，静脉滴注 2 小时，视血压情况调整剂量，可增至 2mg/h。

不良反应及注意点：

（1）此药宜早期使用，发病 12 小时内用药效果较好。

（2）常见副作用有面红、热感、头晕、头痛、心悸，个别患者可有踝部水肿、舌麻、口干等症状，还可引起碱性磷酸酶（ALP）和乳酸脱氢酶（LDH）的升高。引起血压下降，血压下降的程度与药物剂量有关。

（3）脑水肿及颅内压增高患者须慎用。尼莫地平的代谢产物具有毒性反应，肝功能损害者应当慎用。由于本品可引起血压的降低，在高血压合并蛛网膜下腔出血或脑卒中患者中，应减少或暂停使用降血压药物或减少用药剂量。

（4）可产生假性肠梗阻，表现为腹胀、肠鸣音减弱。当出现上述症状时应当减少用药剂量和保持观察。

（5）避免与β受体阻断剂或其他钙拮抗剂合用。

（6）使用针剂时，心血管系统反应大，主要表现为血压明显下降、心动过缓。

16. 倍他司汀

片剂（盐酸盐）：4mg/片。

片剂（甲磺酸盐）：6mg/片。

口服液（盐酸盐）：4mg/支。

注射液（盐酸盐）：2ml：2mg，2ml：4mg，4ml：4mg。

粉针剂（盐酸盐）：20mg/支。

用法：口服，每次4～8mg，每日2～4次，饭后服用；肌内注射，每次2～4mg，每日2次。

不良反应及注意点：

（1）用本品偶有口干、胃部不适、食欲不振、心悸、皮肤瘙痒等，个别病例偶有恶心、头晕、头胀、出汗、出血性膀胱炎等，一般不影响继续服药。

（2）消化性溃疡、支气管哮喘、褐色细胞瘤及孕妇慎用；老年人使用时注意调节剂量；勿与组胺类药物配用；儿童忌用。

【建议】

1. TIA 是卒中的高危因素，需对其积极治疗，治疗应尽可能个体化。

2. 频繁发作 TIA 时，可选用静脉滴注的抗血小板聚集药物。必要时加用氯吡格雷。

3. TIA 患者，如纤维蛋白原含量明显增高，或频繁发作患者可首选巴曲酶或降纤酶治疗。

4. 反复发作 TIA、颈动脉狭窄程度＞70％者，介入治疗为首选。

5. 有心源性栓子来源者，首选抗凝剂；不能使用者，可用抗血小板药物。

(徐　运)

第二节　动脉粥样硬化性
血栓性脑梗死

动脉粥样硬化性血栓性脑梗死是指在动脉粥样硬化的基础上形成血栓，造成脑动脉管腔狭窄、闭塞，导致局部脑组织缺血、缺氧性坏死。血栓好发于动脉的分叉处，如颈总动脉、颈内动脉起始部，颈内动脉虹吸部，椎-基底动脉起始部、入颅部及分叉部等。根据受累动脉的不同，可分为颈动脉系统及椎-基底动脉系统血栓形成。其中 90％ 以上发生在颈内动脉及其分支动脉。急性期的治疗原则是尽快恢复脑灌注，阻止血栓扩展，改善脑循环，控制并发症，最大限度地减少脑损伤。

一、溶栓药物

【相关药物】

1. 重组组织型纤溶酶原激活剂（recombinant tissue plasminogen activator，rt-PA）

是利用重组 DNA 技术产生的组织纤溶酶原激活物（tissue plasminogen activator，t-PA），t-PA 是一种来源于血管内皮细胞的丝氨酸蛋白酶，为选择性纤维蛋白溶解剂，可选择性地与血栓表面的纤维蛋白结合，结合后的复合物对纤溶酶原有很高的亲和力，将其转变为纤溶酶，催化纤维蛋白分解，从而使血栓溶解。药物的半衰期为 3～8 分钟，主要通过肝脏清除。

2. 尿激酶（Urokinase，UK）

又称尿激酶性纤溶酶原激活物（u-PA），是存在于人尿液和肾脏组织细胞中的丝氨酸蛋白酶，为非选择性纤维蛋白溶解剂，可直接使血栓内及血浆中的纤溶酶原转变为纤溶酶，使纤维蛋白水解、血栓溶解。因其对血浆中的纤维蛋白原有较强的亲和力及水解力，可引起全身纤溶亢进，易导致出血倾向。尿激酶半衰期≤20 分钟，颈静脉给药后经肝脏快速清除，少量药物经胆汁及尿液排出。

3. 链激酶（Streptokinase，SK）

来源于 β 溶血性链球菌的糖蛋白，为非选择性纤维蛋白溶解剂，在促进纤溶酶原转变为有活性的纤溶酶，从而使纤维蛋白水解、血栓溶解的同时，可引起其他凝血因子的失活，易致全身纤溶亢进。临床不建议用于缺血性脑卒中的溶栓治疗。

【选择原则】

1. rt-PA 是目前国内外指南一致推荐的急性缺血性脑卒中发病 4.5 小时内静脉溶栓的首选药物。此外，国内指南也对尿激酶进行了推荐，如无条件使用 rt-PA，且发病在 6 小时内，经适应证及禁忌证的严格筛选后可考虑静脉给予尿激酶。具体适应证选择详见《中国急性缺血性脑卒中诊治指南 2014》。

2. 不建议链激酶用于缺血性脑卒中的急性期溶栓治疗。

【注意事项】

1. 重组组织型纤溶酶原激活剂

注射剂：50mg/支。

用法：使用剂量为 0.9mg/kg，最大剂量为 90mg。总剂量的 10% 在 1 分钟内静脉注射，剩余的 90% 于 1 小时持续泵入，输注结束后以 0.9% 生理盐水冲管。

不良反应及注意点：

（1）本品最常见的不良反应是出血，血管损伤处出血及注射部位处出血最为常见；最主要的不良反应为症状性颅内出血（约 6%），但不会引起整体死亡率和致残率的增加，用药期间及用药24小时内应严密监测生命体征、神经功能变化。如症状加重或出现新的神经功能缺损等，根据病情决定是否停用溶栓药物，监测血常规、凝血象，并复查头颅CT以排除出血。

（2）如收缩压≥180mmHg或舒张压≥100mmHg，应增加血压监测次数，并给予降压药物。

（3）极少数患者可能出现过敏反应/过敏样反应（如过敏反应包括皮疹、荨麻疹、支气管痉挛、血管源性水肿、低血压、休克），或其他与过敏反应有关的症状。

2. 尿激酶

注射（粉剂）剂：5万U/支，10万U/支，20万U/支，50万U/支。

用法：①动脉给药：每次100万～150万U；②静脉给药：每次100万～150万U加入100ml生理盐水中，30分钟内静脉滴完。

不良反应及注意点：同rt-PA。

【建议】

1. 对缺血性脑卒中发病3小时内和3～4.5小时的患者，应按照适应证和禁忌证严格筛选，尽快静脉给予rt-PA溶栓治疗，用药期间及用药24小时内应严密监护患者。

2. 如没有条件使用rt-PA，且发病在6小时内，依据适应证和禁忌证严格筛选患者后可考虑静脉给予尿激酶，用药期间及用药24小时内应严密监护患者。

3. 不建议链激酶用于缺血性脑卒中的急性期溶栓治疗。

二、抗血小板药

【相关药物】

1. 阿司匹林（Aspirin，Acetylsalicylic Acid，乙酰水杨酸）

可使血小板环氧酶乙酰化，从而抑制环内过氧化物的形成，使 TXA_2 的生成减少，并可使血小板膜蛋白乙酰化，抑制血小板膜，从而抑制血小板功能。对大剂量胶原、ADP 和凝血酶所诱发的血小板聚集和释放反应无作用。

2. 氯吡格雷（Clopidogrel，波立维）

是一种血小板聚集抑制剂，可选择性地抑制血小板受体与腺苷酸环化酶耦联的 ADP 的结合，通过阻断 ADP 释放后引起的血小板活化的扩增，并可抑制其激动剂诱导的血小板聚集。

3. 双嘧达莫（Dipyridamole，潘生丁，双嘧啶哌胺醇）

可抑制血小板中磷酸二酯酶的活性，也可通过增强内源性 PGI_2 发挥作用，具有抗血小板聚集、抗血栓形成作用，但不影响出血时间。

4. 噻氯匹定（Ticlopidine，抵克力得，力抗栓）

可较强地抑制二磷酸腺苷（ADP）诱导的血

小板聚集，并可抑制胶原、凝血酶、花生四烯酸、肾上腺素及血小板活化因子等诱导的血小板聚集。

【选择原则】

1. 由于阿司匹林的副作用与剂量和剂型有关，因此目前的研究表明中等剂量（每日75～325mg）的阿司匹林可有效防治缺血性脑血管病。

2. 噻氯匹定、氯吡格雷抗血小板聚集的疗效要优于阿司匹林，不良反应也较阿司匹林少，但由于价格相对昂贵，限制了其广泛应用。

【注意事项】

1. 阿司匹林

片剂：25mg/片，100mg/片。

用法：急性期可采用150～300mg，预防剂量每日50～150mg，口服，每日1次。

不良反应及注意点：

（1）胃肠道反应较为常见，如恶心、呕吐、胃痛，长期大剂量服用可引起胃炎、胃肠道轻微出血、加重溃疡形成，并可抑制凝血酶合成，增加出血倾向。

（2）胃、十二指肠溃疡、严重肝肾功能障碍者、哮喘、低凝血酶原血症、维生素K缺乏、血友病患者禁用，孕妇及哺乳期妇女慎用或禁用。

（3）可增加抗凝血药、糖皮质激素、磺脲类降糖药、甲氨蝶呤、巴比妥类药等药物的作用，降低醛固酮拮抗剂、袢利尿剂、抗痛风药的作用。

2. 氯吡格雷

片剂：75mg/片。

用法：每次 75mg，口服，每日 1 次。

不良反应及注意点：

（1）胃肠道反应如腹痛、消化不良、胃炎、便秘较为常见，可有紫癜、鼻出血、皮疹、关节痛、眩晕、头痛等，偶见颅内出血、严重腹泻、中性粒细胞减少。

（2）对本品过敏或有活动性出血如消化道溃疡、颅内出血患者禁用。

（3）因可增加出血风险，故与阿司匹林、肝素、非甾体解热镇痛药、华法林、氟伐他汀等药物合用时应慎重。

3. 双嘧达莫

片剂：25mg/片。

缓释胶囊：50mg/粒。

用法：每次 25～50mg，口服，每日 3 次，与阿司匹林合用效果更佳。

不良反应及注意点：

（1）常见有头痛、恶心、呕吐、疲乏、眩晕、低血压等，偶见皮疹、瘙痒、出血等。

（2）心肌梗死、休克患者禁用，凝血机制障碍、有出血倾向、低血压、严重冠状动脉疾病、肝肾衰竭者慎用。孕妇不推荐使用,哺乳期妇女慎用。

(3) 可增强抗凝血药的作用,与抗凝血药、其他抗血小板聚集药、腺苷、胆碱酯酶抑制剂、非甾体抗炎药、甲氨蝶呤等药物有相互作用。

4. 噻氯匹定

片剂:250mg/片,125mg/片,100mg/片。

胶囊:250mg/粒,125mg/粒,100mg/粒。

用法:每次 250mg,口服,每日 1 次。

不良反应及注意点:

(1) 常见恶心、腹泻等消化道症状,以及皮疹、瘙痒、紫癜、头晕、肝功能异常等,偶见出血、哮喘、耳鸣、头痛。极少数患者可出现血细胞减少、血小板减少、变应性肺炎、肾病综合征、系统性红斑狼疮等。

(2) 消化道溃疡、尿路出血、血友病、对本品过敏者及白细胞、血小板减少者,严重肝肾功能障碍者禁用;孕妇及哺乳期妇女避免使用。

(3) 应避免与降纤药、抗凝药、其他抗血小板药、抗酸药、维生素 K、地高辛等药物合用。

【建议】

1. 对于不符合溶栓适应证且无禁忌证的缺血性脑卒中患者,应在发病后尽早给予口服阿司匹林 150~300mg/d。急性期后可改为预防剂量(50~150mg/d)。对不能耐受阿司匹林者,可考虑选用氯吡格雷等抗血小板治疗。

2. 在缺血性卒中二级预防中，阿司匹林（50～325mg/d）单药治疗、阿司匹林（25mg）＋缓释型双嘧达莫（200mg）2 次/天联合应用及氯吡格雷（75mg）单药治疗都是初始治疗的合理选择。

3. 发病在 24 小时内，具有脑卒中高复发风险（ABCD2 评分≥4 分）的急性非心源性 TIA 或轻型缺血性脑卒中患者（NIHSS 评分≤3 分），应尽早给予阿司匹林联合氯吡格雷治疗 21 天，但应严密观察出血风险。此后可单用阿司匹林或氯吡格雷作为缺血性脑卒中长期二级预防一线用药。

4. 发病 30 天内伴有症状性颅内动脉严重狭窄（狭窄率 70%～99%）的缺血性脑卒中或 TIA 患者，应尽早给予阿司匹林联合氯吡格雷治疗 90 天。此后阿司匹林或氯吡格雷单用均可作为长期二级预防的一线用药。

三、抗凝药

【相关药物】

1. 肝素（Heparin）

为一种黏多糖，临床使用的肝素从猪和牛的内脏中提取，分子量 3000～30 000，平均 15 000，有肝素钠和肝素钙两种制剂。可影响凝血过程的每个环节，通过抑制凝血酶，阻止纤维蛋白原变为纤维蛋白来达到延缓血液凝固，抑制血小板聚集和破坏的作用。

2. 低分子肝素（Low Molecular Weight Heparin）

由普通肝素通过亚硝酸分解、浓集和纯化制成。分子量为 2000～8000，平均 4500。有较强的抗凝血因子Ⅹa 和较弱的抗凝血酶Ⅱa 的作用，不延长出血时间，也不影响血小板聚集和纤维蛋白原与血小板的结合。

3. 华法林（Wafarin）

本药为间接作用的香豆素类口服抗凝药，通过抑制维生素 K 在肝脏细胞内合成凝血因子Ⅱ、Ⅶ、Ⅸ、Ⅹ，从而发挥抗凝作用。因此，在本药作用下，凝血因子Ⅱ、Ⅶ、Ⅸ、Ⅹ、蛋白 S 和蛋白 C 合成减少，达到抗凝效应。

4. 利伐沙班（Rivaroxaban）

是一种新型口服抗凝剂，具有高选择性，直接抑制因子 Xa 的特点。通过抑制因子 Xa 可以中断凝血瀑布的内源性和外源性途径，抑制凝血酶的产生和血栓形成。利伐沙班并不抑制凝血酶（活化因子Ⅱ），也并未证明其对于血小板有影响。在临床常规使用利伐沙班时不需要监测凝血参数。

5. 达比加群（Dabigatran）

达比加群结合于凝血酶的纤维蛋白特异结合位点，阻止纤维蛋白原裂解为纤维蛋白，从而阻断了凝血瀑布网络的最后步骤及血栓形成。达比加群可以从纤维蛋白-凝血酶结合体上解离，发挥可逆的抗凝作用。达比加群酯是一种新型的合成的直接凝血酶抑制剂，是达比加群的前体药物，属非肽类的凝血酶抑制剂。口服经胃肠吸收后，在体内转化为具有直接抗凝血活性的达比加群。

【选择原则】

1. 由于普通肝素易引起出血、诱导血小板减少和骨质疏松，而低分子肝素的有效性和安全性优于普通肝素，故目前临床上通常采用低分子肝素作为抗凝治疗的首选。

2. 口服抗凝剂中，华法林应用最为普遍，需定时监测国际标准化比值。可根据患者个体情况考虑新型口服抗凝剂替代，但由于后者价格偏高，且尚无特异性拮抗剂，因此临床应用受到一定限制。

3. 肝素引发出血的逆转应使用鱼精蛋白硫酸盐。出现华法林相关出血时应立即停用，可选用维生素 K、新鲜冷冻血浆、凝血酶原复合物浓缩剂等对抗。

【注意事项】

1. 肝素

注射剂：1ml:12 500U，2ml:12 500U。

用法：5000～12 500U 加入 5％葡萄糖或生理盐水 500～1000ml 中静脉滴注，10～20 滴/分，每日 1 次，7～10 日为 1 个疗程，可连续

2～3个疗程。同时要监测部分凝血活酶时间（APTT），使其控制在正常范围的1.5倍之内。

不良反应及注意点：

（1）可出现严重自发性出血，长期使用可导致骨质疏松、脱发和自发性骨折。

（2）出血性疾病、颅内出血、消化道溃疡、严重高血压、肝肾功能异常、急性细菌性心内膜炎、视网膜病变及妊娠妇女禁用。

（3）因有出血的风险，故不宜与水杨酸类、非甾体抗炎药、糖皮质激素合用。

2. 低分子肝素

注射剂：0.2ml：5000U，0.3ml：7500U，0.4ml：10 000U。

用法：每次5000～7500U，皮下注射，每日1～2次，在脐下外侧腹壁注射，可连用10～14日。

不良反应及注意点：

（1）可出现注射部位、皮下瘀斑、血尿、过敏性皮疹等。

（2）肝素过敏、严重凝血障碍、活动性消化道溃疡、肝素诱导的血小板损伤及急性感染性心内膜炎及妊娠妇女禁用。脑出血、严重高血压、肾功能不全者及儿童不推荐使用。哺乳期慎用。

（3）不宜与非甾体抗炎药、皮质激素、解热镇痛剂量的阿司匹林合用，与口服抗凝剂、溶栓剂、糖皮质激素、用于抗血小板聚集量的阿司匹林应慎重。

（4）禁止肌内给药，应采用深部皮下注射。

3. 华法林

片剂：1mg/片，2mg/片，2.5mg/片，3mg/片，4mg/片，5mg/片。

用法：6～12mg，每日1次，口服，3～5天后改为2～6mg维持，监测凝血酶原时间（PT）为正常值的1.5倍或国际标准化比值（international normalized ratio，INR）为2.0～3.0。

不良反应及注意点：

（1）服用过量易引起出血。禁忌证同肝素。孕妇禁用。

（2）华法林可以透过胎盘屏障，引起胎儿的骨骼发育迟缓。

（3）在长期应用最低维持量期间，如需进行手术，可先静注150mg维生素 K_1，但进行中枢神经系统及眼科手术前，应先停药。胃肠手术后，应检查大便潜血。

4. 利伐沙班

片剂：10mg/片。

用法：推荐剂量为口服利伐沙班10mg，每日1次。

不良反应及注意点：

（1）由于利伐沙班的药效学性质，用药过量可能导致出血并发症。

（2）尚无对抗利伐沙班药效的特异性解毒剂。

（3）如果发生利伐沙班用药过量，可以考虑使用活性炭来减少吸收。

（4）如果发生出血，应采取以下步骤：

1）推迟下次利伐沙班的给药时间或适时终止治疗。利伐沙班的平均终末半衰期为 7～11 小时。

2）适当的对症治疗，例如，机械性压迫、外科手术、补液以及血流动力学的支持，应当考虑输注血制品或成分输血。

5. 达比加群酯

胶囊：75mg/粒，150mg/粒。

用法：成人推荐剂量为每日口服 300mg，即每次 150mg，每日 2 次。

禁忌证：

（1）已知对活性成分或本品任一辅料过敏者。

（2）重度肾功能受损（CrCL＜30ml/min）患者。

（3）临床上显著的活动性出血。

（4）有大出血显著风险的病变或状况，如当前或近期有消化道溃疡，高出血风险的恶性赘生物，近期脑或脊髓损伤，近期脑、脊髓或眼部手术，近期颅内出血，已知或可疑的食管静脉曲张，动静脉畸形，血管动脉瘤或主要脊柱内或脑内血管异常。

（5）联合应用任何其他抗凝药物，如普通肝素、低分子肝素（依诺肝素、达肝素等）、肝素衍生物（磺达肝癸钠等）、口服抗凝药（华法林、利伐沙班、阿哌沙班等），且在由该种治疗转换至本品或反之，以及普通肝素用于维持中心静脉或动脉置管通畅的必要剂量的情况下才考虑联合用药。

（6）有预期会影响存活时间的肝功能受损或肝病。

（7）联合使用环孢菌素、全身性酮康唑、伊曲康唑、他克莫司和决奈达隆。

（8）机械人工瓣膜。

【建议】

1. 对伴有心房颤动（包括阵发性）的缺血性脑卒中或 TIA 患者，推荐使用适当剂量的华法林口服抗凝治疗，预防再发的血栓栓塞事件。华法林的目标剂量是维持 INR 在 2.0～3.0，新型口服抗凝剂如利伐沙班可作为华法林的替代药物，应个体化。

2. 伴有心房颤动的缺血性脑卒中或 TIA 患者，应根据缺血的严重程度和出血转化的风险，选择抗凝时机。建议出现神经功能症状 14 天内给予抗凝治疗预防脑卒中复发，对于出血风险高的患者，应适当延长抗凝时机。

3. 应用低分子肝素可明显降低深静脉血栓的发病率，因此可用于脑卒中患者预防深静脉血栓的治疗。

4. 由于个体对抗凝药物的敏感性和耐受性差异较大，故治疗剂量应注意个体化，防止过量。

四、调脂药物

【相关药物】

1. 他汀类药物（阿托伐他汀，Atorvastatin；瑞舒伐他汀，Rosuvastatin；普伐他汀，Pravastatin；辛伐他汀，Simvastatin；氟伐他汀，Fluvastatin）

为羟甲基戊二酸单酰辅酶 A（HMG-CoA）还原酶的选择性、竞争性抑制剂，使甲基羟戊酸形成障碍，阻碍肝脏内源性胆固醇的合成，而代偿性地增加了肝细胞膜上低密度脂蛋白（LDL）受体的合成，使血浆中大量的 LDL 被摄取并经 LDL 受体途径代谢为胆汁酸而排出体外，降低血浆 LDL 水平；此外，该药还可轻度降低血浆甘油三酯（TG）水平、轻度增加高密度脂蛋白胆固醇（HDL-C）水平。

2. 非诺贝特（Fenofibrate）

为苯氧酸类降脂药，能明显降低血浆极低密度脂蛋白（VLDL），并因而降低 TG，伴有 LDL 水平的中度降低（降低 10％左右），一定程度上增加高密度脂蛋白（HDL）水平。苯氧酸类的作用机制尚未完全阐明。

3. 依折麦布（Ezetimibe）

为选择性胆固醇吸收抑制剂，能选择性抑制小肠胆固醇转运蛋白，有效减少肠道内胆固醇吸收，降低血浆胆固醇水平以及肝脏胆固醇储量。

4. 普罗布考（Probucol）

为强效的脂溶性抗氧化剂，能降低总胆固醇水平，并同时降低人的血浆 LDL-C 和 HDL-C 的浓度。

【选择原则】

1. 他汀类药物是非心源性缺血性卒中的首选降脂药物，除降脂外，还可有效预防卒中再发，改善预后。

2. 对于单独应用他汀类药物胆固醇水平不能达标或不能耐受较大剂量他汀治疗的患者，可联合应用他汀和依折麦布。

3. 不能耐受他汀类药物时可使用贝特类及胆固醇吸收抑制剂等其他种类降脂药物，但此类药物是否能有效预防卒中再发仍证据不足。

【注意事项】

1. 阿托伐他汀

片剂：10mg/片，20mg/片，40mg/片。

用法：每次 20～80mg，每日 1 次，睡前服用。

不良反应及注意点：

（1）严重不良反应：横纹肌溶解与肌病（表现为肌痛、无力、肌酸磷酸激酶升高），肝酶异常。因此服用本品期间要警惕肌痛，定期复查肝功、肌酶等。

（2）其他不良反应：胃肠道反应、失眠、梦魇、皮疹、高血糖、鼻衄、视物模糊、耳鸣、尿白细胞阳性等。

（3）肾功能不全患者无须调整剂量。

（4）活动性肝病患者、妊娠、哺乳期妇女禁用本品。

2. 瑞舒伐他汀

片剂：5mg/片，10mg/片，20mg/片。

用法：每次 5～20mg，每日 1 次，本品可在一天中任何时候给药，可在进食或空腹时服用。

不良反应及注意点：

（1）常见不良反应：内分泌失调（血糖异常）、头痛、头晕、便秘、恶心、呕吐、腹痛、肌痛、无力。

（2）其他偶见不良反应：瘙痒、皮疹和荨麻疹、一过性转氨酶轻度升高。

（3）罕见不良反应：过敏反应（包括血管源性水肿）、胰腺炎、肌病和横纹肌溶解。

（4）轻、中度肾功能损害的患者不需调整剂量，重度肾功能损害（肌酐清除率＜30ml/min）的患者禁用本品。

（5）活动性肝病患者、肌病患者、同时使用环孢素患者、妊娠、哺乳期妇女以及未采用适当避孕措施而有可能怀孕的妇女禁用本品。

3. 普伐他汀

片剂：10mg/片，20mg/片，40mg/片。

用法：每次 10～20mg（最多 40mg），每日

1次，睡前服用。

不良反应及注意点：

（1）常见不良反应：皮疹、腹泻、胃部不适感等。

（2）重大不良反应：横纹肌溶解症、肝功能异常、肌病、血小板减少、过敏症状、周围神经障碍等，因此服用本品期间，应警惕肌痛、乏力感，定期复查血常规、肝功能、肌酶等。

（3）有严重肝病或严重肾病患者慎用本品。

4. 辛伐他汀

片剂：20mg/片，40mg/片。

用法：每次 20～40mg，每日 1 次，晚间服用。

不良反应及注意点：

（1）常见不良反应有腹痛、便秘和胃肠胀气；其他不良反应有疲乏无力、头痛、一过性轻微肝功能异常、肌病（偶见）等。

（2）轻、中度肾功能不全患者不需调整剂量；严重肾功能不全患者（肌酐清除率＜30ml/min）应慎用本品，此类患者的起始剂量应为5mg，并密切监测。

（3）活动性肝病患者、妊娠及哺乳期妇女禁用。

5. 氟伐他汀

胶囊：20mg/粒，40mg/粒。

用法：每次 20～40mg，每日 1 次，睡前服用。

不良反应及注意点：

（1）常见不良反应：失眠、头痛、恶心、腹痛、消化不良、血肌酸激酶升高及血转氨酶升高等。

（2）罕见不良反应：肌痛、肌无力、肌病、皮疹、荨麻疹等。

（3）非常罕见不良反应：过敏性反应、血小板减少、感觉异常、血管炎、胰腺炎、肝炎、横纹肌溶解等。

（4）轻、中度肾功能不全患者不需调整剂量；严重肾功能不全患者不能使用本品。

（5）活动性肝病患者、妊娠、哺乳期妇女以及未采用适当避孕措施而有可能怀孕的妇女禁用本品。

6. 非诺贝特（力平之）

胶囊：200mg/粒。

用法：每次1粒，每天1次，与食物同服。当胆固醇水平正常时，建议减少剂量。

不良反应及注意点：

（1）与其他贝特类合用时，可出现一过性肌肉功能失调（弥散性疼痛、触痛感、肌无力）和少见的严重横纹肌溶解症。

（2）胃肠道消化功能失调、转氨酶升高、过敏性皮肤反应。

7. 依折麦布

片剂：10mg/片。

用法：每次1片，每天1次，本品可在一天

之内任何时间服用，可空腹或与食物同时服用。

不良反应及注意点：

（1）胃肠道不适，如腹痛、腹泻、肠胃胀气、恶心、胃食管反流和消化不良。

（2）其他不良反应有疲倦、转氨酶升高、潮热、高血压、关节疼痛等。

（3）与他汀类药物联用，可见转氨酶升高、头痛、肌痛、横纹肌溶解等。

（4）活动性肝病或不明原因的血清转氨酶持续升高的患者禁用本品。

8. 普罗布考

片剂：0.25g/片。

用法：每次 2 片，每日 2 次，早、晚餐时服用。

不良反应及注意点：

（1）胃肠道不适，如腹泻、胀气、腹痛、恶心和呕吐。

（2）其他少见的反应有头痛、头晕、感觉异常、失眠、耳鸣、皮疹、皮肤瘙痒、血管神经性水肿的过敏反应等。

（3）本品可引起心电图 Q-T 间期延长和严重室性心律失常，故禁用于心电图 Q-T 间期延长者，也禁止与能使 Q-T 间期延长的药物使用，服用本品期间应定期检查心电图 Q-T 间期。

【建议】

非心源性缺血性卒中患者应用他汀类药物，

应根据不同人群而制订相应的治疗方案及治疗目标，详见表3-1。

表 3-1 非心源性缺血性卒中患者的
他汀类药物治疗推荐

目标人群	他汀治疗推荐
无论是否伴有其他动脉粥样硬化证据的患者	高强度他汀，长期治疗，以减少脑卒中和心血管事件风险 证据表明，LDL-C≥50% 或 LDL-C≤1.8mmol/L 时，二级预防更有效
LDL-C≥2.6mmol/L 的患者	强化他汀治疗，以降低脑卒中和心血管事件风险
LDL-C<2.6mmol/L 的患者	强化他汀治疗
颅内大动脉粥样硬化性狭窄（70%～99%）所致缺血性卒中	高强度他汀，长期治疗，以减少脑卒中和心血管事件风险 推荐目标值 LDL-C≤1.8mmol/L
颅外大动脉狭窄所致缺血性卒中	高强度他汀，长期治疗，以减少脑卒中和心血管事件风险

注：依据 2013 ACC/AHA 指南和 2014 ASA/AHA 指南，"高强度他汀" "强化他汀" 定义为每日剂量能降低 LDL-C≥50% 的他汀。瑞舒伐他汀 20mg 和阿托伐他汀 80mg 为 2013 ACC/AHA 指南推荐的有充分 RCT 证据的高强度他汀

五、降纤药

【相关药物】

1. 巴曲酶（Batroxobin，东菱迪芙）

从巴西矛头蛇的亚种 Bothrops moojeni 蝮蛇

的蛇毒中提取和纯化，是一种具有降解纤维蛋白原作用的类凝血酶。可作用于纤维蛋白原的肽键，使其降解为纤维蛋白原单体和多聚体，从而降低纤维蛋白原浓度。并可直接刺激血管内皮细胞释放 t-PA，增强纤溶活性。

2. 降纤酶（Defibrase，蝮蛇抗栓酶，克栓酶）

为从国内的多种蛇毒中分离纯化的类凝血酶，具有降低纤维蛋白原的作用。也可促使血管内皮细胞释放 t-PA，使纤溶酶原转变为纤溶酶，达到溶解血栓的目的。

3. 蚓激酶（普恩复，百奥蚓激酶）

是从蚯蚓中提取的蛋白水解酶，可激活纤溶酶原，降解纤维蛋白，从而降低纤维蛋白原含量，并可抑制血小板聚集。

4. 安克洛酶（Ancrod）

从马来西亚蝮蛇蛇毒中分离出来的蛋白水解酶，能切断纤维蛋白原的 α 键，形成可溶性易被纤溶酶溶解或被吞噬的纤维蛋白微粒而起抗凝作用，对凝血因子和血小板功能无明显影响。

【选择原则】

1. 对不适合溶栓并经过严格筛选的脑梗死患者，特别是高纤维蛋白血症者可选用降纤治疗。

2. 急性期一般采用静脉滴注巴曲酶、降纤酶治疗，恢复期可口服蚓激酶。

【注意事项】

1. 巴曲酶

注射剂：0.5ml:5BU,1.0ml:10BU。

用法：第1日用10BU，隔日1次，第3日、第5日用5BU，加入250ml或100ml生理盐水静脉滴注，维持1小时以上。

不良反应及注意点：

（1）引起出血，用药期间应监测血纤维蛋白原和血小板。与降纤、抗凝、溶栓及抑制血小板功能的药物合用应慎重。

（2）少数可出现头痛、头晕等，偶有肝功能异常。

（3）对本药过敏者、有出血史或出血倾向者、近期手术的患者、严重脏器功能衰竭者禁用，有消化道溃疡史、脑血管病后遗症者、70岁以上老年患者、孕妇慎用，哺乳期妇女避免使用。

2. 降纤酶

注射（粉剂）剂：5U/支，10U/支。

用法：第1日用5～10U，第3日和第5日用5U，溶于250ml或100ml生理盐水中静脉滴注，维持1小时以上。

不良反应及注意点：

（1）可有注射部位、牙龈、皮下出血，偶有头痛、头晕及肝功能异常。

（2）有出血史、对本药过敏者、近期手术的患者、严重肝肾功能不全者禁用。年龄在 70 岁以上、哺乳期妇女慎用，孕妇避免使用。

（3）与纤维蛋白溶解剂、抗凝、抗血小板药及抗纤溶药合用应慎重。

（4）用药前及用药期间应监测血浆纤维蛋白原及血小板。

3. 安克洛酶

注射剂：1ml:70U。

用法：一般皮下注射，也可静脉滴注。第 1～4 日每天 1U/kg，第 5 日后每天～2U/kg，10 日后每次 4U/kg，每周2～3 次。

不良反应及注意点：

（1）可有注射处红肿、荨麻疹等过敏反应、伤口愈合延缓等不良反应。

（2）用量过大时，可引起纤维蛋白原过低而导致出血，此时应输注纤维蛋白原、输全血或血浆。

（3）本品具抗原性，可使机体产生抗体，若使用超过 4～6 周，常产生耐药性，也可能出现过敏反应。

（4）缓慢静脉滴注 4～8 小时，滴注过快，反而有发生血栓栓塞的危险。

4. 蚓激酶

胶囊：0.23g/粒，300 000U/粒。

用法：每次 2 粒，饭前口服，每日 3 次，4 周为一疗程。

不良反应及注意点：

（1）个别患者可出现皮疹、皮肤瘙痒、恶心，极少数可有轻微头痛、头晕、便秘等。

（2）对本药过敏者、急性出血者禁用，有出血倾向者、孕妇、哺乳期妇女及儿童慎用。

【建议】

1. 血小板＜$80×10^9$/L，纤维蛋白＜1g/L时必须停药。

2. 以下情况不应使用降纤治疗：

（1）低纤维蛋白血症者。

（2）重症高血压（收缩压＞200mmHg，舒张压＞100mmHg）。

（3）活动性肺结核及消化道溃疡者。

（4）2周内行手术及重要脏器穿刺者。

（5）亚急性细菌性心内膜炎患者。

（6）凝血机制异常，有出血倾向者。

（7）严重糖尿病，空腹血糖＞11.1mmol/L。

（8）血小板＜$60×10^9$/L者。

（9）月经期、妊娠期妇女。

（10）药物过敏者。

（11）严重肝、肾功能障碍者。

3. 用药前后应监测出凝血时间及凝血酶原时间。

六、控制脑水肿与颅内压增高药物

【相关药物】

1. 甘露醇（Mannitol，甘露糖醇，己六醇）

为高渗性单糖溶液，通过完整的血脑屏障实现渗透性利尿作用降低颅内压作用，并具有降低血黏度，改变红细胞变形能力及清除自由基、稳定细胞膜的作用。

2. 甘油果糖（Glycerosterilum，甘果糖）

为含有10％甘油和5％果糖的高渗性氯化钠溶液，通过提高血浆渗透压，使血浆和脑组织之间产生渗透压梯度降低颅内压。

3. 复方甘油（Glycerin Compound，甘油盐水）

为甘油和氯化钠配制成的高渗性脱水剂，能选择性地使脑组织脱水，渗透性利尿作用不明显。

4. 呋塞米（Furosemide，速尿）

为强效渗透性袢利尿剂，可抑制肾小管对钠、钾、氯离子的重吸收，并可与其他药物合用，尤其适用于脑水肿伴心力衰竭者。

5. 七叶皂苷钠（Sodium Aescinate）

具有抗渗出及激素样作用，可改善血管通透性。

6. 人血白蛋白（Human Albumin）

浓缩白蛋白制剂，为胶体脱水剂，通过提高血浆胶体渗透压减轻脑水肿。

【选择原则】

1. 脱水药并不作为常规应用，只有在临床上判断有明显的脑水肿如较大面积的脑梗死灶等情况时使用。

2. 严重脑水肿、意识障碍进行性加重，且无使用禁忌者应选用甘露醇。

3. 由于复方甘油、甘油果糖、七叶皂苷钠降颅压作用较为缓和，作用时间长，无反跳现象，故在脑水肿严重时可与甘露醇联合使用，或用于不能用甘露醇、脑水肿程度较轻及急性期后的患者。

4. 高血压、心功能不全患者可选用利尿剂，低蛋白血症者可合并用白蛋白。

【注意事项】

1. 甘露醇

注射剂：250ml:50g。

用法：快速静脉滴注。①大剂量：每次250ml，间隔6～8小时；②小剂量：每次125～150ml，间隔4～6小时，于30分钟内静脉滴注完毕。

不良反应及注意点：

(1) 注射过快可产生注射部位疼痛、一过性头痛、视力模糊、眩晕、发热等症状，如漏出血管外可引起局部组织肿胀，严重时可致组织坏死。

（2）易发生肾损害及水、电解质紊乱。严重脱水者、急性肾小管坏死的无尿患者、急性肺水肿及心力衰竭者禁用。老年人、高钾及低钠血症者、肾功能不全者、心肺功能损害者及孕妇慎用。

（3）可增加利尿药的利尿作用及洋地黄的毒性作用，合用时应调整剂量。

2. 甘油果糖

注射剂：250ml/瓶（含甘油 25g、果糖 12.5g、氯化钠 2.25g），500ml/瓶（含甘油 50g、果糖 25g、氯化钠 4.5g）。

用法：每次 250～500ml，每日 1～2 次，500ml 滴注时间不得少于 3～4 小时。

不良反应及注意点：

（1）有皮疹、瘙痒、口渴、头痛、恶心等。

（2）长期使用时要注意防止水、电解质紊乱，因含有 0.9%氯化钠，使用时需注意食盐摄入量，高钠血症者禁用。

（3）可引起溶血及肾脏损害，心、肾功能障碍者及尿崩症、糖尿病、溶血性贫血患者慎用。

3. 复方甘油

注射剂：10% 500ml/瓶（甘油 50g，氯化钠 45g）。

用法：每次 500ml，每日 1～2 次，滴速以每分钟 2ml 为宜，500ml 滴注时间不得少于 3～4 小时。

不良反应及注意点：

（1）应控制滴速，过快可造成溶血，出现血红蛋白尿、尿中色素增加，一旦发生，应立即停药，一般可在 2 日内好转，恢复后可继续使用。

（2）严重心力衰竭者慎用。

4. 呋塞米

注射剂：2ml：20mg。

用法：每次 20～80mg 加入 5％～10％葡萄糖 20～40ml 静脉注射，可根据尿量调整用药剂量及间隔时间。

不良反应及注意点：

（1）可引起水电解质平衡失调、直立性低血压、休克、心律失常、肌肉酸痛等。

（2）偶有过敏反应、视物模糊、头晕、头痛、恶心、呕吐、肝功能损害、高尿酸血症等。

（3）对磺胺药及噻嗪类利尿药过敏者禁用，无尿及严重肝肾功不全者、糖尿病、高尿酸血症、痛风、急性脑梗死、红斑狼疮、前列腺肥大者慎用。孕妇及妊娠者应避免使用。

5. 七叶皂苷钠

注射剂：5mg/支，10mg/支。

用法：每次 10～30mg，加入生理盐水 250ml 内静脉滴注，每日 1 次，连用 7～10 日。

不良反应及注意点：

（1）肾功能不全、Rh 血型不合、妊娠患者禁用。

（2）本品仅限于静脉注射和滴注，注射时宜选用较粗静脉，勿使药液漏出静脉外，禁用于动脉、肌内和皮下注射，以免引起动脉或组织坏死。

6. 人血白蛋白

注射剂：25％ 20ml/瓶，20％ 50ml/瓶。

冻干粉针剂：5g/支，10g/支。

用法：每次 10～20g，静脉滴注，每日 1～2 次。

不良反应及注意点：

（1）偶有寒战、发热、弥散性荨麻疹等过敏反应。

（2）充血性心脏病、严重贫血者、肾衰竭者禁用。

（3）本品不得与含蛋白水解酶或乙醇的注射液混合使用，以免蛋白变性。也不可与其他药物配伍。

【建议】

1. 甘露醇的用量应根据病情需要进行调整。

2. 对于大面积梗死患者，如应用甘露醇不能有效减轻脑水肿，可酌情及时行外科开颅减压术。

3. 肾上腺皮质激素能有效减轻脑水肿，控制颅高压，但可增加感染机会及胃肠道出血，因此不建议常规使用。

七、神经保护药物

【相关药物】

1. 吡拉西坦（Piracetam）

为氨酪酸的环化衍生物，可促使脑内二磷酸腺苷（ADP）转化为三磷腺苷（ATP），改善脑内能量代谢，并可促进乙酰胆碱的合成，从而激活、保护、修复脑细胞，提高学习、记忆能力。

2. 胞磷胆碱（Citicoline，胞二磷胆碱）

为胞嘧啶核苷酸的衍生物，可改善脑代谢，从而促进脑功能恢复及促进苏醒，改善机体的意识状态。

3. 脑蛋白水解物（Cerebrolysin，施普善，脑活素）

可直接通过血脑屏障进入脑内，促进神经细胞蛋白质合成，使损伤后尚未变性的神经细胞恢复功能，并可加速葡萄糖通过血脑屏障，改善脑内能量代谢。

4. 单唾液酸四己糖神经节苷脂（GM-1，神经节苷脂）

能通过血脑屏障，对神经组织有较强的亲和力，与神经细胞膜结合，促进神经修复。并可促进轴突生长，改善神经传导速度。

【选择原则】

此类药物应用尚缺乏充足的循证医学证据，

药物应用遵循个体化原则。

【注意事项】

1. 吡拉西坦

胶囊：400mg/粒。

片剂：400mg/片。

用法：每次 800～1600mg，口服，每日 3 次，3～6 周为一疗程。

注射剂：5ml:1g,20ml:4g。

粉针剂：2.0g/支,3.0g/支。

用法：肌内注射，每次 1g，每日 2～3 次。

静脉滴注：每次 4～8g，每日 1 次，加入 5％葡萄糖或生理盐水 250ml 内。

不良反应及注意点：

（1）常见头晕、头痛、睡眠障碍、恶心、食欲减退、腹胀、腹痛等，轻度肝功能损害偶见。

（2）本药可加重亨廷顿舞蹈病患者症状，故不宜应用于此种疾病患者，对本药过敏者、锥体外系疾病、孕妇、新生儿、严重肝肾功能不全、甲状腺功能低下或正在进行补充甲状腺治疗的患者亦禁用。

（3）不宜与拟胆碱药合用，与华法林等抗凝药合用时，可延长凝血酶原时间，应注意监测。

2. 胞二磷胆碱

注射液：2ml:100mg，2ml:200mg，2ml:250mg，2ml:500mg。

用法：①肌内注射：每次 100～200mg，每日 1～2 次，5～10 日为一疗程；②静脉注射：

每次 100～200mg，每日 1～2 次，5～10 日为一疗程；③静脉滴注：每次 200～600mg，溶于5%葡萄糖注射液 250ml 中，5～10 日为一疗程。

不良反应及注意点：

（1）偶见恶心、厌食、干呕、烧灼感、兴奋、失眠、一过性血压下降等，罕见可逆性烦躁不安。

（2）对本药过敏者禁用。

3. 多奈哌齐

片剂：5mg/片，10mg/片。

用法：每次 5～10mg，口服，每日 1 次，睡前服用。

不良反应及注意点：

（1）可有腹泻、肌肉痉挛、恶心、呕吐、疲乏、头晕、失眠等。

（2）对本药及哌啶衍生物高度敏感者、孕妇、哺乳期妇女、儿童禁用。

（3）与琥珀酰胆碱类肌松药、其他胆碱酯酶抑制剂合用时有协同作用，与抗胆碱药合用时有拮抗作用。

4. 脑蛋白水解物

注射剂：1ml/支，2ml/支，5ml/支，10ml/支。

用法：①肌内注射：每次 5ml，10～20 次为一疗程；②静脉滴注：每次 10～30ml，一日 1 次，加入生理盐水注射液 250ml 中缓慢静脉滴注，1～2 小时内滴完，一般 10～20 次为一疗程；③静脉注射：每次 10～20ml，10～20 次为一疗程。

不良反应及注意点：

（1）偶有低热、寒战、全身针刺样疼痛等过敏反应症状，有时可出现头痛、气促呕吐、血尿素氮升高等，少数可诱发癫痫。

（2）癫痫持续状态及大发作间歇期、妊娠最初 3 个月、严重肾功能不全者禁用，过敏体质者慎用。

5. 单唾液酸四己糖神经节苷脂

注射剂：2ml：20mg，5ml：100mg。

用法：肌内注射或静脉滴注，每次 20～40mg，一次或分次缓慢静脉滴注，急性期时开始用量可为每日 100mg，2～3 周后改为 20～40mg 维持。

不良反应及注意点：

（1）少数患者可出现皮疹。

（2）对本药过敏、神经节苷脂异常、遗传性糖代谢异常、严重肝肾功能障碍者禁用，孕妇及哺乳期妇女不宜使用。

6. 丁苯酞（Butylphthalide，恩必普）

为左旋芹菜甲素人工合成的消旋体，可改善循环，改善线粒体代谢功能，增加神经和肌肉活性，对急性缺血性脑卒中患者的中枢神经功能的损伤有改善作用，可促进患者功能恢复。

7. 依达拉奉（Edaravone，必存，清通）

自由基捕获剂，可刺激前列环素的生成，减少炎症介质白三烯的生成，降低脑动脉栓塞后羟基自由基的浓度，对缺血再灌注所造成的损伤亦有保护作用。

【建议】

神经保护剂的应用尚缺乏充足的循证医学证据，选择及具体用药疗程应根据病情需要，遵循个体化原则。

（许予明）

第三节 脑 栓 塞

脑栓塞（cerebral embolism）是指固体、气体或液体栓子通过血液循环进入脑动脉，阻塞管腔，使血流中断，导致脑组织缺血、坏死。根据栓子的来源可分为心源性脑栓塞、非心源性脑栓塞及不明原因脑栓塞。其中心源性脑栓塞最常见。脑栓塞急性期的治疗与动脉粥样硬化性血栓性脑梗死基本相同。但除了要治疗脑部病变外，还需控制原发病，预防复发。

一、溶栓药

目前对脑栓塞患者进行溶栓治疗基本同动脉粥样硬化性脑梗死，溶栓药物与治疗动脉粥样硬化性脑梗死的药物相同。

二、抗凝药

为预防和治疗脑栓塞的首选。常用的有低分

子肝素、肝素、华法林及新型口服抗凝药。

【相关药物】

1. 华法林（Warfarin，苄丙酮香豆素，华法林钠）

为一种双香豆素类抗凝药，在体内通过抑制维生素 K 依赖性凝血因子及抗凝蛋白的合成发挥作用，在体外无抗凝作用。

2. 新型口服抗凝药（达比加群，利伐沙班，阿哌沙班和依杜沙班）

达比加群是凝血酶直接抑制剂，而利伐沙班、阿哌沙班和依杜沙班是凝血因子 Ⅹa 的直接抑制剂，通过抑制凝血的外源性和内源性途径，达到抗凝的目的。与华法林相比，新型口服抗凝药不需常规监测抗凝强度；预防心房颤动所致的脑栓塞疗效与华法林相当或优于华法林，且出血风险较小。除特殊情况（肾功能不良、高龄、低体重等），一般治疗人群不需要调整剂量；口服后吸收快，血药浓度较快达到峰值并发挥抗凝作用；半衰期较短，停药后抗凝作用消失较快；不受食物影响。不过，目前还没有能快速有效地逆转其作用而达到止血目的的拮抗剂。新型口服抗凝剂可作为华法林的替代药物，选择何种药物应综合考虑。

【选择原则】

1. 脑栓塞患者急性期，应根据梗死的严重

105

程度和出血的风险，选择抗凝时机。建议出现神经功能症状 14 天内给予抗凝治疗预防脑卒中复发，对于出血风险高的患者，应适当延长抗凝时机。

2. 伴有心房颤动、心肌梗死、二尖瓣脱垂以及人工瓣膜的患者可首选华法林作为二级预防的药物。

【注意事项】

华法林

片剂：1mg/片，2mg/片，2.5mg/片，3mg/片，4mg/片，5mg/片。

用法：24 小时内 4～6mg，口服，24 小时后可改为每日 2～4mg。

不良反应及注意点：

（1）过量易致出血，可发生在任何部位，主要在泌尿道和消化道。还可出现瘀斑、紫癜、牙龈出血、鼻出血等。少见有恶心、呕吐、腹泻、过敏反应等。

（2）有出血倾向者、活动性溃疡、心包炎、心包积液、细菌性心内膜炎、外伤手术者、严重肝肾功能不全者、妊娠妇女禁用，充血性心力衰竭、重度高血压、活动性肺结核、哺乳期妇女慎用。

【建议】

1. 华法林的剂量可参照国际标准化比值

（INR）进行调节，其剂量强度应控制在 INR
2.0～3.0 之间，以减少出血的风险，并应定期
监测凝血酶原时间、凝血酶时间。

2. 抗凝作用过大出现出血者，需及时停药，
可口服或注射维生素 K_1 来纠正，严重者可输注
新鲜冻干血浆或予以凝血酶原复合物浓缩物。

三、降颅压、脱水及利尿药

非常规用药，根据病情选用。常用的有
20％甘露醇及甘油果糖。因脑栓塞患者大都伴有
心脏疾病和心功能异常，因此多主张采用小剂量
多次静脉滴注，并注意控制滴注速度。可适当加
用利尿剂。

（彭　斌）

11

第四节　腔隙性脑梗死

腔隙性脑梗死是指脑深部小穿支动脉闭塞引
起的脑缺血性梗死。其梗死灶直径一般为 5～
15mm。好发于基底节、皮质下白质及脑干。其
常见的危险因素有高龄、高血压病等。治疗原则
主要是控制危险因素，给予抗血小板药物预防、
血管扩张剂及神经细胞活化剂及营养药。由于梗
死灶周围水肿很轻，一般不需要脱水降颅压
治疗。

一、溶栓药物

根据患者神经功能缺损程度，个体化选择溶栓治疗。

二、抗血小板药物

可自急性期开始应用抗血小板药物，作为二级预防用药。目前循证医学证据充分的抗血小板药包括阿司匹林、氯吡格雷、阿司匹林和双嘧达莫复方制剂及西洛他唑。

三、他汀

如患者起病前已服用他汀，可继续使用他汀。常用他汀药物包括阿托伐他汀、瑞舒伐他汀和辛伐他汀等。

四、神经细胞活化剂及营养药

根据病情可酌情应用。

（彭　斌）

第五节　分水岭脑梗死

分水岭脑梗死是指两条主要脑动脉供血交界区发生的脑缺血性坏死。好发于大的皮层动脉供血交界区、皮层动脉与深穿支动脉供血交界区、基底节区小动脉供血交界区及小脑主要动脉供血交界区。其病因主要为血流动力学障碍导致的低灌注，近端大血管，如颈内动脉或大脑中动脉重度狭窄或闭塞导致的低灌注。分水岭梗死的治疗原则与动脉粥样硬化性血栓性脑梗死基本相同，但也有其特殊性。

一、扩容药

【相关药物】

1. 低分子右旋糖酐（Low Molecular Dextan）

可提高血浆胶体渗透压，使血管外的水分进入血管内，从而补充血容量，维持血压，并可降低血液黏滞度，改善微循环。

2. 羟乙基淀粉（Hydroxyethyl Starch）

可用于治疗和预防血容量不足，维持血压，改善脑循环状态。

【选择原则】

对于低血压或脑血流低灌注所致的急性分水岭梗死可考虑扩容治疗，但应注意可能加重脑水肿、心力衰竭等并发症。

【注意事项】

低分子右旋糖酐

注射剂：100ml：6g，100ml：10g，250ml：15g，250ml：25g，500ml：30g，500ml：50g。

用法：每次 250～500ml，静脉滴注，每日 1

次，一般疗程为 7～14 日。

不良反应及注意点：

（1）少数患者可出现皮肤过敏反应，偶可引起发热、过敏性休克、哮喘发作、淋巴结肿大、关节痛等。过量使用可致出血。

（2）对本药过敏、有充血性心力衰竭、出血性疾病、高血容量、血小板减少、肾衰竭疾病者，以及孕妇禁用；急性出血、严重脱水、肺水肿、慢性心功能不全、及肝、肾功能不全者慎用。

（3）与卡那霉素、庆大霉素合用时，可增加其肾毒性，不宜与全血混合输注。

【建议】

冠心病和脑梗死患者，应缓慢静脉滴注。一日用量不应超过 1500ml。

二、抗血小板药物

可自急性期开始应用抗血小板药物，作为二级预防用药。目前循证医学证据充分的抗血小板药包括阿司匹林、氯吡格雷、阿司匹林和双嘧达莫复方制剂及西洛他唑。由动脉源性微栓子所致的分水岭梗死，可考虑给予短期联合抗血小板治疗，即阿司匹林联合氯吡格雷，不推荐长期联合抗血小板治疗。

三、他汀类药物

由动脉粥样硬化所致的分水岭梗死，推荐应用他汀类药物进行卒中二级预防，特别是存在动脉源性微栓子证据的分水岭梗死，应考虑强化他汀治疗。常用的他汀类药物包括阿托伐他汀、瑞舒伐他汀、辛伐他汀等。应用他汀类药物期间，应注意监测肝功能、肌酸激酶。

四、神经细胞活化剂及营养药

根据病情酌情使用。

（彭　斌）

第六节　脑　出　血

脑出血是最常见的脑血管病之一，是指原发性非外伤性脑实质内出血，即自发性脑出血，占急性脑血管病的 20%～30%。年发病率为（60～80）/10 万，常见于中老年人群。其主要原因为高血压、动静脉畸形、动脉瘤、血液病、淀粉样血管病、梗死后出血、溶栓治疗后出血、抗凝后出血、脑肿瘤出血，其他少见的原因还有脑动脉炎和 moyamoya 病（烟雾病）等。脑出血对脑组织的损伤主要是血肿压迫脑组织引起不同程度的神经损伤造成相应的症状，例如头痛、眩晕、恶心、呕吐、偏瘫、偏侧感觉障碍、失语、意识障碍等，严重出血时压迫重要生命中枢可导致呼吸

13

及心脏功能异常或停止。出血量较大者应及时采取手术或微创清除血肿，如果生命体征平稳及无意识障碍者需药物保守治疗。其治疗基本原则是：调整血压、防止继续出血；脱水降颅压，减轻脑水肿；减轻血肿压迫造成的继发性损害；促进血肿吸收；防治并发症；促进神经功能恢复及康复。

【相关药物】

1. 甘露醇（Mannitol）

为渗透性脱水剂，基本不参与体内代谢。常用其 20％溶液（高渗液）静脉滴注使脑组织脱水，同时起高渗性利尿作用。静脉滴注后不进入细胞内。其降颅压作用在滴注后 15 分钟开始，达高峰时间为 30～60 分钟，一般维持 4～8 小时。利尿作用在 0.5～1 小时开始，维持 3 小时左右。血液中甘露醇绝大多数由肾脏原型排泄，几乎不参加体内代谢，仅很少部分在肝脏转化为糖原。排泄速度为 $t_{1/2}$ 约 1.5 小时，但急性肾衰竭可延长排泄时间。

2. 高渗盐水

主要是利用高渗透压来降低脑水肿，近来很多报告认为可以作为一线抗脑出血后脑水肿的治疗药物，而且没有发现明显的副作用。

3. 甘油（Glycerol）制剂

属于渗透性脱水剂，剂型主要有甘油盐水溶液和甘油果糖。前者效果不如后者，而且易出现溶血，所以目前基本不用甘油盐水，主要使用甘油果糖（Glycerin Fructose）。静脉滴注后为高渗液，能减轻脑水肿；同时促进组织中水分向血液中移动，降低毛细血管周围水分，改善血液循环，增加局部组织供血和供氧量；该药为高能量输液，参与体内代谢，产生热量，促进脑代谢。

4. 人血白蛋白（Human Albumin）

主要是通过提高血浆胶体渗透压起高渗性脱水作用，其特点是分子量较大，无论是正常还是破坏的血脑屏障均不能透过，同时能为体内提供营养。

5. 利尿剂

常用药物有呋塞米（Furosemide，呋喃苯胺酸）和托拉塞米（Torsemide，特苏尼）。前者为过去常用的利尿剂，主要在肾髓袢升支抑制水、钠、氯、钾、钙、镁等吸收起利尿作用。其利尿效果存在剂量-效应关系，药物使用剂量范围也较大。长期使用可造成电解质紊乱，如低钠、低氯和低钾血症。托拉塞米是近年来使用的利尿剂，属于磺酰脲吡啶类利尿剂。作用部位与呋塞米相同，但对体内酸碱平衡影响不大，长期使用也不会造成电解质紊乱。

6. 碳酸酐酶抑制剂

常用的是乙酰唑胺（Acetazolamide，Diamox，醋唑磺胺，醋氮酰胺），主要作用是抑制脑组织中脉络膜上皮细胞内的碳酸酐酶，减少碳酸分解为 H^+ 和 HCO_3^-，减少了脑脊液的生成，

13

从而降低脑内压。

最近用于青光眼治疗的醋甲唑胺（化学名称：5-乙酰胺基-4-甲基-1-硫-3，4-二氮茂磺酰胺；Methazolamide），商品名为尼目克司，与乙酰唑胺作用机制相同。由于对酸碱平衡影响较少，因此眼科广泛使用。

7. 皮质类固醇激素

由于副作用较多，一般在脑血管疾病中不主张应用，在颅高压危象或已经发生脑疝时，为了增强降颅压效果可以使用。具体用法和副作用见内科疾病常用药物。

8. 七叶皂苷钠

药理作用主要是增加皮质类固醇类化合物分泌，具有抗炎、抗渗出、消除肿胀等作用，并具有一定的清除自由基、改善循环、增加静脉张力、神经保护等功能。临床广泛应用于各种原因引起的脑水肿。

9. 纳洛酮（Naloxone，丙烯吗啡酮，纳络酮，烯丙羟吗啡醇，Allylnoroxymorphone，Nalone）

是人工合成阿片受体拮抗剂，化学结构与吗啡相似，对阿片受体亲和力比吗啡大，可竞争性抑制 β 内啡肽受体，直接逆转内啡肽的不良作用，而不产生心血管和呼吸的抑制作用。可用于各种原因引起的昏迷，例如各种休克、脑血管病、颅脑外伤、脑炎、药物中毒及麻醉后促醒、一氧化碳中毒、乙醇中毒等各种原因导致的急性呼吸衰竭、肺水肿、新生儿窒息或缺血缺氧脑病及眩晕症、脊髓损伤等。

10. 去铁胺（Desferrioxamine，去铁敏）

去铁胺目前是经过国家食品药品监督管理总局批准治疗铁中毒的铁螯合剂。近来有很多报道治疗临床自发性脑出血效果明显。在美国已经进入三期临床试验。发病后静脉注射去铁胺针剂，发病第 1 天、第 7 天和第 14 天行脑部 MRI T2WI 和 T_2^* WI 扫描发现有明显的促进血肿吸收的作用，而且神经功能评分也显著进步，是一个较有前途的临床用药。

【选择原则】

1. 甘露醇在少量脑出血时不需要使用；当脑出血量较大时，或脑水肿比较明显时可以根据情况使用。

2. 甘油果糖可单独用于小到中量脑出血；对于出血量较大或脑水肿较为严重者单独应用效果欠佳，因其脱水效果远远不如甘露醇。但由于甘露醇往往在用药间期有颅压反跳作用，那么较重的脑出血患者在应用甘露醇间期配合甘油果糖则会收到良好的效果。肾功能不全的患者可考虑用甘油果糖。

3. 人血白蛋白由于价格昂贵，对一般患者不主张应用。对于大量脑出血者脑水肿又非常严重时或由于严重心功能不全不能应用甘露醇时可以考虑应用。

13

4. 呋塞米一般应用于病情较重的患者，能加强甘露醇的降压效果，或已有一定程度的心、肾功能不全者，能减少甘露醇的用量。

5. 碳酸酐酶抑制剂在脑室出血和蛛网膜下腔出血中应用。因为脑室内血肿可以刺激脉络膜分泌脑脊液，加重脑水肿。

6. 七叶皂苷钠只能静脉注射。

7. 纳洛酮可以皮下、肌内及静脉注射。

【注意事项】

1. 甘露醇

为 20％的注射液，常用剂量 250ml 内含有 50g 甘露醇。

用法：每次 20％甘露醇 125～250ml，快速静脉滴注，每 6～8 小时 1 次。建议 5～7 日后停用，因为每次使用甘露醇时均可使部分甘露醇通过破坏的血脑屏障渗入到局部坏死组织中，使用时间长会逐步增加坏死组织内渗透压，这样反而加重了组织水肿，即所谓"甘露醇脑"。

不良反应及注意点：

（1）本药在使用过程中可使血容量急剧增加，导致心功能不全。滴注速度过快可出现心悸、气短、恶心、呕吐、头痛、胸痛、头晕、视物模糊等。电解质紊乱，可造成低钠血症和低钾血症。

（2）长期使用可损伤肾小管及引起血尿（甘露醇肾）及脱水，用药过程中注意监测肾功能。

（3）避免渗入到组织中，否则可导致严重水肿和坏死。有的可出现注射部位疼痛，也可导致血栓性静脉炎。

（4）偶有过敏反应，如皮疹、荨麻疹等，极个别患者出现呼吸困难及意识丧失。

（5）本药需要快速静脉滴注才能起效，因此特别注意液体温度较低时应适当加热，否则易引起寒战、发热等症状。液体温度过低，特别是在北方冬季使用时，一定要观察液体内是否有结晶出现，如果有结晶必须先将其溶解再使用，否则由于结晶的析出药物浓度不够，起不到高渗性脱水作用。

（6）本药与利尿剂和碳酸酐酶抑制剂合用可增加脱水、利尿、降低颅内压的作用。与这些药物合用时应适当调节剂量。

（7）不能与血液配伍，因其会使红细胞破坏；避免与无机盐配伍，因无机盐可使甘露醇析出结晶。

（8）下列情况禁用：肺充血和肺水肿、充血性心力衰竭、进行性肾衰竭、严重脱水等。

（9）下列情况慎用：活动性颅内出血、已有电解质紊乱、已经出现甘露醇肾及孕妇，因为此药可通过胎盘屏障。

2. 甘油果糖

注射液：250ml/瓶，500ml/瓶。

用法：成人，250～500ml，静脉滴注，每日1～2次；儿童，用量为5～10ml/kg 体重，静脉滴注，每日1～2次。一般可用1～2周。

不良反应及注意点：

（1）一般无不良反应，大量快速输入时可造成乳酸中毒和溶血，产生尿潜血、血红蛋白尿及血尿，有时还可以出现高钠血症、低钾血症、头痛、恶心、口渴等症状，少数出现倦怠感。

（2）以下情况禁用：遗传性果糖不耐受、低渗性脱水。

（3）以下情况慎用：严重循环系统功能障碍、肾功能障碍、尿崩症、糖尿病及高龄患者。

3. 人血白蛋白

注射剂：20%（50ml），10%（50ml）。

用法：一般每日10～20g，静脉滴注，脑水肿有所缓解就应停用，多数使用3～7日。

不良反应及注意点：

（1）一般不会产生不良反应，偶有恶心、呕吐、皮疹、寒战、发热、颜面潮红等。输注速度过快可引起心脏超负荷和急性肺水肿。孕妇慎用。本药不宜与血管收缩药物、蛋白水解酶及含乙醇的药物同时使用。

（2）下列情况禁用：白蛋白过敏、充血性心力衰竭、严重贫血和肾功能不全。

4. 呋塞米

片剂：20mg/片。

用法：口服，根据情况每日20～80mg。

注射剂：2ml：20mg。

用法：每次20mg，肌内注射或静脉注射，每60～90分钟可给药1次。

不良反应及注意点：

（1）常见的不良反应有头痛、眩晕、疲乏、食欲减退、肌肉痉挛、恶心、呕吐、高血糖、高尿酸血症、便秘和腹泻。长期使用引起脱水、电解质紊乱等。个别患者出现过敏、皮肤瘙痒、皮疹、光敏反应、口干、肢体感觉异常和视觉障碍。

（2）下列情况禁用：严重肾衰竭无尿者、严重肝病或肝性脑病、磺脲类及噻嗪类过敏、低血压、低血容量、低钠、低钾、前列腺肥大等引起排尿困难者。

（3）静脉输注速度不宜过快，可以用生理盐水和 5% 的葡萄糖稀释。静脉输注时间最好不超过一周。该药可降低抗糖尿病药物的疗效，大剂量使用可加重氨基糖苷类、顺铂类及头孢类等药物的耳毒性和肾毒性。

5. 碳酸酐酶抑制剂

（1）乙酰唑胺

片剂：0.25g/片。

用法：每次 0.25g～0.5g，口服，每日 2～3 次。

不良反应及注意点：

1）常见的副作用有四肢及面部麻木感、嗜睡、口渴、头痛、运动失调、耳鸣，偶见易激动。长期使用可导致高氯酸血症性酸中毒、血糖增高、低钾血症，有报道可致粒细胞减少、肾结石。

2）禁忌证：磺胺类药物过敏，妊娠期妇女，肝性脑病，肺源性心脏病，严重心、肾、肾上腺功能不全，代谢性酸中毒，低钾血症。

3）注意事项：不宜与苯巴比妥、卡马西平、苯妥英钠一起使用，可导致骨软化发病率上升；不能与奎尼丁联合使用，会加重奎尼丁中毒。

（2）尼目克司

成人口服初始用药时，用 25mg，一日 2 次。

本品化学结构类似乙酰唑胺（在氮原子上多一个甲基）。因此，药理作用及作用机制与乙酰唑胺相同。穿透血-房水和血-脑屏障的功能也较乙酰唑胺强（人脑脊髓液的浓度比乙酰唑胺高 50 倍）。抑制碳酸酐酶作用比乙酰唑胺强 60%，在体内仅 55% 的醋甲唑胺与血浆蛋白结合（而 90%～95% 的乙酰唑胺与血浆蛋白结合）。

不良反应及注意点：注意事项和副作用与乙酰唑胺一样，但对电解质影响较小。对于降低颅内压还没临床观察的报告，说明书上也没有注明适应证，建议根据临床酌情使用。

6. 七叶皂苷钠

冻干粉剂：5mg/支，10mg/支，15mg/支。

用法：每次 20～30mg，用注射用水溶解后加入 500ml 葡萄糖注射液中，静脉滴注，每日 1 次；也可以每次 10～15mg 溶于生理盐水 40ml 中，静脉推注，每日 2 次，一般使用 7～10 日。

不良反应及注意点：

（1）不宜皮下和肌内注射，静脉注射时应避

13

免漏到血管外，因漏入组织中会引起肿胀和严重疼痛。易引起静脉炎，最好选择较粗的静脉血管，但不能用于动脉内注射，一旦发生静脉炎应立即停药。与漏入皮下一样立即热敷或用抗炎软膏。偶见皮疹等过敏反应，严重者可引起过敏性休克，一旦发生应进行相应的处理。此外还可引起肝损害、血尿、急性肾功能不全和心动过缓。

（2）禁忌证：急、慢性肾功能不全；儿童不宜使用；孕妇慎用，Rh 血型不合的孕妇禁用；哺乳期能否使用尚不清楚。

7. 纳洛酮

注射剂：1ml：0.4mg。

用法：皮下、肌内及静脉注射。对于脑出血昏迷患者可以先用 2mg 静脉推注，然后将 4mg 加入生理盐水 500ml 内，24 小时持续静脉滴注，10 日左右为一疗程。

不良反应及注意点：

（1）使用时应从小剂量缓慢开始，因为突然大量应用可引起过度兴奋、血压升高。由于半衰期较短（60～90 分钟），所以持续缓慢静脉滴注为宜。

（2）该药虽无明确禁忌证，但对高血压、肺水肿、房性或室性心律失常等患者应慎重应用。不良反应有眩晕、头昏、嗜睡、倦怠、乏力、感觉异常、幻觉及行为改变。有时可出现恶心、腹痛等症。

13

【建议】

1. 近年来许多学者认为，甘露醇虽不能透过正常的血脑屏障，但在一些疾病时可以透过被破坏的血脑屏障，长期应用会使病变部位的胶体渗透压增高，反而使病变局部水肿加重，出现脑疝。因此对于脑出血等脑内限局性病变者应用甘露醇过程中，局部水肿加重应考虑停止应用甘露醇。

2. 皮质类固醇激素在脑血管病特别是出血性脑血管病时不主张常规使用，除非患者已经出现高颅压危象或脑疝，为挽救生命才临时应用。

3. 七叶皂苷钠由于是中药制剂，易引起静脉炎，有些动脉内膜病变患者应慎重使用，而且作用机制尚不十分清楚，临床上还缺乏循证医学证据，只有在无法应用甘露醇时使用为好。

4. 纳洛酮对颅脑损伤、中毒等疾病使用较好，在脑出血方面由于绝大多数患者均有明显的高血压和（或）心脏病，故使用时应慎重。

5. 在应用上述脱水降低颅压药物无效时，患者意识障碍不见好转或出现脑疝应及时手术治疗，以挽救生命。

（冯加纯）

第七节　蛛网膜下腔出血

蛛网膜下腔出血（SAH）是指脑底部或脑

表面或脊髓表面血管破裂，血液流入蛛网膜下腔引起相应临床症状的一种出血性脑卒中。SAH约占急性脑卒中的10%，占出血性脑卒中的20%，年发病率为（6～20）/10万。病因很多：①颅内动脉瘤最常见，占50%～85%；②脑血管畸形，主要是动静脉畸形，青少年多见，约占2%；③颅底异常血管网病（moyamoya病），约占1%；④其他原因包括夹层动脉瘤、血管炎、颅内静脉血栓形成、结缔组织病、血液病、颅内肿瘤、凝血障碍性疾病等。动脉瘤破裂最常发生于以下部位：①后交通动脉和颈内动脉交界处，约占40%；②前交通动脉和大脑前动脉约30%；③大脑中动脉在外侧裂的第一个主要分支处，约20%；④椎-基底动脉尖或椎动脉或小脑后下动脉连接处，约10%。病变血管可自发破裂，或因血压突然升高或其他不明诱因而导致血管破裂，血液进入蛛网膜下腔，通过围绕在脑和脊髓周围的脑脊液扩散，刺激脑膜引起脑膜刺激征。颅内容量增加引起颅内压增高甚至脑疝。在脑室和脑底凝固的血液可阻塞脑脊液循环通路引起梗阻性脑积水，或引起蛛网膜粘连。后交通动脉瘤的扩张或破裂出血可压迫邻近的动眼神经，产生不同程度的动眼神经麻痹。血细胞释放的血管活性物质可引起血管痉挛，严重者发生脑梗死。血液刺激下丘脑还可引起血糖升高、发热等内分泌和自主神经功能紊乱。

　　临床发病以青壮年多见，女性多于男性。起

14

病突然，多在数秒或数分钟内发生剧烈头痛。剧烈运动或情绪激动是常见的诱因。临床表现主要是突发的剧烈头痛，呈胀痛或爆裂样疼痛，难以忍受；疼痛持续不能缓解或进行性加重；多伴有恶心、呕吐；可有意识障碍或烦躁、幻觉等精神症状；少数出现部分性或全面性癫痫发作。一些老年患者出现头痛、脑膜刺激征等临床表现常不典型，主要表现为精神症状。主要的并发症有再出血、脑血管痉挛、脑积水、癫痫发作、低钠血症，少数严重患者因丘脑下部损伤可出现神经源性心功能障碍和肺水肿。辅助检查有头部 CT、MRI、脑脊液检查、数字减影血管造影（DSA）、CT 血 管 成 像 （CTA） 和 MR 血 管 成 像（MRA）。SAH 治疗的目的主要是防治再出血、血管痉挛及脑积水等并发症，降低病死率和致残率。

【相关药物】

1. 氨基己酸（Aminocaproic Acid，6-氨基己酸，EACA）

本品能抑制纤维蛋白溶酶原的激活因子，使纤维蛋白溶酶原不能激活为纤维蛋白溶酶，从而抑制纤维蛋白的溶解，产生止血作用。高浓度时，本品对纤维蛋白溶酶还有直接抑制作用，对于纤维蛋白溶酶活性增高所致的出血症有良好疗效。

2. 氨甲苯酸（P-Aminomethylbenzoic Acid，

止血芳酸，PAMBA）

本品立体构型与赖氨酸相似，能竞争性阻抑纤溶酶原吸附在纤维蛋白网上，保护纤维蛋白不被纤溶酶降解而达到止血作用。

3. 维生素 K_1（Vitamin K_1，Vit K_1）

本品为维生素类药，黄色至橙黄色透明黏稠的液体。维生素 K 是肝脏合成因子 II、VII、IX、X 所必需的物质。维生素 K 缺乏可引起这些凝血因子合成障碍或异常，临床可见出血倾向和凝血酶原时间延长。

4. 酚磺乙胺（Etamsylate，止血敏）

动物实验证实本品能增强毛细管通透性，使血管收缩，出血时间缩短。本品又能增强血小板的聚集性和黏附性，促进血小板释放凝血活性物质，缩短凝血时间，但确切疗效有待进一步肯定。

5. 尼莫地平（Nimodipine，尼莫同）

本品能舒张脑血管和改善脑血流，对大脑既往损伤区或低灌注区灌注量的增加通常高于正常区域，对大脑有抗血管收缩和抗缺血作用，尼莫地平体外能防止或消除各种血管活性物质（如 5-羟色胺、前列腺素和组胺）或血液及其降解产物引起的血管收缩，明显降低 SAH 患者的缺血性神经损伤及死亡率。

6. 苯巴比妥（Phenobarbital，鲁米那，Luminal）

本品机制可能是由于阻断脑干网状结构上行

14

激活系统，使大脑皮质转入抑制，从而达到治疗的目的。抗癫痫作用在于抑制中枢神经系单突触和多突触传递，也增加运动皮质的电刺激阈值，从而提高发作的阈值，抑制放电冲动从致痫灶向外扩散。

7. 罗痛定（Rotundine，颅痛定，左旋四氢巴马丁）

其作用机制尚待阐明。口服吸收良好，10～30分钟起效，持续3～5小时。

8. 布桂嗪（Bucinnazine，强痛定）

本品镇痛作用约为吗啡的1/3，一般注射后10分钟生效，为速效镇痛药。对皮肤、黏膜和运动器官的疼痛有明显抑制作用，对内脏器官的疼痛效果较差。

【选择原则】

1. 氨基己酸在出血急性期使用，使用2～3周或至手术前。

2. 氨甲苯酸在出血急性期使用，可与氨基己酸联用，使用2～3周。

3. 维生素 K_1 注射液可用于新生儿出血，以及长期应用广谱抗生素所致的体内维生素 K 缺乏及凝血因子合成障碍或异常引起的脑出血及 SAH。

4. 酚磺乙胺可用于血小板减少性紫癜或过敏性紫癜以及其他原因引起的出血，可与其他止血药如氨甲苯酸、维生素 K 并用。

5. 尼莫地平预防和治疗动脉瘤性 SAH 后脑血管痉挛引起的缺血性神经损伤。

6. 苯巴比妥用于 SAH 合并镇静催眠及癫痫大发作或局限性发作。

7. 罗痛定用于 SAH 合并头痛程度较轻的患者。

8. 布桂嗪用于 SAH 合并头痛程度剧烈的患者。不宜连续使用。

【注意事项】

1. 氨基己酸（EACA）

注射液：2g/支，4g/支。

用法：初用量 4～6g，以 5%～10% 葡萄糖或生理盐水 100ml 稀释，**静脉滴注**，15～30 分钟内滴完，维持量为每小时 1g，根据病情决定维持时间。

不良反应及注意点：

（1）偶有腹泻、腹部不适、结膜充血、鼻塞、皮疹、低血压、呕吐、胃灼热感及尿多等反应。

（2）排泄较快，须持续给药，否则其血浆有效浓度迅速降低。

（3）从肾脏排泄，且能抑制尿激酶，可引起血凝块而形成尿路阻塞，故泌尿系手术后，血尿的患者慎用。

（4）有血栓形成倾向或过去有栓塞性血管病者慎用。

14

2. 氨甲苯酸（PAMBA）

注射液：5ml：0.05g，10ml：0.1g。

用法：每次 0.1～0.2g，加入生理盐水或 5％葡萄糖液 100ml 中，静脉滴注，每日 2～3 次，根据病情决定疗程。

不良反应及注意点：

（1）用量过大可促进血栓形成。对有血栓形成倾向，或有血栓栓塞病史者禁用或慎用。

（2）肾功能不全者慎用。

3. 维生素 K_1

注射液：1ml：2mg，1ml：10mg。

用法：每次 10～20mg，肌内注射，每日 1～2次。

不良反应及注意点：

（1）偶见过敏反应。

（2）静脉注射过快，超过 5mg/min，可引起面部潮红、出汗、支气管痉挛、心动过速、低血压等，曾有快速静脉注射致死的报道。肌内注射可引起局部红肿和疼痛。

（3）新生儿应用本品后可能出现高胆红素血症、黄疸和溶血性贫血。

（4）严重肝脏疾患或肝功能不良者禁用。

（5）有肝功能损伤的患者，本品的疗效不明显，盲目加量可加重肝损伤。

（6）本品对肝素引起的出血倾向无效。外伤出血无必要使用本品。

（7）本品静脉注射宜缓慢，给药速度不应超

14

过 1mg/min。

（8）本品应避免冻结，如有油滴析出或分层则不宜使用，但可在避光条件下加热至 70～80℃，振摇使其自然冷却，如透明度正常则仍可继续使用。

（9）本品可通过胎盘，故对临产孕妇应尽量避免使用。

（10）用于新生儿出血症时，肌内或皮下注射，每次 1mg，8 小时后可重复给药。

4. 酚磺乙胺

注射液：2ml：0.25g，5ml：0.5g，5ml：1g。

用法：每次 0.25～0.75g，加入生理盐水或 5%葡萄糖注射液中，静脉滴注，每日 2～3 次。

不良反应及注意点：

（1）本品毒性低，可有恶心、头痛、皮疹、暂时性低血压等，偶有静脉注射后发生过敏性休克的报道。

（2）右旋糖酐抑制血小板聚集，延长出血及凝血时间，理论上与本品呈拮抗作用。

（3）本品可与维生素 K 注射液混合使用，但不可与氨基己酸注射液混合使用。

（4）儿童剂量每次 10mg/kg，老年患者可用本品，妊娠及哺乳期妇女用药尚不明确。

5. 尼莫地平

片剂：30mg/片。

针剂：10mg/50ml。

用法：①口服：每次 30～60mg，每日 4～6

14

次，共服 3 周；②静脉滴注：加入 5％葡萄糖生理盐水中，以每小时 0.5mg 速度开始，根据症状调整剂量。

不良反应及注意点：

（1）恶心、胃肠道不适，少数病例出现肠梗阻（肠麻痹导致的肠道运送障碍）。

（2）血压明显下降（尤其对于基础血压增高的患者），头晕、头痛、潮红、出汗、发热感、心率减慢（心动过缓）或较罕见的心率加快（心动过速），极个别患者出现血小板减少症。

（3）严重肝功能损害（如肝坏死）者禁用。

（4）严禁将本药输液加入其他输液瓶或输液袋中，严禁与其他药物混合。

6. 苯巴比妥

片剂：15mg/片，30mg/片，100mg/片。

用法：①镇静：每次 15～30mg，口服，每日 3 次；②催眠：每次 30～90mg，口服，睡前服用 1 次。

不良反应及注意点：

（1）头晕、嗜睡，个别病例有皮疹、剥脱性皮炎、药热。可使口服避孕药失效。大剂量使用时可引起共济失调、眼球震颤、昏迷。

（2）长期使用突然停药可引起失眠、乏力、震颤、食欲不振、虚脱、谵妄或谵语。剂量过大时可引起急性横纹肌溶解，严重过量可致死亡。

7. 四氢帕马丁

片剂：30mg/片，60mg/片。

用法：每次 30～60mg，口服，每日 3 次。

不良反应及注意点：嗜睡、眩晕、乏力、恶心，可有锥体外系表现。

8. 布桂嗪

片剂：30mg/片。

注射液：2ml:50mg，2ml:100mg。

用法：①口服：成人，每次 30～60mg，每日 2～3 次；②皮下或肌内注射：成人，每次 50～100mg，每日 1～2 次。

不良反应及注意点：

（1）少数患者可见有恶心、眩晕或困倦、黄视、全身发麻感等，停药后可消失。

（2）本品引起依赖性的倾向与吗啡类药相比为低，但连续使用本品还可产生耐受和成瘾，故不可滥用。

（3）本品为国家特殊管理的第一类精神药品，必须严格遵守国家对精神药品的管理条例，按规定开写精神药品处方和供应，防止滥用。

（4）医疗机构使用该药医生处方量每次不应超过 3 日常用量，处方留存 2 年备查。

【建议】

1. 抗纤溶治疗可以降低再出血的发生率，但同时也增加脑血管痉挛和脑梗死的发生率，建议与钙离子通道阻滞剂同时使用。

2. 建议早期使用尼莫地平，预防脑血管痉挛，能够有效改善患者预后。

14

3. 患者躁动或出现精神障碍时应及时给予镇静药，如苯巴比妥。

4. 头痛剧烈时可使用镇痛药，注意慎用阿司匹林等可能影响凝血功能的非甾体消炎镇痛药物或吗啡、哌替啶（度冷丁）等可能影响呼吸功能的药物。镇痛药物宜从口服开始，效果不佳再使用针剂。

5. 痫性发作时可以短期采用抗癫痫药物如安定、卡马西平或丙戊酸钠。

（彭　斌）

第四章 中枢神经系统感染性疾病

第一节 病毒性脑炎

单纯疱疹病毒性脑炎（herpes simplex virus encephalitis，HSE）是由单纯疱疹病毒（HSV）引起的中枢神经系统最常见的病毒感染性疾病。国外 HSE 发病率为（4~8）/10 万，患病率为 10/10 万；国内尚缺乏准确的流行病学资料。HSV 最常累及大脑颞叶、额叶及边缘系统，引起脑组织出血性坏死和（或）变态反应性脑损害，故 HSE 又称为急性坏死性脑炎或出血性脑炎。该病在任何年龄均可发生，50% 以上病例发生于 20 岁以上的成人；四季均可发病。原发感染的潜伏期为 2~21 日，平均 6 日；前驱期可有发热、全身不适、头痛、肌痛、嗜睡、腹痛和腹泻等症状。神经系统症状可表现为偏盲、偏瘫、失语、眼肌麻痹、共济失调、多动（震颤、舞蹈样动作、肌阵挛）、脑膜刺激征等弥散性及局灶性脑损害表现。早期诊断和治疗是降低本病死亡率的关键，主要包括病因治疗，辅以免疫治疗和对症支持治疗。

【相关药物】

1. 阿昔洛韦（Aciclovir, Acycloguanosine, Acycloguanosine Virless, Zovirax Acidovir, Acyclovir, Zovirax, 无环鸟苷, 无环鸟嘌呤, 无环嘌呤核苷, 羟乙氧甲鸟嘌呤, 克毒星无糖环鸟苷, 无环鸟嘌呤核苷, 羟乙氧甲鸟嘌呤, 开链鸟嘌呤核苷, 爱尔新, 建适辽, 克毒星, 克疱, 舒维疗, 永信克疱锭）

阿昔洛韦在体内转变成三磷酸化合物，选择性抑制单纯疱疹病毒 DNA 聚合酶的作用，从而抑制病毒 DNA 的复制。对细胞的 α-DNA 聚合酶也有抑制作用，但程度较轻。对 I 型、II 型单纯疱疹病毒疗效最强。

2. 更昔洛韦（Ganciclovir, Cytovene, 羟甲基无环鸟苷, 刚昔洛韦, 丙氧鸟苷, 甘昔洛韦, 赛美维, 丽科伟）

本品为阿昔洛韦同系物。在被 HSV 和巨细胞病毒感染的细胞摄取后，分别经病毒的胸苷激酶以及 UL97 原编码的磷酸转移酶催化，转化成为单磷酸更昔洛韦，经细胞酶系衍生成为双磷酸、三磷酸更昔洛韦。后者竞争性地抑制三磷酸脱氧鸟苷与病毒 DNA 多聚酶的结合，从而阻断病毒的 DNA 合成与延伸。具有更强更广谱的抗 HSV 作用和更低的毒性。对阿昔洛韦耐药并有 DNA 聚合酶改变的 HSV 突变株对更昔洛韦亦敏感。

3. 阿糖腺苷 (Vidarabine, Vira-A, Ara-A, Arabinosyl Adenine, Adenosine Arelinoside)

是 20 世纪 60 年代首次合成的抗癌药物。后来在体内和体外发现其三磷酸代谢物抑制 DNA 多聚酶和核糖核酸还原酶（两者均为 DNA 合成所需要的），从而通过选择性地抑制 DNA 合成，对 DNA 病毒包括 HSV、巨细胞病毒和痘病毒有抗病毒活性。阿糖腺苷也竞争性地抑制在 DNA 合成中的含腺嘌呤的正常核糖体。当阿糖腺苷渗入新的 DNA 股后，其顺序被阿糖腺苷阻断，结果其长链的 DNA 合成被阻断。

4. 膦甲酸钠 (Foscarnet Sodium, Foscarvir, 佛斯卡耐特)

为非核苷焦磷酸盐类似物，可在焦磷酸盐结合部位非竞争性地与病毒的酶系发生作用，从而抑制病毒的复制。膦甲酸钠的作用机制与核苷类药物不同，其直接作用于核酸聚合酶的焦磷酸结合部位，对阿昔洛韦、更昔洛韦等耐药病毒株仍有抑制作用。

5. 注射用单磷酸阿糖腺苷 (Vidarabine Monophosphate for Injection, 瑞鑫)

为抗 DNA 病毒药物，可通过与病毒的 DNA 聚合酶结合来抑制 DNA 合成，从而降低病毒活性。单磷酸阿糖腺苷是阿糖腺苷的进一步单磷酸化合物，是一种人工合成的嘌呤核苷类化合物，较之有毒副作用小、安全性高的特点。

【选择原则】

1. 阿昔洛韦对于 DNA 病毒感染效果较好，对于 RNA 病毒引起的感染效果不佳。目前是治疗单纯疱疹病毒性脑炎的首选药物。此类药物在本病的任何时期均可使用，尤其对于一些 HSE 确诊较晚的患者也应给予此类药物。

2. 阿糖腺苷对于单纯疱疹病毒性脑炎有较好的疗效，但其疗效不如阿昔洛韦，且对耐阿昔洛韦的 HSV 毒株无效。该药因有相当大的毒性，故目前临床上应用较少，若临床需要，则推荐使用注射用单磷酸阿糖腺苷。

3. 更昔洛韦具有更强更广谱的抗 HSV 作用和更低的毒性。适用于对阿昔洛韦耐药并有 DNA 聚合酶改变的 HSV 突变株的病例。

4. 膦甲酸钠主要用于对阿昔洛韦、更昔洛韦耐药者。

5. 具有对阿昔洛韦耐药的 HSV 株的患者，可改用膦甲酸钠和西多福韦治疗。

6. 对临床疑诊又无条件做脑脊液病原学检查的病例，可用阿昔洛韦进行诊断性治疗。

【注意事项】

1. 阿昔洛韦

胶囊剂：0.2g/粒。

用法：成人，每次 0.2g，每 4 小时口服 1

次，共用 10 日。

注射剂（粉）：0.5g/支。

用法：成人，按体重 250mg/kg，每 8 小时静脉滴注 1 次，连用 7 日。肾功能减退者应根据肾功能状况调整用药剂量。

不良反应及注意点：

（1）有一过性血清肌酐升高、皮疹、荨麻疹，尚有出汗、血尿、低血压、头痛、恶心等。静脉给药者可见静脉炎。

（2）对本品过敏者及妊娠妇女禁用，肾功能不全者及哺乳期妇女慎用。

（3）本品不得用于肌内注射或直接静脉注射。本品在尿液中溶解度小（约 2.5mg/ml），常可析出结晶。

2. 阿糖腺苷

注射剂（混悬液）：1ml：0.2g，5ml：1g，0.2g/支。

用法：每日 15mg/kg，静脉滴注，连用10 日。

不良反应及注意点：

（1）消化道反应，如恶心、呕吐、厌食、腹泻等较常见。中枢神经系统反应，如震颤、眩晕、幻觉、共济失调、精神异常等。尚有转氨酶升高、血胆红素升高、血红蛋白减少、血细胞比容下降、白细胞减少等反应。

（2）大量液体伴随本品进入体内，应注意水、电解质平衡。

（3）本品不可静脉推注或快速滴注。

3. 更昔洛韦

胶囊剂：50mg/粒。

用法：每次 1g，口服，每日 3 次，与食物同服。

注射剂（粉针）：500mg/支，临床用其钠盐。

用法：①诱导治疗：每次 5mg/kg（静脉滴注时间不少于 1 小时），静脉滴注，每 12 小时 1 次，疗程 2~3 周；②维持治疗：每次 5mg/kg，静脉滴注，每日 1 次，用药维持 1 周左右。

不良反应及注意点：常见有胃肠功能紊乱、贫血、中性粒细胞减少及血清肌酐升高、血小板减少（可逆性）。此外，偶见发热、皮疹、肝脏转氨酶升高及肾功能损害等。

4. 膦甲酸钠

注射剂：100ml：2.4g，250ml：3.0g，500ml：6.0g。

用法：静脉滴注时溶于 5％葡萄糖注射液或 0.9％氯化钠注射液中稀释成≤12mg/L 的溶液从外周静脉注射。诱导治疗初始剂量 20mg/kg，静脉注射 30 分钟以上，然后改为持续静脉滴注。肾功能正常者的最大剂量可达 60mg/kg，每 8 小时静脉滴注 1 次。给药剂量和给药速度视患者肾功能而定。诱导治疗一般持续 2~3 周，视病情而定。用药同时每日需静脉补液 2500ml。维持治疗静脉滴注，90mg/(kg·d)。间歇治疗每次给药 60mg/kg，静脉滴注 2 小时，每 8 小时给药 1 次（此方式比较安全，肾脏损害发生率和程度均低于持续静脉滴注）。

不良反应及注意点：

（1）严重的不良反应是可逆的肾功能损害，主要表现为血清肌酐水平升高，部分患者可发生急性肾衰竭，需行血液透析。因此，诱导治疗期间应每周测定 2～3 次肌酐消除率，维持治疗期间至少每周测定 1～2 次。常见不良反应有贫血、恶心、呕吐、全身不适、头痛、乏力、发热、AST 和 ALT 异常、血小板减少等；少见发生阴茎和口腔溃疡、震颤、癫痫发作、肌肉抽搐、幻觉、精神错乱等；静脉注射部可发生静脉炎。

（2）对本品过敏者禁用，妊娠期及哺乳期妇女禁用。有肾功能损害者慎用，血清肌酐水平升高应减量。

5. 注射用单磷酸阿糖腺苷

注射剂（粉针）：100mg/支。

用法：每日 5～10mg/kg，静脉滴注，连用 10 日。

不良反应及注意点：

（1）注射部位疼痛，极少数情况出现神经肌肉疼痛及关节疼痛。

（2）偶见血小板减少、白细胞减少或骨髓巨细胞增多，呈可逆性，停药后可恢复。

（3）本品用 2ml 氯化钠注射液溶解后可经肌内注射、缓慢静脉注射或快速滴注。

（4）孕妇慎用。

【建议】

1. 阿昔洛韦并用丙磺舒可使本品的排泄减慢，半衰期延长，体内药物量蓄积；阿昔洛韦不可加入血浆或其他输液中。

2. 更昔洛韦与齐多夫定或去短肌苷联合应用。

3. 更昔洛韦不宜与亚胺培南-西司他汀联用，与有可能抑制骨髓的药物联用可增大本品的毒性。

4. 分娩时生殖道有活动性单纯疱疹病毒感染的妊娠期妇女，最好行剖宫产，以防止新生儿感染。

5. 注射用单磷酸阿糖腺苷不可与含钙的液体、血制品、白蛋白及别嘌呤醇并用，与干扰素并用可加重不良反应。

（谢　鹏　黄　文）

第二节　化脓性脑膜炎

一、流行性脑脊髓膜炎

流行性脑脊髓膜炎（epidemic cerebrospinal meningitis），亦称脑膜炎球菌脑膜炎（meningococcal meningitis）、急性脑脊髓热、斑疹热，简称流脑，是由脑膜炎球菌引起的化脓性脑膜炎，属急性传染病。人是本病的唯一传染源。该病平均每10年左右有一次流行高峰。致病菌由呼吸道侵入人体，经鼻咽部侵入血循环，最后局限于脑膜和脊髓膜。本病在各种化脓性脑膜炎的发病中占首位，有一定的病死率。主要临床表现为突起发热、头痛、呕吐、皮肤有瘀斑和瘀点及颈项强直等。脑脊液呈化脓性改变。此外，脑膜炎球菌可不侵犯脑膜而仅表现为败血症，其中重者可呈暴发性发作。本病普遍见于世界各国，呈散发或大、小流行，以儿童发病率为高。

【相关药物】

1. 青霉素（Benzylpenicillin，Penicillin，青霉素 G，青霉素钠，青霉素钾，苄青霉素，苄西林）

青霉素为 β-内酰胺类抗生素，主要于细菌繁殖时起杀菌作用，通过干扰细菌细胞壁的形成而产生抗菌作用，对革兰阳性菌及某些革兰阴性菌有较强的抗菌作用，主要用于敏感菌引起的各种急性感染。

2. 氯霉素（Chloramphenicol，Chloramphen，Chloranfenicol，Chlormycetin，Levogyre，氯胺苯醇，氯丝霉素，左霉素，左旋霉素）

氯霉素为酰胺醇类抗菌药，为脂溶性，可通过弥散进入细菌细胞内，并可逆性地结合在细菌70S核糖体的50S亚基上，使肽链增长受阻（可能由于抑制了转肽酶的作用），因此抑制了肽链的形成，从而阻止蛋白质的合成。

3. 氨苄西林 （Ampicillin，Alpen，Amperil，氨苄青霉素，氨苄青）

本品为广谱半合成青霉素，为β-内酰胺类抗生素，通过干扰细菌细胞壁的形成而产生抗菌作用，毒性极低。抗菌谱与青霉素相似，对青霉素敏感的细菌效力较低，对草绿色链球菌的抗菌作用与青霉素相仿或略强。对革兰阴性菌有效，但易产生耐药性。

4. 头孢曲松 （Ceftriaxone，Cefin 头孢三嗪，头孢三嗪噻肟，安迪芬，安噻隆，泛生舒复，果复每，菌必治，凯噻欣，抗菌治，丽珠芬，罗氏芬，罗噻嗪，诺噻芬，亚松）

头孢菌素类与青霉素类同属β-内酰胺类抗生素，两者的作用原理相同。头孢菌素也是作用于青霉素结合蛋白 （PBP），干扰细菌细胞壁的合成，使细菌不能合成完整的细胞壁而死亡。本类药物是繁殖期杀菌药。

5. 磺胺嘧啶 （Adiazine，Codiazine，Eskadiazine，S-Diazine，Sulfapyrimidine，达净磺胺，大安净，地亚净，磺胺达净，消发地亚）

磺胺类药为广谱抑菌剂，通过干扰细菌的叶酸代谢而抑制细菌生长繁殖，对磺胺药物敏感的细菌和人或哺乳动物细胞不同，不能利用周围环境中的叶酸，只能利用对氨基苯甲酸 （PABA），在体内二氢叶酸合成酶和还原酶的参与下，合成四氢叶酸，以供细菌生长繁殖的需要。磺胺药的基本结构与 PABA 相似，能和 PABA 互相竞争二氢叶酸合成酶，阻碍二氢叶酸的合成。

【选择原则】

1. 过去由于分离到的脑膜炎球菌菌株多对磺胺嘧啶敏感，所以磺胺药多为首选，但由于磺胺耐药株的出现，因此目前国内外多以青霉素为首选。

2. 由于氯霉素对脑膜炎球菌有良好活性，该药物的渗透性不受有或无脑膜炎症的影响，易通过血脑屏障，对青霉素过敏者可选用，应严格注意其毒副反应，尤其是对骨髓的抑制。新生儿不可选用氯霉素。

3. 氨苄西林对脑膜炎球菌有较强的抗菌作用，达到脑脊液的量较青霉素为多，因此适用于病原菌尚未明确的重症幼儿患者。

4. 头孢曲松毒性低，抗菌谱广，对 β-内酰胺酶稳定，同时易于穿透血脑屏障，且脑脊液内浓度较高，故对病原诊断尚不明确者可以应用。其中对脑膜炎球菌有很高的抗菌活性。

5. 各类抗菌药物的疗程应为热退后持续 5～7 日。

6. 磺胺嘧啶在耐磺胺率低于 10% 的地区仍可作为首选应用。有肝肾疾病、对磺胺过敏或有毒性反应者均不宜采用。

【注意事项】

1. 青霉素

片剂：125mg（20万U）/片，250mg（40万U）/片，500mg（80万U）/片。

用法：每次250～500mg，每6～8小时1次，疗程至热退后至少2日。

注射剂（粉）：0.24g（40万U）/支，0.48g（80万U）/支，0.6g（100万U）/支。

用法：肌内注射每次40～80万U，青霉素药液浓度以10 000U/ml为宜，每日剂量成人为20万～30万U/kg，儿童为10万～25万U/kg，应分3～4次给药，至少分2～3次给药，重症感染可以间隔3～4小时给药一次。

不良反应及注意点：

（1）主要副作用为过敏反应，包括过敏性休克、血清病、皮疹、接触性皮炎等，反应程度从轻度皮疹到过敏休克、死亡有很大差别。使用前应想到有发生青霉素过敏反应包括过敏休克的可能，应采取相应的预防措施并做好抢救工作。大剂量青霉素注射可能在治疗后3日或稍晚出现抽搐、昏迷等神经系统毒性反应，偶可发生精神异常反应；青霉素类均可引起中性粒细胞减少，原因不明。血小板减少也有发生但较少。

（2）有青霉素过敏史的患者禁用。有过敏疾患与过敏状态的患者忌用；有其他药物过敏史者慎用。

2. 氨苄西林

胶囊剂：0.25g/粒。

用法：成人，每日 2～4g，口服，每 6 小时 1 次；儿童，每日 50～100mg/kg，口服，每 6 小时 1 次。

注射剂（粉）：0.5g/支。

用法：①成人，每日 2～12g，肌内注射、直接静脉注射和静脉滴注，每 6 小时 1 次；②儿童，每日 100～200mg/kg，肌内注射、直接静脉注射和静脉滴注，每 6 小时 1 次。

不良反应及注意点：

（1）腹泻是该药较常发生的副作用，在治疗过程中可发生假膜性肠炎，故在用氨苄西林治疗过程中应维持水与电解质的平衡。

（2）本品可致过敏性休克。皮疹发生率较其他青霉素为高，有时也发生药热。

3. 头孢曲松

注射剂：0.25g/支,0.5g/支,1.0g/支。

用法：①成人常用量：肌内或静脉给药，每 24 小时 1～2g 或每 12 小时 0.5～1g，最高剂量每日 4g；②小儿常用量：静脉给药，新生儿（出生体重＞2kg 者）日龄≤7 日者每日 50mg/kg，日龄＞7 日者每日 75mg/kg，1 个月以上小儿每日 50～75mg/kg，脑膜炎患者增至每日 100mg/kg，分 2 次，但每日总量不宜超过 4g，12 岁以上小儿用成人剂量。

不良反应及注意点：

（1）可见皮疹、瘙痒、发热、支气管哮喘和血清病等过敏反应、腹泻、恶心、呕吐、腹痛、结肠炎、胀气、黄疸、味觉异常或消化不良等胃肠道反应，也可出现嗜酸性粒细胞增多、血小板增多或减少、白细胞减少及肝肾功能异常。

（2）对本品和其他头孢菌素类抗生素过敏者禁用。

4. 氯霉素

片剂：0.25g/片。

胶囊剂：0.25g/粒。

用法：口服。①成人：每日 3～8g，每 6～8 小时 1 次；②儿童：按体重，每日 25～50mg/kg，每 6 小时 1 次。

注射剂：2ml：0.25g。

用法：静脉滴注，成人，每日 1～2g，每 12 小时 1 次。本品 250mg 至少用稀释液 100ml 稀释。

不良反应及注意点：

（1）主要有粒细胞及血小板减少、再生障碍性贫血，尚能引起溶血性贫血、铁粒幼细胞贫血等血液系统的副作用；过敏反应有皮疹、药物热、血管神经性水肿、速发性过敏反应；长期应用可引起视神经炎、共济失调、食欲不振、舌炎、口腔炎等；由于菌群失调而致维生素缺乏和二重感染的发生。

（2）禁用于新生儿和早产儿，可能引起循环衰竭；禁用于精神病患者，因能引起严重失眠、幻视、幻听、猜疑、狂躁、忧郁等精神症状。

（3）肌内注射常引起较剧烈的疼痛，还可导致坐骨神经麻痹而造成下肢瘫痪。

5. 磺胺嘧啶

片剂：0.5g/片。

用法：口服。①成人常用量：用于治疗一般感染，首剂 2g，以后每日 2g，分 2 次服用；预防流行性脑脊髓膜炎，每日 2g，分 2 次服用，疗程 2 日。②小儿常用量：用于治疗 2 个月以上婴儿及儿童的一般感染，首剂按体重 50～60mg/kg，总量不超过 2g，以后每日按体重 50～60mg/kg，分 2 次服用；预防流行性脑脊髓膜炎时，每日 0.5g，疗程 2～3 日。出生 2 个月以下婴儿避免应用本品。

注射剂：2ml:0.4g,5ml:1g。

粉针剂：0.4g/支,1g/支。

用法：缓慢静脉注射或静脉滴注，用于治疗严重感染如流行性脑脊髓膜炎。成人用量，首剂按体重 50mg/kg，继以每日按体重 1000mg/kg，分 3～4 次静脉滴注或缓慢静脉推注。

不良反应及注意点：

（1）肾脏损害表现为血尿、结晶尿，严重者少尿、无尿、血尿素氮升高；胃肠道刺激症状；可发生过敏反应，主要是药物热、皮疹及血清样反应，偶见剥脱性皮炎；偶可引起肝脏毒性，发生局灶性或弥散性坏死；血液系统有粒性白细胞缺乏症、再生障碍性贫血、血小板减少性紫癜等；极少数患者可出现严重的可致死的急性溶血性贫血。

（2）磺胺药物过敏者、有肝功能损害者、肾功能损害达中度以上者禁用；新生儿、早产儿及分娩前孕妇禁用。

（3）本品治疗严重感染如流行性脑脊髓膜炎时需较大剂量静脉给药，病情改善后应尽早改为口服给药，应避免肌内注射；静脉给药时药液稀释浓度不高于5%；治疗期应多饮水，保持每日尿量在1200ml以上（成人）。

【建议】

1. 流行性脑脊髓膜炎属急性传染病，首先应予隔离，以防止疾病传播。并给予充分对症治疗措施。

2. 应根据当地细菌药敏情况尽早选用抗生素治疗。早期治疗可减轻病情，减少并发症和降低病死率。然后根据治疗反应或细菌的药物敏感试验调整抗菌药物。

3. 如果诊断明确，则不需加用其他抗生素，单用青霉素已足够控制感染。青霉素鞘内注射可导致发热、惊厥、蛛网膜下腔粘连阻塞、脊髓炎及下肢疼痛等严重反应，故不应采用。青霉素类为繁殖期杀菌药，半衰期短、排泄快，故应当间歇给药。

4. 丙磺舒能抑制肾小管分泌，因而可延长青霉素血药浓度维持时间，对青霉素有增效作用；青霉素类与氨基糖苷类抗生素呈协同作用，但大剂量青霉素或其他部分合成青霉素可使氨基糖苷类活性降低；青霉素类与四环素、氯霉素、大环内酯类等抑菌药呈拮抗作用。因青霉素为繁殖期杀菌药，在抑菌药作用下，细菌繁殖受阻抑，可能使青霉素类作用发挥不充分。

5. 丙磺舒可阻滞氨苄西林的排泄，延长作用时间，因氨苄西林在弱酸性的葡萄糖液内分解较迅速，宜用中性液体作溶剂。

6. 磺胺药肌内或静脉注射治疗时，因其排泄缓慢，应同时给予碳酸氢钠以减少毒副反应发生。若治疗后 48 小时症状仍不减轻，体温不降，则应考虑有耐药菌所致的可能，须及时改换药物。磺胺嘧啶钠的水溶液呈碱性，因此，不宜与酸性较强的药物如盐酸氯丙嗪、重酒石酸去甲肾上腺素等合用，以免析出结晶；PABA 可减弱磺胺类药物的疗效，含有氨苯甲酯基的局部麻醉药（如普鲁卡因、丁卡因等）不宜与本品合用。

7. 头孢菌素类由于其配伍禁忌药物甚多，故应单独给药。除非老年患者身体虚弱、营养不良或有重度肾功能损害时，老年人应用头孢曲松一般不需调整剂量；由于头孢菌素类毒性低，所以有慢性肝病者应用本品时不需调整剂量。

二、肺炎链球菌脑膜炎

肺炎球菌脑膜炎（pneumococcal meningitis）呈散发，偶可有同型菌株在医院、军营、托儿所、监狱等地引起感染的暴发流行，感染在全年均可发生，但冬春季节发病较多。各种年龄均可发病，婴幼儿、老年人和有慢性疾病者更易感，且常发生严重感染。男性病例较女性多。本病常继发于肺炎、中耳炎、乳突炎等疾病，少数患者继发于颅脑外伤或脑外科手术后，约 20％的病例无原发病灶可寻。肺炎球菌常存在于人体的上呼吸道。健康成人鼻咽部带菌率一般为 20％～40％，冬春季可高达 40％～70％。儿童带菌率更高。每次带菌时间为数周至 1 年以上。肺炎球菌主要经空气传播。临床表现主要为急性起病，高热、头痛、呕吐，约 85％发生意识障碍，表现为谵妄、昏睡、昏迷等。脑神经损害约占50％。颅内高压症及脑膜刺激征与其他化脓性脑膜炎相似。肺炎球菌感染后可产生荚膜多糖型特异抗体。抗体能增强中性粒细胞和巨噬细胞的吞噬和杀菌作用。在补体的参与下，吞噬作用进一步增强。在正常人，此种保护作用可持续终身。有免疫功能缺陷而不能产生抗体者，易反复发生肺炎球菌感染。

【相关药物】

1. 青霉素（Benzylpenicillin，Penicillin，青霉素 G，青霉素钠，青霉素钾，青霉素 G 钾，苄青霉素，苄西林）

青霉素为 β-内酰胺类抗生素，主要于细菌繁殖期起杀菌作用，通过干扰细菌细胞壁的形成而产生抗菌作用，对革兰阳性菌及某些革兰阴性菌有较强的抗菌作用，主要用于敏感菌引起的各种急性感染。

2. 头孢曲松（头孢三嗪，头孢三嗪噻肟，安迪芬，安噻隆，泛生舒复，果复每，菌必治，凯噻欣，抗菌治，丽珠芬，罗氏芬，罗噻嗪，诺噻芬，亚松，Ceftriaxone，Cefin）

头孢菌素类与青霉素类同属 β-内酰胺类抗生素，两者的作用原理相同。头孢菌素也作用于青霉素结合蛋白（penicillin-binding protein，PBP），干扰细菌细胞壁的合成，使细菌不能合成完整的细胞壁而死亡。本类药物是繁殖期杀菌药。

3. 红霉素（Erythromycin，Erycen，Emythroein，Erythrogran，Etinycine，Zlotycin，Robimycin，Eryc，Emycin，红丝霉素，艾狄密新，福爱力，新红康）

红霉素属大环内酯类抗生素，主要作用与50S亚基，使核糖体在 mRNA 上的位移受阻，从而影响蛋白质的合成。本类药物对细菌的生长产生影响，属于静止期抑菌剂，又称长期抑菌剂。

4. 氯霉素（Chloramphenicol，Chloramphen，Chloranfenicol，Chlormycetin，Levogyre，氯胺苯醇，氯丝霉素，左霉素，左旋霉素）

氯霉素为脂溶性，通过弥散进入细菌细胞内，并可逆性地结合在细菌 70S 核糖体的 50S 亚

151

基上，使肽链增长受阻（可能由于抑制了转肽酶的作用），因此抑制了肽链的形成，从而阻止细菌蛋白质的合成。在体外具有广谱抗微生物作用，包括需氧革兰阴性菌及革兰阳性菌、厌氧菌、立克次体属、螺旋体和衣原体属。

【选择原则】

1. 首选抗生素是大剂量青霉素钠盐，肺炎球菌对其敏感，成人或儿童剂量视病情程度、患者具体情况而定。

2. 次选氨苄西林、头孢类抗生素等。若对青霉素过敏，可选用头孢菌素，但由于 10%～20% 的患者对青霉素和头孢菌素有交叉过敏，所以有青霉素过敏性休克史者，不宜应用头孢菌素。其他可供选择的药物有红霉素，每日 1.6～2.0g，静脉滴注。氯霉素每日 1.5～2.0g，静脉滴注。

3. 持续用药至体温和脑脊液正常为止，疗程不应少于 2 周，对晚期患者适当延长给药时间，特殊情况可行鞘内注射。

【注意事项】

1. 青霉素

见本节"流行性脑脊髓膜炎"相关内容。

2. 氨苄西林

胶囊剂：0.25g/粒。

用法：口服。①成人，每日 2～4g，每 6 小时 1 次；②儿童，每日 50～100mg/kg，每 6 小时 1 次。

注射剂（粉）：0.5g/支。

用法：肌内注射、直接静脉注射和静脉滴注。①成人，每日 2～12g，每 6 小时 1 次；②儿童，每日 100～200mg/kg，每 6 小时 1 次。

不良反应及注意点：

（1）腹泻是该药较常发生的副作用，在治疗过程中可发生假膜性肠炎，故在用氨苄西林治疗过程中应维持水与电解质的平衡。

（2）本品可致过敏性休克。皮疹发生率较其他青霉素为高，有时也发生药物热。

3. 氯霉素

见本节"流行性脑脊髓膜炎"相关内容。

4. 红霉素

片剂：125mg/片，250mg/片。

胶囊：125mg/粒，250mg/粒。

用法：口服。①成人：每日 1～2g，分 3～4 次口服，②小儿：按体重，每日 30～50mg/kg，分 3～4 次口服。

注射剂：0.25g/支，0.3g/支（乳糖酸红霉素）。

用法：静脉滴注。①成人：每日 1～2g，分 2～4 次滴注，每日最高剂量不超过 4g；②小儿：按体重，每日 20～40mg/kg，分 4 次滴注。

不良反应及注意点：

（1）红霉素可通过胎盘进入胎儿循环，浓度一般不高，文献中也无对胎儿影响方面的报道，但孕妇应用时仍宜权衡利弊；由于红霉素有相当量进入母乳中，哺乳期妇女应用时也应考虑利弊。

（2）红霉素片应整片吞服，若服用药粉，则受胃酸破坏而降低药效。为获得较高血药浓度，红霉素须空腹（餐前 1 小时或餐后 3～4 小时）服用。

（3）用药期间定期复查肝功能。

【建议】

1. 应根据当地细菌药敏情况尽早选用抗生素治疗。然后根据治疗反应或细菌的药物敏感试验调整抗菌药物；化脓性脑膜炎时，应适当限制入液量，酌情应用脱水剂，加强支持治疗，可提高疗效。

2. 青霉素鞘内给药可能导致惊厥、发热、蛛网膜下腔粘连、脊髓炎及神经根炎等副作用，故不宜采用；对青霉素耐药菌所致的脑膜炎，不管耐药程度如何，均不用青霉素。

3. 细菌被抗菌药物杀死及溶解后，常引起脑膜炎症暂时加重。用地塞米松每日 10～15mg，一般 2～3 日，可抑制炎症反应，减轻脑水肿，降低颅内压。但激素可降低血脑屏障的通透性，减低脑脊液中抗菌药物浓度。此时，可用大剂量抗菌药物或用抗菌药物联合治疗。

4. 因脑积水致颅内高压者，可行脑室引流或腹腔转流，硬膜下积液可穿刺或手术排液；有脑脊液漏者，脑膜炎治愈后，可考虑外科手术修补；中耳炎、鼻窦炎等原发病灶亦应根治。

三、流感杆菌脑膜炎

流感杆菌脑膜炎（hemophilus influenzae meningitis）绝大部分（95%）由 B 组流感杆菌引起，发病率仅次于流行性脑脊髓膜炎和肺炎球菌脑膜炎，80%～90%病例发生在 3 个月～3 岁，高峰易感年龄是 7～12 个月，占 70%。发病率随着年龄增长而降低，主要是人体体液免疫逐渐增强之故。本病全年均可发生，但以秋冬季节最多，11 月至次年 1 月份较其他月份发病率高。2/3 的病例在发病前有上呼吸道感染，1/3 患者继发于支气管肺炎。人是流感杆菌的唯一宿主，不同地区，不同时期，带菌率可有很大差异，儿童往往高于成人。鼻咽部带菌率相当高。该菌通过飞沫传播，有呼吸道流感杆菌感染病例的家庭接触者，带菌率常较高，并可导致家庭内传播。该病的前驱症状多为上呼吸道感染，临床表现与其他化脓性脑膜炎相同。

【相关药物】

1. 氯霉素（Chloramphenicol，Chloramphen，Chloranfenicol，Chlormycetin，Levogyre，氯胺苯醇，氯丝霉素，左霉素，左旋霉素）

氯霉素为脂溶性，通过弥散进入细菌细胞

内，并可逆性地结合在细菌 70S 核糖体的 50S 亚基上，使肽链增长受阻（可能由于抑制了转肽酶的作用），因此抑制了肽链的形成，从而阻止蛋白质的合成。在体外具广谱抗微生物作用，包括需氧革兰阴性菌及革兰阳性菌、厌氧菌、立克次体属、螺旋体和衣原体属。

2. 氨苄西林（Ampicillin，Penbritin，氨苄西林，氨苄青，安比西林，沙维西林，赛米西林，氨苄西，潘别丁）

本品为广谱半合成青霉素，为 β-内酰胺类抗生素，通过干扰细菌细胞壁的形成而产生抗菌作用，毒性极低。抗菌谱与青霉素相似，对青霉素敏感的细菌效力较低，对草绿色链球菌的抗菌作用与青霉素相仿或略强。对革兰阴性菌有效，但易产生耐药性。

3. 头孢曲松（头孢三嗪，头孢三嗪噻肟，安迪芬，安噻隆，泛生舒复，果复每，菌必治，凯噻欣，抗菌治，丽珠芬，罗氏芬，罗噻嗪，诺噻芬，亚松，Ceftriaxone，Cefin）

头孢菌素类与青霉素类同属 β-内酰胺类抗生素，两者的作用原理相同。头孢菌素也作用于青霉素结合蛋白（penicillin-binding protein，PBP），干扰细菌细胞壁的合成，使细菌不能合成完整的细胞壁而死亡。本类药物是繁殖期杀菌药。

【选择原则】

1. 研究表明氯霉素单独治疗疗效较好，过去常为首选，但氯霉素副作用较多，在国外，最近倾向应用第 3 代头孢菌素作为最初治疗。

2. 美国儿科协会则推荐（目前也多主张）已知或高度怀疑流感杆菌脑炎的患者初治应当联用氯霉素和氨苄西林，然后根据药敏试验去除不敏感的药物。

3. 治疗应持续到血培养和脑脊液培养阴性，退热、无临床和实验室感染证据后 3～5 日，通常疗程为 7～14 日。

【注意事项】

1. 氯霉素

见本节"流行性脑脊髓膜炎"相关内容。

2. 氨苄西林

见本节"肺炎链球菌脑膜炎"相关内容。

3. 头孢曲松

注射剂：0.25g/支，0.5g/支，1.0g/支。

用法：①成人常用量：肌内或静脉给药，每 24 小时 1～2g 或每 12 小时 0.5～1g，最高剂量每日 4g；②小儿常用量：静脉给药，新生儿（出生体重＞2kg 者）日龄≤7 日者每日 50mg/kg，日龄＞7 日者每日 75mg/kg，1 个月以上小儿每日 50～75mg/kg，脑膜炎患者增至每日 100mg/kg，分 2 次，但每日总量不宜超过 4g，

12岁以上小儿用成人剂量。

不良反应及注意点：可见皮疹、瘙痒、发热、支气管哮喘和血清病等过敏反应，腹泻、恶心、呕吐、腹痛、结肠炎、胀气、黄疸、味觉异常及消化不良等胃肠道反应，也可出现嗜酸性粒细胞增多、血小板增多或减少、白细胞减少及肝肾功能异常。

【建议】

1. 抗生素治疗仅仅是治疗的一个方面。其他方面如在脑膜炎患者必须保持气道通畅，补充血容量，纠正酸中毒，加强支持治疗等。

2. 使用肾上腺皮质激素治疗可减轻脑水肿和相应的病理生理反应，与抗生素联用，其脑脊液生化改变和退热效果显著。

3. 丙磺舒可阻滞氨苄西林的排泄，延长作用时间，氨苄西林在葡萄糖液弱酸性时，分解较快速，宜用中性液体作溶剂。

4. 由于头孢菌素类的配伍禁忌药物甚多，故本品应单独给药。除非老年患者身体虚弱、营养不良或有重度肾功能损害时，老年人应用头孢曲松一般不需调整剂量；由于头孢菌素类毒性低，所以有慢性肝病者应用本品时不需调整剂量。

四、金黄色葡萄球菌脑膜炎

葡萄球菌脑膜炎（staphylococcal meningitis）是由金黄色葡萄球菌引起的化脓性脑膜炎，发病率低于脑膜炎球菌、肺炎球菌和流感杆菌所致的脑膜炎。在各种化脓性脑膜炎中仅占 1%～2%，较多见于新生儿，常于产后 2 周发病。糖尿病等患者免疫力低下时也易发生。主要由金黄色葡萄球菌引起，偶见表皮葡萄球菌。脑脓肿穿破引起者，除葡萄球菌外，常有厌氧菌混合感染。各季节均有发病，但以 7～9 月份比较多见。本病一般呈急性起病，多有明显全身感染中毒症状，高热，体温多在 39℃ 以上；神经系统症状以头痛最为突出，常伴呕吐、项背痛等，神经系统检查可见脑膜刺激征，严重者可出现脑疝。

【相关药物】

1. 苯唑西林（Cryptocillin，Oxacinin，Prostaphlin，苯唑青霉素，新青霉素Ⅱ，苯甲异唑青霉素钠）

为耐青霉素酶青霉素，其抗菌作用机制与青霉素相仿，但对青霉素敏感的葡萄球菌和各种链球菌的抗菌作用则较青霉素为弱。本品难以透过正常血-脑脊液屏障。

2. 氯唑西林（Austrastaph，Orhenin，Tegopen，邻氯青霉素，氯唑青霉素，邻氯苯甲唑青霉素）

作用机制与青霉素相似，抗菌谱与苯唑西林相似，但对金黄色葡萄球菌的抗菌活性较后者为强，对产酶金黄色葡萄球菌有良好抗菌作用。本品亦能透过胎盘进入胎儿，但难以透过正常的血-脑脊液屏障。蛋白结合率很高，可达 95%。

3. 万古霉素 （Vancomycin，Vancor，凡可霉素，稳可信）

快效杀菌剂，作用于细菌细胞壁，抑制细菌细胞壁糖肽聚合物的合成，从而抑制细胞壁的蛋白合成，同时对胞质中 RNA 的合成也具抑制作用。本品对各种革兰阳性菌包括球菌与杆菌均具强大抗菌作用，抗菌谱近似青霉素。

4. 红霉素 （Erythromycin，Erycen，Emythroein，Erythrogran，红丝霉素，艾狄密新，福爱力，新红康）

红霉素属大环内酯类抗生素，主要作用于 50S 亚基，使核糖体在 mRNA 上的位移受阻，从而影响蛋白质的合成。本类药物对细菌的生长产生影响，属于静止期抑菌剂，又称长期抑菌剂。

5. 庆大霉素 （Gentamicin，Ampullen，Cidomycin，Garmycin，硫酸正泰霉素，艮他霉素，瑞贝克，塞透派勒链，感得，小儿利宝）

庆大霉素属于氨基糖苷类，主要作用于蛋白质的合成过程，氨基糖苷类经主动转运通过细菌细胞壁，与细菌核糖体 30S 亚单位的特殊受体蛋白结合，干扰信息核糖核酸与 30S 亚单位间形成复合物，使 DNA 发生错读，导致无功能蛋白质的合成，使多聚核糖体分裂，大量氨基糖苷类继续进入菌体，细菌细胞膜断裂，细胞内的钾离子、腺嘌呤核苷酸、酶等重要生理物质外渗，导致细菌死亡。本类药物对静止期细胞的杀灭作用强，为静止期杀菌剂。

6. 利福平（Rifampicin Feronia，Rifadin，Rifam，威福仙，甲哌利福霉素，利米定，力复平，仙道伦）

为半合成广谱杀菌剂，对结核杆菌和其他分枝杆菌在宿主细胞内外均有明显的杀菌作用。其机制主要是特异性地抑制 DNA 依赖性 RNA 聚合酶的 β 亚单位，使 DNA 和蛋白质的合成终止，但对哺乳动物细胞核的 DNA 依赖性 RNA 聚合酶则无作用。

7. 磷霉素（Fosfomycin，Fosfocin，Fosfonomycin，Phosphomycin，Phosphononlycin，福赐美仙）

磷霉素抗菌谱较广，其机制主要在于其能抑制细胞壁的早期合成。对金黄色葡萄球菌、表皮葡萄球菌等革兰阳性球菌具抗菌活性，对肠球菌属的作用差；革兰阴性杆菌如大肠杆菌、沙雷菌属、志贺菌属、耶尔森菌等对本品敏感。

【选择原则】

1. 葡萄球菌脑膜炎的死亡率甚高，可达 50% 以上，应立即采用积极的抗菌治疗。应用原则应为早期、足量、长疗程，且选用对金黄色葡萄球菌敏感，易透过血脑屏障的杀菌剂。

2. 临床上宜首选苯唑西林，若对青霉素过敏或治疗效果不好，可改用万古霉素、头孢菌素等，亦可选用磷霉素或利福平。

3. 万古霉素对金黄色葡萄球菌及凝固酶阴性株均有强大的杀菌活性，目前尚未出现耐药菌株，且临床效果卓著，特别在细菌对 β-内酰胺类耐药或患者对青霉素类过敏时尤有应用指征。

4. 磷霉素的毒性小，可于静脉内大量用药，对各种葡萄球菌均具抗菌活性，且可进入各种组织和脑脊液中，国内外均有以本品治疗金黄色葡萄球菌脑膜炎获得成功的报道。

5. 葡萄球菌脑膜炎较易复发，抗生素多采用联合用药，疗程要足够，体温正常后继续用药 2 周，或脑脊液正常后继续用药 1 周，疗程常在 3 周以上，总疗程可达 4～5 周，在用药中注意药物的毒副反应。

【注意事项】

1. 苯唑西林

胶囊：0.25g/粒。

用法：口服，每次 0.5～1g，每日 4 次，宜空腹时服用。

注射剂：0.5g/支。

用法：肌内注射或静脉滴注。①成人，每次 0.5～1.0g，每 4～6 小时 1 次，病情严重者剂量可增加，败血症和脑膜炎患者的每日剂量可增至 12g；②小儿，体重在 40kg 以下者，每 6 小时按体重 12.5～25mg/kg，体重超过 40kg 者按照成人剂量。

不良反应及注意点：

（1）本品大剂量应用可致肝肾损害，引起血清转氨酶升高及血尿、蛋白尿等，并可引起神经毒性反应，停药后可恢复。

（2）其他参见青霉素。

2. 氯唑西林

颗粒剂：50mg/粒，125mg/粒，250mg/粒。

用法：口服剂量与肌内注射剂量同，空腹服用。

注射剂：0.5g/支。

用法：①肌内注射：成人，每日 2g，分 4 次；小儿，每日按体重 25～50mg/kg，分 4 次。肌内注射时可加 0.5% 利多卡因以减少疼痛。②静脉滴注：成人，每日 4～6g，分 2～4 次；小儿，每日体重 50～100mg/kg，分 2～4 次。

不良反应及注意点：

（1）本品大剂量应用可致肝肾损害，引起血清转氨酶升高及血尿、蛋白尿等，并可引起神经毒性反应，停药后可恢复。

（2）其他参见青霉素。

3. 万古霉素

注射剂（粉）：0.5g/支。

用法：用于全身感染。①成人，每 6 小时按体重静脉滴注 7.5mg/kg 或每 12 小时静脉滴注 15mg/kg，有条件者应根据血药浓度监测结果调整用药；7 日～1 个月的小儿，按体重 15mg/kg

静脉滴注，继以 10mg/kg 每 8 小时 1 次；②儿童，按体重 10mg/kg 每 6 小时静脉滴注 1 次，或 20mg/kg 每 12 小时 1 次。疗程应不少于 4 周。

不良反应及注意点：

（1）本品最大缺点为对肾和耳有一定毒性，故在患者肾功能减退时慎用。输入速度过快可产生红斑样或荨麻疹样反应，皮肤发红（红颈或红人综合征），出现此症状时应停药并给予抗组胺药。静脉注射部位可产生血栓性静脉炎，应适当控制药液浓度和滴注速度；可引起口麻、刺痛感、嗜酸性粒细胞增多、药物热、感冒样反应及血压骤降、过敏性休克等；可产生严重的耳毒性和神经毒性，应用本品时应监测听神经功能及肾功能，并监测血药浓度。肾功能减退者如无条件测定血药浓度，应根据肌酐清除率调整剂量。

（2）本品静脉给药可透过胎盘，导致胎儿第 8 对脑神经损害，孕妇仅在危及生命的情况下或在严重疾患其他药物无效或不能应用时，要充分权衡利弊后慎用。

（3）听力减退或耳聋、有肾功能减退者慎用。

4. 红霉素

片剂：125mg/片，250mg/片。

胶囊：125mg/粒，250mg/粒。

用法：口服。①成人：每日 1～2g，分 3～4 次口服；②小儿：每日按体重 30～50mg/kg，分

3~4 次口服。

注射剂：0.25g/支，0.3g/支（乳糖酸红霉素）。

用法：静脉滴注。①成人：每日 1~2g，分2~4 次滴注，每日最高剂量不超过 4g；②小儿：每日按体重 20~40mg/kg，分 4 次滴注。

不良反应及注意点：

（1）红霉素可通过胎盘进入胎儿循环，浓度一般不高，文献中也无对胎儿影响方面的报道，但孕妇应用时仍宜权衡利弊；由于红霉素有相当量进入母乳中，哺乳期妇女应用时也应考虑利弊。

（2）红霉素片应整片吞服，若服用药粉，则受胃酸破坏而发生药效降低。为获得较高血药浓度，红霉素须空腹（餐前 1 小时或餐后 3~4 小时）服用。

（3）用药期间定期随访肝功能。

5. 庆大霉素

片剂：20mg/片，40mg/片。

胶囊：20mg/粒。

用法：成人剂量每日 240~640mg。

注射剂：1ml:20mg，2ml:40mg。

用法：肌内注射或稀释后静脉滴注。①成人：每次 160mg（16 万单位），每日 1~2 次，或按体重 3~5mg/kg，分 1~2 次；②儿童：按体重 2~2.5mg/kg，每 8 小时 1 次。疗程中应监测血药浓度。

不良反应及注意点：

（1）庆大霉素引起肾功能减退的发生率较妥布霉素为高；发生率较多者有听力减退、耳鸣或耳部饱满感（耳毒性）、血尿、排尿次数显著减少或尿量减少、食欲减退、极度口渴（肾毒性）、步履不稳、眩晕（耳毒性：影响前庭功能）。发生率较低的情况有呼吸困难、嗜睡、极度软弱无力（神经肌肉阻断或肾毒性）；停药后如发生听力减退、耳鸣或耳部饱满感，须注意耳毒性。

（2）对本品及其他氨基糖苷类抗生素过敏者及妊娠妇女等禁用；婴幼儿慎用；失水、重症肌无力、帕金森病患者及肾功能损害者慎用。

6. 利福平

胶囊：0.15g/粒。

用法：用于脑膜炎球菌带菌者（无症状）。①成人：每日 5mg/kg，口服，每 12 小时 1 次，连续 2 日；②1 个月以上小儿：每日 10mg/kg，口服，每 12 小时 1 次，连服 4 次；③老年患者：每日 10mg/kg，顿服。

不良反应及注意点：

（1）有恶心、呕吐、胃痛、食欲不振等胃肠症状，少数患者也可能引起白细胞减少或血小板减少、脱发、头痛、疲倦、肝功能受损、蛋白尿、血尿、心律失常等；偶尔可引起过敏反应，如药热、皮疹、剥脱性皮炎及休克等，使用期间应注意观察患者情况。

（2）肝功能严重不全、胆道阻塞患者及怀孕

3 个月以内的孕妇禁用，3 个月以上孕妇及婴儿应慎用，应用本品后尿液及汗液可显红色。

7. 磷霉素

胶囊：0.25g/粒。

用法：口服，成人，每日 2～4g，儿童，每日 50～100mg/kg，均分 3～4 次服用。

注射剂：1g/支。

用法：①肌内注射：成人，每日 2～8g，儿童，每日 50～200mg/kg，均分 3～4 次给药。②静脉给药：成人，每日 4～12g，严重感染时可增至 16g，儿童，每日 100～300mg/kg，均分 3～4 次静脉给药。

不良反应及注意点：

（1）副作用发生率为 10%～17%，主要为轻度胃肠道反应，如恶心、纳差、中上腹不适、稀便或轻度腹泻等，一般不影响继续用药。偶可发生皮疹、嗜酸性粒细胞增多、AST、ALT 升高等，未见肾、血液系统等的毒性反应。肌内注射时局部疼痛显著，静脉给药过快可致血栓性静脉炎、心悸等。

（2）肌内注射时局部疼痛较剧，常需加入局麻剂，现基本不用肌内注射；治疗较严重感染时剂量需较大，且常需与其他抗生素如 β-酰胺类或氨基糖苷类合用；磷霉素也可与万古霉素合用治疗耐甲氧西林金黄色葡萄球菌（MRSA）感染；应用较大剂量时应监测肝功能。

（3）心、肾功能不全，高血压及孕妇等患者慎用。

【建议】

1. 临床上首选苯唑西林，静脉滴注，同时口服丙磺舒可提高其疗效。

2. 万古霉素与利福平联合应用可提高疗效，与其他耳毒性抗菌药合用或先后应用时，可增加耳毒性，须监测听力。本品与碱性溶液有配伍禁忌，遇重金属可发生沉淀。用药期间应定期随访肝、肾功能。

3. 磷霉素的毒性小，治疗期间最好配合庆大霉素鞘内注射。

4. 红霉素对氯霉素和林可霉素类有拮抗作用，不推荐同用；属抑菌剂的红霉素可干扰青霉素的杀菌效能，故当需要快速杀菌作用如治疗脑膜炎时，两者不宜同用；红霉素还可阻挠性激素类的肠肝循环，与口服避孕药合用可降低其疗效。

5. 应用庆大霉素时，应监测血或脑脊液内药物浓度，尤其在新生儿、老年和肾功能不全的患者，不能测定血药浓度时，应根据测得的肌酐清除率调整剂量；长期应用可能导致耐药菌过度生长；庆大霉素不宜用于皮下注射；庆大霉素有抑制呼吸作用，不得静脉推注。

6. 磷霉素与β-内酰胺类联合对金黄色葡萄球菌（包括 MRSA）、铜绿假单胞菌具协同作用；与氨基糖苷类联合具有协同作用。

7. 治疗期间应予适当支持治疗，并给予对症治疗。

（谢 鹏 黄 文）

第三节 结核性脑膜炎

结核性脑膜炎（tuberculous meningtis，TBM）是结核杆菌引起脑膜和脊髓膜的非化脓性炎性疾病。近年来由于结核杆菌基因突变、抗结核药物研制相对滞后和 AIDS 在全球发病率增加，使得国内外结核病发病率和病死率呈逐渐升高趋势，约 6% 的结核病可侵袭神经系统，结核性脑膜炎最常见。神经系统结核病主要发生于婴幼儿和青少年，冬春季多见。本病起病隐匿，也可急性或亚急性起病，可缺乏结核接触史，病程较长，症状轻重不一。其自然病程发展一般表现为：①结核病毒血症状：低热、盗汗、食欲减退、全身倦怠无力、精神萎靡不振；②颅内压增高和脑膜刺激症状：早期可出现颅内压增高，表现为发热、头疼、呕吐、视乳头水肿和脑膜刺激征如 Kerning 征和 Brudzinski 征阳性；③颅神经损害：颅神经损害以动眼神经、展神经、面神经和视神经受损为主，表现为复视、视力减退和面神经麻痹等；④脑实质损害：如早期未能及时治疗，发病 4~8 周时常出现脑实质损害症状，如精神萎靡、淡漠、谵妄、癫痫发作或癫痫持续状态、昏睡或意识模糊；⑤老年人结核性脑膜炎的特点：头痛、呕吐症状轻，颅内压增高症状不明显，约半数患者脑脊液改变不典型，但发生结核性动脉内膜炎而引起脑梗死的较多。

【相关药物】

1. 异烟肼（Isoniazidum，INH）

异烟肼是一种具有杀菌作用的合成抗生素，可抑制结核杆菌 DNA 合成，破坏菌体内酶活性，对细胞内外、静止期或生长期的结核杆菌均有杀灭作用。容易通过血脑屏障，结核性脑膜炎患者脑脊液药物浓度可达血药浓度的 90%。

2. 利福平（Rifampicinum，RFP）

本品为利福霉素类半合成广谱抗菌药，对多种病原微生物均有抗菌活性。利福平与依赖 DNA 的 RNA 多聚酶的 β 亚单位牢固结合，抑制细菌 RNA 的合成，防止该酶与 DNA 连接，从而阻断 RNA 转录过程，使 DNA 和蛋白的合成停止。

3. 吡嗪酰胺（Pyrazinamidum，PZA）

本品对人型结核杆菌有较好的抗菌作用，在酸性环境（pH 5～5.5）时，杀菌作用最强，尤其对处于酸性环境中缓慢生长的吞噬细胞内的结核杆菌，吡嗪酰胺是目前最佳杀菌药物。吡嗪酰胺在细胞内抑制结核杆菌的浓度比在细胞外低 10 倍，在中性、碱性环境中几乎无抑菌作用，机制可能与吡嗪酸有关。本品渗透入吞噬细胞后可进入结核杆菌菌体内，菌体内的嗪酰胺酸使其

17

脱去酰胺基，转化为吡嗪酸而发挥抗菌作用。另因吡嗪酰胺在化学结构上与烟酰胺相似，通过取代烟酰胺而干扰脱氢酶，阻止脱氢作用，妨碍结核杆菌对氧的利用，从而影响细菌的正常代谢，造成其死亡。

4. 链霉素（Streptomycin，SM）

为氨基糖苷类抗生素，仅对吞噬细胞外的结核菌有杀灭作用，为半效杀菌药。链霉素可以透过部分炎性血脑屏障。

5. 乙胺丁醇（Ethambutolum，EMB）

通过抑制细菌 RNA 合成而抑制结核杆菌的生长。对生长繁殖状态的结核杆菌有效，对静止状态的细菌几乎无影响。单独治疗时产生耐药的速度缓慢，与其他抗结核药物联合使用能防止耐药菌产生。

6. 皮质类固醇（Corticosteroids）

虽然皮质激素在结核性脑膜炎治疗中的地位一直有争议，但皮质激素可减轻中毒症状，抑制炎性反应及脑水肿，降低颅内压和抑制纤维化防止粘连。

【选择原则】

1. 结核性脑膜炎的治疗应是综合性的，包括药物治疗、全身支持、并发症的防治、耐药与耐多药结核杆菌感染的治疗以及对症治疗等，抗结核药物治疗是整体治疗的中心环节。

2. 抗结核治疗的原则是早期、联合、足量、长期用药。抗结核药物早期应用会使结核杆菌对药物敏感性提高，药物容易深入病灶。3种以上的联合用药可增强疗效并防止和延缓细菌产生耐药性，而足量用药则可使血液和病灶中有较高的药物浓度。坚持长期规律用药可保证和巩固抗结核治疗效果。

3. 异烟肼、利福平、吡嗪酰胺、链霉素、乙胺丁醇是最有效的抗结核一线药物。其中乙胺丁醇对儿童视神经容易产生毒性作用，故避免儿童使用。链霉素可穿过胎盘进入胎儿组织。据报道孕妇应用本品后曾引起胎儿听力损害，因此妊娠妇女在使用本品前必须充分权衡利弊。疗程18～24个月，但并非所有药物都完成全疗程。除链霉素透过血脑屏障较差外，其他药物在脑脊液中均能达到较高浓度，是结核菌全效杀菌剂。

4. 出现以下指征时，可同时给予皮质激素治疗：①病情严重；②颅内压升高明显；③潜在性脑疝形成；④结核性脑膜炎合并脑积水、血管炎或蛛网膜炎；⑤脑脊液中蛋白浓度极高，有可能形成凝块造成椎管堵塞；⑥抗结核治疗后病情加重；⑦合并结核瘤。

【注意事项】

1. 异烟肼

片剂：0.1g/片。

用法：成人日常用量600mg，每天1次，口服，用药时间1～2年；小儿结核性脑膜炎按体重 10～20mg/kg，每天 1 次，口服，用药时间 1～2 年。

不良反应及注意点：

（1）步态不稳或出现麻木针刺感、烧灼感或手指疼痛等周围神经炎；35 岁以上患者肝毒性发生率增高，表现为深色尿、眼或皮肤黄染等肝毒性症状，以及食欲不佳、异常乏力或软弱、恶心、呕吐等肝毒性的前驱症状。

（2）肝功能不正常者及精神病患者和癫痫患者禁用。

（3）如出现视神经炎，应立即进行眼部检查，并定期复查。

（4）异烟肼中毒时可用大剂量维生素 B_6 对抗。

2. 利福平

片剂：0.15g/片。

胶囊剂：0.15g/粒。

用法：成人日常用量 600mg，每天 1 次，口服，用药时间 6～12 个月；小儿结核性脑膜炎按体重 10～20mg/kg，每天 1 次，口服，用药时间 6～12 个月。

不良反应及注意点：

（1）消化道反应最多见，如厌食、恶心、呕吐、上腹部不适、腹泻等；肝毒性为主要不良反应，如血清转氨酶升高、肝大和黄疸，多数为无症状的血清转氨酶一过性升高，在疗程中可自行恢复；大剂量间歇疗法后偶可出现"流感样症候群"，表现为畏寒、寒战、发热、呼吸困难、头昏、嗜睡及肌肉疼痛等。

（2）禁用于对利福霉素类抗菌药过敏者，禁用于肝功能不全、胆道阻塞者及怀孕3个月以内的孕妇。

（3）单用利福平治疗结核病可迅速产生耐药性，因此本品必须与其他药物联合使用，治疗可能需持续6个月～2年，甚至数年。

（4）利福平可引起白细胞减少及血小板减少，并导致牙龈出血和感染、伤口愈合延迟，因此应避免拔牙等手术，并注意口腔卫生，刷牙及剔牙时需慎重，直至血象恢复正常。

（5）利福平应于餐前1小时或餐后2小时服用，清晨空腹一次服用吸收最好。

（6）服药后尿液、唾液、汗液等排泄物均可呈现橘红色，逾量表现为表情迟钝、眼周围或面部水肿、全身瘙痒、红人综合征，出现该情况应立即停药，并立即进行洗胃、给予利尿剂及对症支持治疗。

3. 吡嗪酰胺

片剂：0.25g/片。

胶囊剂：0.25g/粒。

用法：成人日常用量1500mg，每天3次，口服，用药时间2～3个月；小儿结核性脑膜炎按体重20～30mg/kg，口服，用药时间2～3个月。

不良反应及注意点：

（1）发生率较高的是由于高尿酸血症引起的关节痛；发生率较低的是食欲减退，发热，乏力或软弱，眼或皮肤黄染，畏寒等。

（2）因毒性作用大，儿童不宜应用。

4. 注射用硫酸链霉素

注射剂：1g(100 万单位)。

用法：①成人：每日 1 次 0.75g，与其他抗结核药物合用；②小儿：按体重每日 20～30mg/kg，一次给药，与其他抗结核药物合用。

不良反应及注意点：

（1）不良反应：肾毒性症状，如血尿、排尿次数减少或尿量减少、食欲减退、口渴；影响前庭功能，如步态不稳、眩晕；影响听神经，如听力减退、耳鸣、耳部饱满感；周围神经炎，如面部或四肢麻木、针刺感。

（2）禁用于对链霉素或其他氨基糖苷类药物过敏的患者。

（3）孕妇使用该药物时应谨慎。老年人更容易出现各种毒性反应，故应尽可能在治疗中检测血药浓度。

5. 盐酸乙胺丁醇

片剂：0.25g/片。

用法：口服。①成人：750mg，每天 1 次，顿服，用药时间 2～3 个月；②小儿：13 岁以下不宜用本品，13 岁以上儿童用量与成人相同。与其他抗结核药物合用。

不良反应及注意点：

（1）发生率较高的为视力模糊、眼痛、红绿色盲或视力减退、视野缩小，视力变化可为单侧或双侧；发生率较低的为畏寒、关节肿痛、病变关节表面皮肤发热拉紧感。

（2）乙胺丁醇单独使用时细菌可迅速产生耐药性，因此必须与其他抗结核药物联合使用。

（3）老年人往往伴有生理性肾功能减退，故应按肾功能调整药物。

6.地塞米松磷酸钠注射液

注射剂：1ml:2mg,1ml:5mg。

用法：初始剂量 30～40mg/d 疗效最佳，20mg 次之，10mg 最差；之后改为泼尼松 1mg/(kg·d) 口服，儿童应用地塞米松剂量 0.3～0.6mg/(kg·d)，泼尼松 1～4mg/(kg·d) 口服，每 3～7 日减量 1 次，疗程为 1～1.5 个月。

不良反应及注意点：

（1）应该在有效抗结核治疗的基础上使用，以避免结核杆菌扩散。

（2）不建议长期使用，但停药前应该逐渐减量。

（3）糖尿病、骨质疏松症、肝硬化、肾功能不全、甲状腺功能低下者慎用。

【建议】

1.至少选择 3 种药物联合治疗，常用异烟肼、利福平和吡嗪酰胺，轻症患者治疗 3 个月后可停用吡嗪酰胺，继续用异烟肼和利福平 7

个月。

2. 耐药菌株选择加用第 4 种药物，如链霉素或乙胺丁醇。利福平不耐药菌株，总疗程 9 个月已够；若为利福平耐药菌株，需连续治疗18～24 个月。

3. 中国人为异烟肼快速代谢型，有人主张成年患者加大剂量至 600～1200mg/d，须注意保肝治疗，防止肝损害。

4. 鞘内注射治疗：重症结核性脑膜炎患者在全身用药的同时可辅助鞘内药物注射，提高疗效，地塞米松 5～10mg、α-糜蛋白酶 4000u 和透明质酸酶 1500u 鞘内注射，每 2～3 日 1 次，症状消失后改为每周 2 次，体征消失后改为 1～2 周 1 次，直至脑脊液检查正常，注射时先放出脑脊液 1ml，注药宜缓慢（约 5 分钟），颅内压高者慎用。

5. 患者如颅内压增高可用渗透性利尿剂如20％甘露醇、甘油果糖或甘油盐水，同时检测血浆渗透压，补充丢失的液体和电解质，保护肾脏。

（谢　鹏　黄　文）

第四节　真菌性脑膜炎

中枢神经系统真菌感染为深部真菌感染，包括脑膜炎、脑膜脑炎、肉芽肿等，患者常有导致免疫力低下的原发病。按照病原学分类，侵入颅内的真菌有新型隐球菌、毛霉菌、念珠菌、曲菌、线菌、球孢子菌、奴卡菌等。新型隐球菌脑膜炎多见于青壮年，临床表现大多为亚急性或慢性起病，常以头痛、喷射性呕吐等颅内高压表现为首发症状，可有发热，体格检查可以发现脑膜刺激征，部分可有视乳头水肿。脑脊液压力常显著升高，往往大于 400mmH$_2$O，细胞数常在 500 个以内，以淋巴细胞为主，蛋白含量增加，糖和氯化物降低。少数病例有肉芽肿或脓肿形成，出现局灶性定位体征。脑脊液墨汁染色或脑脊液培养发现新型隐球菌是确诊该病的金标准。念珠菌脑膜炎相对少见，常从皮肤、黏膜或肺部原发病灶转移而来。临床表现及脑脊液改变均与新型隐球菌脑膜炎相似，确诊有赖于脑脊液涂片或培养。毛霉菌脑炎常先有鼻黏膜及鼻窦毛霉菌感染，继而扩散累及颅内。脑脊液蛋白增高，氯化物可降低，但葡萄糖含量常无明显下降。脑脊液涂片难以发现毛霉菌，常需进行脑脊液培养而确诊。脑曲菌病多由眼或邻近组织如耳、鼻、鼻窦直接蔓延，或肺部原发灶经血行播散，多表现有脑脓肿。

【相关药物】

1. 多烯类

两性霉素 B（Amphotericin B，Am B）及两性霉素脂质体（Amphotericin B Liposome，锋克松）：两性霉素 B 为目前最常用的多烯类抗真菌药物，其作用机制是与真菌细胞膜中的麦角固醇结合，干扰细胞代谢、损伤细胞膜的通透性，导致细胞内重要物质如钾离子、核苷酸和氨基酸等外漏，破坏细胞的正常代谢从而抑制其生长。两性霉素 B 对新型隐球菌、皮炎芽生菌、组织胞浆菌、球孢子菌属、念珠菌、曲霉菌属均具有有效的抗真菌活性，尤其对新型隐球菌有强大灭菌作用，至今仍是新型隐球菌脑膜炎的首选药物，但因其不易透过血脑屏障，静脉用药时脑脊液浓度仅为血药浓度的 2‰～3‰，而且严重的肝肾毒性、寒战、高热及静脉炎、低钾血症等诸多不良反应限制了它的应用。两性霉素 B 脂质体是含有两性霉素 B 的双层脂质体，由于脂类物质的存在，两性霉素 B 在体内的分布具有选择性，可直接结合在真菌感染部位，同时较多地分布在肝、脾、肺等网状内皮系统丰富的组织，储存并缓慢释放。减少与蛋白质的结合，从而改善两性霉素 B 的体内过程和毒理学特性，具有与两性霉素 B 相等的临床疗效，发生的与输注相关的毒性反应和肾毒性明显减少，且鞘内注射安全有效。适用于对两性霉素 B 无效或因肾损伤或药物毒性而不能使用有效剂量的两性霉素 B 的患者。

2. 三唑类

三唑类抗真菌药通过抑制真菌细胞色素 P_{450} 介导的 14α 固醇去甲基作用，阻断麦角固醇生物合成这一关键步骤发挥药效。包括氟康唑、伊曲康唑、伏立康唑等药物，但后二者在脑脊液中浓度较低，且价格昂贵，在中枢神经系统真菌感染中应用较少。氟康唑（Fluconazole，FCZ）血浆蛋白结合率低，生物利用度高达90%左右，脑脊液药物浓度可达血浆浓度的50%～80%或更高。氟康唑半衰期长，给药方便，不良反应发生率低，患者耐受好，被广泛用于中枢神经系统真菌感染。

3. 核苷类似物

5-氟胞嘧啶（Flycytosine，5-FC）为核苷类似物，通过氟胞嘧啶透性酶作用进入真菌细胞，竞争性抑制DNA合成，从而干扰真菌蛋白质合成，达到杀灭真菌的作用。由于哺乳动物细胞没有胞嘧啶透性酶，因而5-氟胞嘧啶对真菌有选择性毒性作用。5-氟胞嘧啶单独使用时活性低，易发生耐药且大剂量应用有骨髓毒性，故临床一般与两性霉素B或氟康唑联合使用。

4. 大蒜素

大蒜素（Allitride）为大蒜中挥发性杀菌成分，现今普遍认为，大蒜素抗菌活性主要在于它能够与含有巯基的酶相互作用，而这些酶对于微生物来说是至关重要的。深部真菌如隐球菌、白色念珠菌对该药有一定敏感性，一般用于联合治疗。

【选择原则】

中枢神经系统真菌感染的抗真菌治疗提倡联合用药。常用的联合用药抗真菌方案有两性霉素

B 联合 5-氟胞嘧啶、氟康唑联合 5-氟胞嘧啶、两性霉素 B 联合大蒜素，上述方案有协同和（或）相加作用。

1. 两性霉素 B+5-氟胞嘧啶

两性霉素 B+5-氟胞嘧啶是国内外均推荐的最佳方案。两性霉素 B 通过破坏隐球菌的细胞膜，利于 5-氟胞嘧啶的渗入，5-氟胞嘧啶抑制隐球菌核酸合成进而达到杀灭隐球菌的目的。两药合用具有协同杀菌的作用，并可减少两性霉素 B 的用量，降低患者的毒副作用，同时防止 5-氟胞嘧啶耐药菌株的产生。

2. 氟康唑+5-氟胞嘧啶

临床应用氟康唑每日 200～400mg 与 5-氟胞嘧啶每日 50～150mg/kg 联合有效。血药浓度不应超过 $100\mu g/ml$。但因脑脊液阴转时间较使两性霉素 B 长，早期病死率高，不主张作为首选方案，可作为两性霉素 B 无效或不能耐受两性霉素 B 患者的替代方案。

3. 两性霉素 B+大蒜素

研究发现，大蒜素与两性霉素 B 联用，抗真菌的活性显著增强，协同抑制菌丝形成。同时协同用药可减少单药剂量，降低药物副作用，避免耐药性产生。可同时予以大蒜素 60～120mg，每日 1 次。

【注意事项】

1. 两性霉素 B

注射剂：5mg(5000U)/瓶。

用法：①静脉滴注：首剂 1mg/d（用 5％葡萄糖注射液稀释，浓度＜0.1mg/ml），然后每日一次，每次增加剂量 5～10mg，直至 50mg/d，持续 45～90 日，总剂量至少 2～3g。需注意，本类药物需缓慢、避光、静脉滴注。②鞘内注射或脑室内注射：首剂（0.05～0.1）mg/d，以自身脑脊液或注射用水 3～5ml 稀释，并与 2～4mg 地塞米松混合后缓慢注入以减少不良反应，此后每 2～3 日一次，注射时间大于 30 分钟。每次增加 0.25～0.5mg，直至每次 1mg，总剂量 10～20mg。

2. 两性霉素 B 脂质体

注射剂：2mg(2000U)/瓶。

用法：静脉滴注起始剂量每日 0.1mg/kg。用注射用水稀释溶解并振荡摇匀后加至 5％葡萄糖注射液 500ml 内静脉滴注。第 2 日开始增加（0.25～0.5）mg/kg，剂量逐日递增至维持剂量每日（3～4）mg/kg。若无改善或真菌感染恶化，剂量可增至每日 6mg/kg。

不良反应及注意点：

（1）急性毒性反应：静脉滴注过程中或静脉滴注后发生寒战、高热、严重头痛、食欲不振、恶心、呕吐，有时可出现血压下降、眩晕等。可在给药前给予抗组胺药和解热镇痛药，注射时予以琥珀酸氢化可的松 25～50mg 或地塞米松 2～5mg 同时静脉滴注。

（2）肾脏：几乎所有患者在疗程中均可出现不同程度的肾功能损害，尿中可出现红细胞、白细胞、蛋白和管型，血尿素氮和肌酐增高，也可引起肾小管性酸中毒。应尽量避免同时使用其他肾毒性药物。如血尿素氮或肌酐值明显升高时，则需减量或暂停治疗，直至肾功能恢复。每日静脉输入生理盐水 500ml 可减少肾损伤。

（3）低钾血症：尿中排出大量钾离子所致，应注意补钾。

（4）血液系统：正常红细胞性贫血，偶可有白细胞或血小板减少。

（5）肝脏：较少见，可致肝细胞坏死，急性肝衰竭亦有发生，严重肝病患者禁用。

（6）心血管系统：静脉滴注过快时可引起心室颤动或心脏骤停，因此滴注速度宜缓慢，每次滴注时间至少 6 小时。此外本品所致的电解质紊乱亦可导致心律失常的发生。本品滴注时可发生血栓性静脉炎。

（7）神经系统：鞘内注射两性霉素 B 可引起严重头痛、发热、呕吐、颈项强直、下肢疼痛及尿潴留等，严重者可发生下肢截瘫等。

（8）静脉滴注时易发生血栓性静脉炎，需更换注射部位。

（9）过敏性休克、皮疹等变态反应偶有发生。

（10）治疗期间定期查血、尿常规，肝、肾功能，电解质和心电图。

3. 氟康唑

注射剂：100mg/瓶，200mg/瓶。

胶囊：50mg/粒，150mg/粒。

用法：对于新型隐球菌脑膜炎患者，常用剂量为第 1 日 400mg，以后每日 200～400mg，每次加入 5%葡萄糖注射液，分两次静脉滴注，脑脊液培养转阴后，继续治疗 6～8 周。因与两性霉素 B 作用部位相同，二者不宜合用。对于艾滋病患者，为防止复发可无限期使用。本药对预防或治疗曲霉病无效。

不良反应及注意点：

（1）消化系统：每日剂量超过 200mg 时，可能出现腹痛、腹泻、恶心和呕吐。每日接受 800mg 氟康唑的患者，可能需要预防性应用镇吐药。同时，可发生 ALT、AST 及碱性磷酸酶升高。因此肝、肾功能不全者应慎用氟康唑。

（2）皮肤：长期每日服用 400mg 后，可能出现皮疹、瘙痒及可逆性脱发等。极少数患者可能出现 Stevens-Johnson 综合征。

（3）神经系统：常见头痛，癫痫发作、头晕及感觉异常较少发生。

（4）氟康唑可显著增加阿司咪唑、西沙必利、环孢素、利福平、磺酰脲类、茶碱和华法林的血药浓度，与以上药物合用时，应注意调整药物剂量。

4. 5-氟胞嘧啶

片剂：250mg/片，500mg/片。

注射剂：2.5g/瓶。

用法：单用5-氟胞嘧啶易产生耐药，宜与两性霉素 B 或氟康唑联用。片剂每日量 100～150mg/kg，分 4 次口服。静脉给药剂量同口服，每日分 2～3 次给药，滴速为 4～10ml/min。肾功能减退者剂量酌减。

不良反应及注意点：

（1）血液系统：5-氟胞嘧啶可能抑制骨髓功能而导致白细胞减少和血小板减少，偶见全血细胞减少、骨髓抑制及再生障碍性贫血。合用两性霉素 B 者副作用较单用本药为多；如果患者有潜在性血液病疾患、正在接受放射治疗或能损伤骨髓的药物治疗，或有用过这些药物的治疗史，则更易出现此并发症。

（2）消化系统：恶心、呕吐、厌食、腹泻及严重的小肠结肠炎。少数患者转氨酶水平升高。

（3）神经系统：偶可发生暂时性神经精神异常，表现为精神错乱、幻觉、定向力障碍和头痛、头晕等。

（4）其他：皮疹、嗜酸性粒细胞增多等变态反应。

（5）下列情况慎用：①骨髓抑制、血液系统疾病，或同时接受骨髓抑制药物；②肝功能损害；③肾功能损害，尤其是与两性霉素 B 或其他肾毒性药物同用时。

（6）用药期间应进行下列检查：①定期检查周围血象；②定期检查血清转氨酶、碱性磷酸酶

18

和血胆红素等；③定期检查尿常规、肝肾功能。

（7）肾功能减退者需监测血药浓度，峰浓度不宜超过 80mg/L，以 40～60mg/L 为宜。

5. 大蒜素

片剂：20mg/粒。

注射剂：30mg/瓶。

用法：静脉滴注，每次 60 ～ 120mg，用 500～1000ml 的 5%～10% 葡萄糖或氯化钠注射液稀释后缓慢滴注，每日 1 次。常作为联合用药。口服剂量为一次 2 粒（40mg），一日 3 次，儿童酌情减量。

不良反应及注意点：

（1）对皮肤、黏膜有刺激，不宜作皮下或肌内注射。静脉滴注时有刺痛感觉，在使用数次后或增加稀释倍数即可消失。

（2）如出现全身灼热感、出汗等现象，可减慢滴注速度。

（3）因大蒜素对胃有刺激且易被胃液破坏，服用片剂或胶囊时不得咬破，应整粒吞服。

【建议】

1. 强调联合用药和多途径给药。

2. 疗程要足够，一般脑脊液真菌转阴后，仍需口服氟康唑或 5-氟胞嘧啶治疗 8～12 周。

3. 重视降颅压治疗，如应用甘露醇、甘油果糖、呋塞米等药物后仍不能控制颅压增高时，应果断采取去骨瓣减压或脑室穿刺外引流术。

4. 加强营养支持治疗，提高患者的抗病性。

5. 针对中枢神经系统真菌感染患者大多存在免疫力低下基础，近年来提出抗真菌药物联合免疫治疗，即抗真菌药物与细胞因子或特异性抗体联合治疗。

（楚　兰）

第五节　寄生虫感染

一、脑囊虫病

脑囊虫病是由猪肉绦虫幼虫寄生于脑组织形成包囊所致，根据寄生部位不同可分为脑实质型、脑室型、蛛网膜型、脊髓型。人脑是囊虫寄生虫的好发部位，据报道脑囊虫病占人囊虫病的 60%～80%，可于任何年龄发病，但以青壮年期多见。14～50 岁患者约占 80%。脑囊虫病的临床表现复杂多变，主要取决于虫体寄生的部位、数量及囊尾蚴的生存状态、周围脑组织炎性免疫反应程度、脑脊液循环受阻情况等因素。由于囊虫的虫体是小的囊性物，对周围脑组织损害和压迫小，一般不破坏脑组织，很少造成组织移位，只有成堆寄生形成团块时才对周围组织产生挤压，因而临床以刺激性症状多见，如头痛、癫痫等，而肢体瘫痪、失语等破坏性症状极少见。当虫体处于退变死亡期时，释放出大量异体蛋白，周围组织产生强烈的免疫反应，水肿严重，颅内压增高，患者临床症状才出现或加重。

【相关药物】

1. 吡喹酮（Praziguantel Embay）

系异喹啉吡嗪衍生物，为一种广谱抗寄生虫药，是一种带有苦味的无色结晶。其主要作用于脑囊虫的头节而引起迅速的杀虫效果，用药后囊包发生肿胀，囊液混浊，体积增大，然后虫体死亡后大量异体蛋白释放到体液中，形成抗原-抗体复合物，引起机体强烈的杀虫反应，最早出现的时间可能在第 1 次服药后 2 小时，表现为发热、剧烈头痛、呕吐等症状。口服后吸收迅速，血药峰值于 1 小时左右达到，于肝脏很快代谢。

2. 阿苯达唑（Albendazole，丙硫咪唑）

是一种广谱、高效、安全的抗蠕虫药。在体内能迅速代谢为亚砜和砜，通过抑制寄生虫肠壁细胞胞质合成，阻断虫体对多种营养的吸收，导致虫体糖原耗竭；同时抑制延胡索酸还原酶系统，阻碍三磷腺苷的产生，致使寄生虫无法生存和繁殖，最终虫体因能源耗竭而逐渐死亡。口服吸收缓慢，血药浓度达峰时间约 3 小时。

【选择原则】

1. 吡喹酮对脑实质囊虫疗效明显（长期随访），对眼部囊虫蚴疗效差，对于脑室囊尾蚴的治疗尚没有对比研究的报道。

2. 阿苯达唑和吡喹酮作用机制不同，可交替使用，提高疗效。经前瞻性研究，可能阿苯达唑稍优。

【注意事项】

1. 吡喹酮

片剂：0.2g/片。

用法：应先从小剂量开始，每日剂量200mg，分2次口服，如没有头痛、呕吐等颅内压增高反应，可逐渐增加剂量，但每日不得超过1g，成人总剂量为300mg/kg，囊虫数量少、病情较轻者，加量可较快；囊虫数量多、病情较重者，加量宜缓慢。直至达总量为止。2～3个月后再服用第2个疗程，共治疗3～4个疗程。

不良反应及注意点：

（1）引发颅内压增高使患者头痛、恶心、呕吐、癫痫发作，通常见于囊尾蚴治疗开始后的1～2日，持续2～3日（激素、脱水剂能有效控制这些反应）。

（2）其他副作用为对肝脏轻度损害、低热、皮疹、厌食和胃肠道反应均较轻微、短暂。少数病例出现心悸、胸闷等症状，心电图显示T波改变和期前收缩，偶见室上性心动过速、心房颤动。偶可诱发精神异常或消化道出血。

（3）孕妇和哺乳期妇女不推荐使用该药。眼囊虫病手术摘除虫体前禁用。

（4）高碳水化合物食物可增加其血浆浓度。

（5）抗癫痫药影响吡喹酮的代谢，特别是卡

19

马西平和苯妥英钠等较强的肝酶诱导剂，明显减低了吡喹酮的生物利用度。

2. 阿苯达唑

片剂：0.2g/片。

用法：通常从小剂量开始，每日 100～200mg，分 2 次口服。如没有头痛、呕吐等颅内压增高反应，可逐渐增加剂量，按体重每日15～20mg/kg，分 3 次口服，10 日为 1 个疗程。但每日不得超过 1g，成人总剂量为 300mg/kg。1 个月后再服用第 2 个疗程，共治疗 3～4 个疗程。

不良反应及注意点：

（1）副作用为头痛、呕吐，常发生在治疗的最初几日，这是由于囊尾蚴迅速坏死继发急性炎症免疫反应所致，激素治疗可以显著减轻此反应。

（2）在治疗过程中也有因严重颅内压增高导致脑疝致使死亡的报道。

（3）过敏体质，对本品有过敏史及家族过敏史者禁用；孕妇、哺乳期妇女禁用；2 岁以下儿童禁用；肝肾功能不全者禁用；眼囊虫病手术摘除虫体前禁用。

（4）脂肪食物能促进阿苯达唑的吸收。

【建议】

1. 脑囊虫病的治疗应根据病灶的数量、部位、生活状态及患者的临床表现选择治疗方案。脑实质型以药物驱虫治疗为主，配合脱水及抗炎治疗以避免高颅压反应；脑室内囊虫和眼内囊虫需手术治疗，术后配合药物驱虫治疗；蛛网膜型以药物驱虫治疗为主，配合脱水及抗炎治疗，必要时可行手术治疗。颅压高者需降颅压后给药，降颅压治疗贯穿治疗始终，必要时可行脑室-腹腔分流术。

2. 颅内压增高型脑实质囊虫病的治疗目前还是一个难题，降颅压为基础治疗，杀虫治疗要使用作用缓慢的药物，使囊尾蚴在死亡过程中不引起强烈反应。

3. 阿苯达唑较吡喹酮更能透过蛛网膜下腔，对蛛网膜下腔的大型囊尾蚴和脊髓囊尾蚴有较好的疗效。

4. 根据阿苯达唑、吡喹酮作用于脑囊虫的部位、机制不同等特点，可将两者联合用药。

二、脑型血吸虫

异位于脑部的血吸虫虫卵引起的损害称为脑型血吸虫病（cerebral schistosomiasis，CSM）。脑型血吸虫病患者颅内损伤与虫卵在神经组织的沉积部位及宿主的免疫反应有关。虫卵在脑内沉积后可引起：①特异性炎性病变：主要发生于病灶区软脑膜和皮质及白质内，可表现为虫卵肉芽肿、假结核结节和瘢痕结节等形式，并有浆细胞浸润，病灶周围毛细血管网形成；②非特异性病变：表现为胶质细胞增生，脑（或脊髓）软化或水肿，小血管炎性变化等，其中肉芽肿的形成为其主要病理变化，由于肉芽肿的形成和周围广泛脑水肿所形成的占位效应，其临床表现与脑肿瘤极为相似。

临床表现分为急性型与慢性型。急性型患者除有急性血吸虫病的一般临床症状如发热等外，临床还表现为酷似急性脑膜脑炎，可出现精神神经症状，如嗜睡、意识障碍、头痛、昏迷、痉挛、瘫痪、视力模糊、膝反射亢进、锥体束征及脑膜刺激征阳性等，脑脊液细胞数可增加。慢性型主要为癫痫发作，包括癫痫大发作、局限性癫痫、癫痫持续状态等，尤以局限性癫痫最为多见。并且常伴有头痛、恶心、喷射性呕吐（颅内高压）及不同程度的暂时性意识障碍、言语障碍、偏瘫等类似脑瘤症状，多无发热。一些少见的病例可有脊髓压迫，表现为截瘫、感觉丧失、大小便障碍。血常规示嗜酸性粒细胞增多为本病的特点；粪便直接涂片法和毛蚴孵化法常可查出血吸虫虫卵和毛蚴，是确诊血吸虫的直接依据。脑脊液检查细胞数在$(10\sim100)\times10^6/L$，以淋巴细胞为主，蛋白正常或轻度增高。急性型的头部 CT 表现为脑实质内大小不一、程度不同的低密度水肿区，边缘模糊，无强化效应；慢性型呈局限性肉芽肿，等密度或稍高密度，有强化效应。治疗主要是病因治疗和对症支持治疗，提高生命质量。

【相关药物】

1. 吡喹酮

本品对血吸虫、绦虫、囊虫、华支睾吸虫、肺吸虫、姜片虫均有效。对血吸虫虫体的主要药理作用为：①吡喹酮激活血吸虫钙离子通道，钙离子内流增加，兴奋血吸虫，使虫体挛缩和皮层损害，同时还导致血吸虫的糖原、RNA、核酸代谢异常，导致虫体死亡；②吡喹酮对虫体的神经介质进行阻断；③吡喹酮可能具有直接的免疫调节作用。

2. 硝硫苯酯

也称硝硫氰酯。本品为硝硫氰胺的衍生物，有明显的抗血吸虫作用，可部分通过血脑屏障进入脑组织，有效治疗脑型血吸虫病。

【选择原则】

1. 吡喹酮是比较经典的抗血吸虫药物，该药不仅对 5 种人体血吸虫病均有效，而且疗效好、不良反应少、使用方便。因此被世界卫生组织推荐为治疗人体血吸虫病的首选药物，一般用药 2 个疗程。

2. 硝硫苯酯疗效显著，但有发生黄疸等副作用，临床上现已少用。可与吡喹酮联用。

【注意事项】

1. 吡喹酮

片剂：0.2g/片。

用法：各种慢性血吸虫病采用总剂量 60mg/kg 的 1～2 日疗法，每日量分 2～3 次餐间服用；

急性血吸虫病总剂量为 120～150mg/kg，每日量分 2～3 次服用，连服 4～6 天，体重超过 60kg者按 60kg 计算。

不良反应及注意点：

（1）常见的副作用有头昏、头痛、恶心、腹痛、腹泻、乏力、四肢酸痛等，一般程度较轻，持续时间较短，不影响治疗，不需处理。

（2）少数病例出现心悸、胸闷等症状，心电图显示 T 波改变和期外收缩，偶见室上性心动过速、心房颤动。

（3）少数病例可出现一过性转氨酶升高，偶可诱发精神失常或出现消化道出血。

（4）由于虫体被杀死后释放出大量的抗原物质，可引起发热、嗜酸性粒细胞增多、皮疹等，偶可引起过敏性休克，必须注意观察。

（5）严重心、肝、肾疾患者及有精神病史者慎用。

（6）有明显头昏、嗜睡等神经系统反应者，治疗期间与停药后 24 小时内勿进行驾驶、机械操作等工作。

（7）哺乳期妇女于服药期间，直至停药后72 小时内不宜哺乳。

2. 硝硫苯酯

胶囊：200mg/粒。

用法：成人总剂量 20～26mg/kg，分 3 次口服，每日 1 次。

不良反应及注意点：本药毒副作用较低，有

胃肠道反应，如恶心、腹胀等。少数病例有轻度黄疸，个别有心悸和期前收缩、皮疹与肌肉酸痛。精神病患者、孕妇、哺乳期妇女禁用。

【建议】

吡喹酮治疗时应该住院为宜。

三、脑型肺吸虫

脑型肺吸虫病在世界各国均有发生，我国多见于东北、华北、华东和四川等地，颅脑型约占活动性肺吸虫病的 $10\%\sim20\%$，儿童及青少年发病率明显高于中老年人，尤其是学龄儿童（其中 75% 小于 20 岁，且以卫氏并殖吸虫多见），分析原因可能与饮生水（溪水）、生吃或半生吃溪蟹、蝲蛄以及儿童、青少年的免疫功能不健全，容易诱发感染有关。脑型肺吸虫病系肺吸虫的成虫或幼虫入脑而引起。临床上常先出现呼吸道症状，如咳嗽、咳铁锈色痰等，当虫体侵入脑内，并在脑内移行，不断排卵造成病灶扩散时才出现脑部症状，如阵发性剧烈头痛、颅内压增高、颅脑病灶体征、癫痫等（也可表现为颅内占位性病变、脑膜炎、视神经受损和蛛网膜下腔出血等症状）。凡生活在本病疫区或到过疫区，生食或半生食溪蟹、蝲蛄，或在疫区饮用生水者，有游走性皮下包块或肺部（肺吸虫）感染史者出现颅内压增高时应高度警惕本病的发生。

19

【相关药物】

1. 吡喹酮（Praziquantel，环吡异喹酮）

为广谱抗蠕虫、吸虫和绦虫药，适用于各种血吸虫病，特别是对卫氏并殖吸虫病和斯氏狸殖吸虫病均有良好疗效，同时，对日本血吸虫病以及绦虫病、华支睾吸虫病等均有效。由于本品对尾蚴、毛蚴也有杀灭效力，故也用于预防血吸虫感染。

2. 硫氯酚（Bithionol，硫双二氯酚，硫二氯酚，别丁，Bitin）

本品对肺吸虫囊蚴有明显杀灭作用，临床用于肺吸虫病、牛肉绦虫病、姜片虫病。

【选择原则】

1. 吡喹酮为首选。

2. 吡喹酮效果欠佳或有禁忌证时可选用硫氯酚。

【注意事项】

1. 吡喹酮

片剂：0.2g/片。

用法：每日 10mg/kg，口服，每日 3 次，连服 2 日；或每日 25mg/kg，每日 3 次，口服 1 日。

不良反应及注意点：

（1）首剂 1 小时后可出现头昏（最常见）、头痛、乏力、腹痛、关节酸痛、腰酸、腹胀、恶心、腹泻、失眠、多汗、肌束震颤、期前收缩等，一般无需处理，于停药数小时至 1～2 日内即消失。也可出现皮疹、皮肤潮红、周身瘙痒、发热、嗜酸性粒细胞增多等；偶可出现过敏性休克，必须严密观察。

（2）自主神经功能紊乱，如胸闷、心慌。

（3）成年患者服药后大多心率减慢，儿童则多数心率增快，可出现期前收缩等心律失常。

（4）偶见心电图改变（房性或室性期前收缩、T 波压低等）、血清转氨酶升高、中毒性肝炎等。并可诱发精神失常及消化道出血；脑疝、过敏反应（皮疹、哮喘）等亦有所见。严重心、肝、肾病者及有精神病史者慎用。

（5）眼囊虫病患者禁用

（6）有明显头昏、嗜睡等神经系统反应者，治疗期间与停药后 24 小时内勿进行驾驶、机械操作等工作。

2. 硫氯酚

片剂：0.25g/片。

胶囊剂：0.5g/粒。

用法：每日 50～60mg/kg，口服。成人剂量 3g/d，儿童剂量 50mg/kg，分 3 次服用，连续服用 10～15 日，隔日服用，20～30 日为一疗程。对肺吸虫病及华支睾吸虫病患者，可将全日量分 3 次口服，隔日服药，疗程总量 30～45g。

不良反应及注意点：

（1）对肺吸虫病有疗效，对肝吸虫病、绦虫病也有一定疗效，且人畜可共用。对华支睾吸虫病疗效较差。

（2）有轻度头晕、头痛、呕吐、腹痛、腹泻和荨麻疹、瘙痒等不良反应，可有光敏反应，也可能引起中毒性肝炎。

（3）服用本品前应先驱蛔虫和钩虫。

【建议】

1. 不生食或半生食溪蟹、蝲蛄及其制品，不生饮疫区水；改正不良卫生及饮食习惯是预防本病的关键。

2. 药物治疗同时应注意对症治疗，癫痫发作者可用苯妥英钠、苯巴比妥等口服预防，颅内压高者可应用脱水剂。

3. 对已确诊的患者如出现压迫症状可考虑外科手术。

四、脑型疟疾

疟疾（malaria）是由按蚊叮咬传播疟原虫所引起的寄生虫病，主要流行在热带和亚热带。疟原虫先侵入肝细胞发育繁殖后，再侵入红细胞内繁殖，引起红细胞成批破裂而发病。间歇性定时发作，每日、隔日或隔两日发作一次，发作时有寒战、高热，继之大汗等表现，发作多次可出现脾大和贫血。脑型疟疾是指以意识障碍为重要临床特点的一种凶险型疟疾，多数是由恶性疟疾发展而来的，病情发展迅速、严重且并发症多，病死率高，必须早期诊断，积极抢救。

【相关药物】

1. 青蒿琥酯（Artesunate）

为青蒿素的衍生物，对疟原虫体的线粒体和表膜功能产生影响，通过抑制其蛋白质和核酸的合成，阻断以宿主红细胞物质为营养的供给，从而达到迅速控制症状和杀灭疟原虫的目的，抗疟疗效显著，不良反应轻而少，已在世界范围内广泛应用。目前疟原虫对青蒿琥酯的耐药率很低，尤其适用于孕妇和脑型疟疾患者的治疗。

2. 磷酸氯喹（Chloroquine Phosphate）

主要作用于疟原虫红内期裂殖体，能够嵌入疟原虫的 DNA 双螺旋结构中，阻止其 DNA 复制和 RNA 转录，且能在红细胞中高度聚集，阻断对疟原虫氨基酸的供应。从而杀灭疟原虫，控制疟疾的临床症状。除用于治疗疟疾外，也可用以治疗肠外阿米巴病，如阿米巴肝脓肿等。

3. 二盐酸奎宁（Quinine Dihydrochloride，奎宁）

为喹啉类衍生物，能与疟原虫的 DNA 结合，抑制 DNA 的复制和 RNA 的转录，从而抑制原虫红内期的蛋白合成，控制疟疾症状。适用于各型疟疾，可用于治疗耐氯喹虫株所致的感染。

4. 磷酸咯萘啶（Pyromaridine Phosphate）

是我国 20 世纪 70 年代研制的抗疟新药，对疟原虫的复合膜及食泡结构起作用，能够使滋养体的代谢活力受到抑制，从而能有效杀死红细胞内裂体增殖的疟原虫。用于各种类型的抗疟疾治疗，毒副作用小。

【选择原则】

1. 选用静脉途径给药，目前国内常用青蒿琥酯注射剂。若患者神志及体温恢复正常，可改为口服。

2. 对磷酸氯喹未产生耐药性的地区可选用磷酸氯喹，口服七日为首选方案。对磷酸氯喹产生耐药性的地区选用青蒿素或二盐酸奎宁。

3. 二盐酸奎宁常用于对氯喹有抗药性的恶性疟疾，但由于其抗疟作用较弱，副作用较多，现已不常用。奎宁与乙胺嘧啶和磺胺类药合用，可提高对氯喹产生耐药性疟疾的疗效。

4. 在抗疟治疗的同时，还需要输液、补充维生素，并对症治疗和处理并发症。

【注意事项】

1. 青蒿琥酯

片剂：50mg/片。

用法：首剂 100mg，第 2 日起改为每次50mg，每日 2 次，连服 5 日。

粉针剂：60mg/支。

用法：成人，用 60mg 加入 5％碳酸氢钠注射液 0.6ml，振摇 2 分钟至完全溶解后，再加入

19

5％葡萄糖注射液 5.4ml，最终成为 10mg/ml 青蒿琥酯溶液，缓慢静脉注射（3～4ml/min），或按 1.2mg/kg（7 岁以下小儿按 1.5mg/kg）计算每次用量。首剂注射后 4、24、48 小时分别再注射 1 次，危重者首剂可加量至 120mg。

不良反应及注意点：

（1）推荐剂量未见不良反应。如剂量过大（大于 2.75～3.75mg/kg），可能出现外周网织红细胞一过性降低。

（2）孕妇慎用。

（3）本品溶解后，应及时注射，如出现混浊则不可使用。

2. 磷酸氯喹

片剂：0.075g/片，0.25g/片。

用法：成人，首剂 1g，隔 6 小时后再服 0.5g，第 2、3 日各服 0.5g，3 日为一疗程（世界卫生组织推荐疗法，磷酸氯喹总量为 2.5g）。儿童口服首次剂量按体重 10mg/kg（以氯喹计算，以下同），最大量不超过 600mg，6 小时后按体重 5mg/kg 再服 1 次，第 2、3 日每日按体重 5mg/kg 服用。

注射液：5ml：322mg。

用法：成人，第 1 日按体重 18～24mg/kg（超过 60kg 则按 60kg 计算）应用，第 2 日按体重 12mg/kg 应用，第 3 日按体重 10mg/kg 应用。输液浓度为每 0.5g 磷酸氯喹加入 10％葡萄糖注射液或 5％葡萄糖氯化钠注射液 500ml，滴入速度为1~1.5ml/min，第1日药量于8~12小时内一次滴完。儿童剂量每次应小于5mg/kg，较安全的剂量为2.5mg/kg，滴入速度为0.6~1ml/min，患者一旦清醒即改为口服。儿童及老年患者应慎用静脉内给药。

不良反应及注意点：

（1）头痛、头晕、胃肠道反应、耳鸣、皮肤瘙痒等。偶见粒细胞减少和角膜浸润或视网膜受影响所引起的视力障碍等，停药后可自行消失。

（2）个别患者用氯喹后可引起药物性精神病。少数患者用药后，由于房室结及心肌的传导受抑制而引起心律失常，甚至发生阿-斯综合征以致心搏骤停，若抢救不及时，可造成死亡。

（3）过量用药有中毒或致命危险。本品可引起胎儿脑积水、四肢畸形及耳聋，故孕妇禁用。肝肾功能不全、心脏病、重型多型红斑、血卟啉病、银屑病及精神病患者慎用。

（4）氯喹注射剂不宜作肌内注射，尤其是儿童，易导致心肌抑制。禁止作静脉推注。

（5）本品与保泰松、氯丙嗪、链霉素、洋地黄、肝素、青霉胺、单胺氧化酶抑制剂等药品同用时，更易出现或加重相关毒副作用，应注意避免。

3. 二盐酸奎宁

注射液：1ml：0.25g，1ml：0.5g，2ml：0.5g。

用法：成人，每次5~10mg/kg（最高量500mg），加入氯化钠注射液500ml中静脉滴注，

4小时滴完，12小时后重复1次。病情好转后改为硫酸奎宁口服。肝肾功减退者应减少剂量，延长间隔时间。

不良反应及注意点：

（1）常规剂量下也常发生金鸡纳中毒等不良反应，如激烈头痛、耳鸣、腹泻、皮疹、视力及听力障碍等，严重者产生暂时性耳聋，停药后常可恢复。

（2）剂量过大时，可直接损害神经组织并收缩视网膜血管，出现视野缩小、复视、弱视等，大剂量中毒时，除上述反应加重外，还可抑制心肌、扩张外周血管而致血压骤降、呼吸变慢变浅、发热、烦躁、谵妄等，甚至死于呼吸麻痹。本品致死剂量约8g。

（3）少数恶性疟疾患者使用小量奎宁可发生急性溶血（黑尿热）致死。

（4）对于哮喘、心房颤动及其他严重心脏疾患、葡萄糖-6-磷酸脱氢酶缺乏患者和妇女月经期均应慎用。

（5）奎宁可干扰17-羟类固醇的测定。

4. 磷酸咯萘啶

片剂：0.1g/片。

用法：成人，第1日口服2次，每次3片，间隔8小时；第2、3日每日1次，每次3片。小儿，每日24mg/kg，分3次服用。

注射剂：2ml:80mg。

用法：按（3～6）mg/kg体重，最大剂量不超过640mg，用生理盐水或等渗葡萄糖注射液

250～500ml 稀释后作静脉滴注,滴速不超过 4ml/min,12 小时后可重复应用。神志清醒后可改为口服。

不良反应及注意点:

(1) 少数可出现胃肠道反应、头痛、精神兴奋以及散在红疹等,反应均较轻微,停药后即消失。极少数病例出现窦性心动过缓,心律失常。

(2) 严重心、肝、肾脏病患者慎用。

(3) 严禁静脉推注。

(4) 用药后尿液会变成红色。

【建议】

1. 静脉途径给药。

2. 脑型疟疾常出现脑水肿与昏迷,应及时给予脱水治疗。

3. 注意监测血糖,及时发现和纠正低血糖。

4. 应用低分子右旋糖酐对改善微血管堵塞有一定帮助。

5. 注意对症支持治疗,如超高热患者可应用肾上腺皮质激素。

(楚 兰)

20

第六节 神经系统螺旋体感染

一、神经梅毒

神经梅毒是苍白密螺旋体(treponema pallidum）感染所引起的大脑、脑膜或脊髓损害的临床综合征，是晚期（Ⅲ期）梅毒全身性损害表现。20 世纪 50 年代后本病在我国几乎绝迹，70 年代后发病率上升，目前世界范围艾滋病流行使神经梅毒患病率增加。神经梅毒侵犯的病变部位较广，包括脑脊髓膜、血管和脑、脊髓实质等。过去抗生素的广泛使用，曾使梅毒发病率得到了很好的控制，但近年来，随着艾滋病患者和细胞免疫低下人群的增多，患神经梅毒的危险性增加。因此，在一些发展中国家梅毒仍然是一个重要的公共卫生疾病。其主要传播方式是不正当性行为，男同性恋者是神经梅毒的高发人群，约 10％未经治疗的早期梅毒患者最终发展为神经梅毒。依据病理变化和临床表现的不同分为无症状型神经梅毒、梅毒性脑膜炎、脑血管型梅毒、脊髓痨和麻痹性痴呆 5 种。其中，脊髓痨可出现闪电样疼痛、内脏危象（胃危象表现为突然胃痛，伴呕吐，持续数天，钡餐透视可见幽门痉挛，疼痛可迅速消失；肠危象表现为肠绞痛、腹泻和里急后重；咽喉危象表现为呼吸困难；排尿危象表现为排尿痛和排尿困难）及 Charcot 关节（是脊髓痨严重的并发症，是因感觉障碍失去对关节保护作用后导致的髋、膝关节炎）等表现。多数病例梅毒感染后 2 年即可出现临床症状，但也有约 10％梅毒患者感染后经过数十年的潜伏期才开始

20

出现临床表现，也有终生不发病。发病与否取决于患者对梅毒螺旋体的免疫反应。

【相关药物】

1. 青霉素（Benzylpenicillin，青霉素 G，苄青霉素，盘尼西林）

为 β-内酰胺类抗生素，与细菌细胞膜上的青霉素结合蛋白结合而妨碍细菌细胞壁黏肽的合成，为繁殖期杀菌药。

2. 普鲁卡因青霉素（Procaine Benzylpenicillin）

青霉素的普鲁卡因盐，为青霉素长效品种，其抗菌活性成分为青霉素。

3. 头孢曲松钠（Ceftriaxone Sodium，头孢三嗪）

为半合成的第三代头孢菌素，可透过血脑屏障，对革兰阴性菌的作用强。

【选择原则】

1. 青霉素为首选药物，安全有效，可预防发生晚期神经梅毒，1200 万～2400 万 U/d，静脉滴注，4 小时 1 次，每疗程 10～14 日。

2. 普鲁卡因青霉素肌内注射 240 万 U/d，每日 1 次，连用 10～14 日，同时口服丙磺舒每次 0.5g，每天 4 次，以减少肾脏排泄，增加血药浓度。

20

3. 头孢曲松钠 1g 肌内注射，每日 1 次，连用 14 日，治疗后第 3、6、12 个月及第 2、3 年进行临床检查和血清梅毒试验。

【注意事项】

1. 青霉素

注射用青霉素钠：0.24g（40 万 U）/支，0.48g（80 万 U）/支，0.6g（100 万 U）/支。

用法：每日 1200 万～2400 万 U，静脉滴注，4 小时 1 次，每疗程 10～14 日。

不良反应及注意点：

（1）可导致过敏反应，用前要按规定方法进行皮试。

（2）大剂量应用可出现神经精神症状，如反射亢进、认知障碍、幻觉、抽搐、昏睡等，停药或降低剂量可恢复。对于少数有凝血功能缺陷的患者，大剂量青霉素可扰乱凝血机制而致出血倾向。

（3）鞘内给药可导致癫痫发作。

（4）水溶液内不稳定，应现配现用。

2. 普鲁卡因青霉素

注射用普鲁卡因青霉素：40 万 U/瓶，80 万 U/瓶。

用法：240 万 U，肌内注射，每日 1 次，每疗程 10～14 日。

不良反应及注意点：

（1）使用前需进行青霉素、普鲁卡因皮试，

20

只能肌内注射，禁止静脉给药。

（2）同时合用丙磺舒，过敏反应比例增高，尿酸性肾结石、痛风急性发作、活动性消化道溃疡患者禁用。

（3）其他不良反应同青霉素。

3. 头孢曲松钠

注射用头孢曲松钠：1.0g/瓶。

用法：1.0g，肌内注射，每日 1 次，连用 14 日。

不良反应及注意点：

（1）青少年、儿童使用本品，偶可致胆结石，停药后可消失。

（2）对青霉素过敏或过敏体质者、严重肾功能不全者慎用。

（3）长期用药可致二重感染。

【建议】

1. 出现闪电样疼痛时可口服卡马西平，每次 0.1～0.2g，每日 3 次。

2. 出现内脏危象时用阿托品、甲氧氯普胺和酚噻嗪类有效。

3. 需注意骨关节保护治疗，预防骨折。

二、神经莱姆病

莱姆病（Lyme disease）是蜱咬性伯氏疏螺旋体（Borrelia burgdorferi）多系统感染引起的自然疫源性疾病，侵犯皮肤、神经系统、心脏和关节等。通常以扩展性皮损伴流感样或脑膜炎症状起病，继而出现脑膜炎、脑神经炎或周围神经炎、心肌炎、移行性骨骼肌疼痛或可见到间歇性慢性关节炎、慢性神经系统或皮肤异常。本病的主要传播媒介是蜱。人体在被带菌蜱叮咬时，伯氏疏螺旋体随唾液进入皮肤，经过 3~30 日的潜伏期后进入血液，此时机体产生针对伯氏疏螺旋体鞭毛蛋白的 IgG 和 IgM 抗体，进而诱发机体的特异性免疫反应，并对人体神经、心脏、皮肤、关节等多系统造成损害。其发病有一定的地域性特点，多为潮湿山区、林区或湿润的草地。好发年龄为儿童 5~14 岁，成人 30~49 岁，多有野外工作和活动史。20 世纪初，欧洲内科医生就发现了该病，我国黑龙江、安徽和新疆曾有过小范围的流行。

【相关药物】

1. 多西环素（Doxycycline）

是四环素类抗生素，可广谱抑菌，是由土霉素经 6α-位上脱氧而得到的一种半合成四环素类抗生素。

2. 头孢曲松钠（Ceftriaxone Sodium，头孢三嗪）

为半合成的第三代头孢菌素，可透过血脑屏障，对革兰阴性菌的作用强。

20

【选择原则】

1. 多西环素 100mg 口服，每日 2 次，每疗程 20～30 日，早期治疗效果佳。

2. 头孢曲松钠成人 2g，静脉滴注，每日 1 次，儿童每日 20～80mg/kg，静脉滴注，连用 2～4 周，对脑膜炎等中枢神经系统受累者效佳。

【注意事项】

1. 多西环素

片剂：0.1g/片。

用法：0.1g，口服，每日 2 次，每疗程 20～30 日。

不良反应及注意点：

（1）胃肠道反应多见，饭后服用可减轻。

（2）孕妇、哺乳期妇女及 8 岁以下儿童禁用，肝肾功能不全者慎用。

（3）可出现皮疹、荨麻疹、哮喘等过敏反应。

2. 头孢曲松钠

注射用头孢曲松钠：1.0g/瓶

用法：2g，静脉滴注，每日 1 次，连用 2～4 周。

不良反应及注意点：

（1）青少年、儿童使用本品，偶可致胆结石，停药后可消失。

（2）对青霉素过敏或过敏体质者、严重肾功能不全者慎用。

（3）长期用药可致二重感染。

【建议】

1. 本病对多西环素、头孢曲松敏感，宜早期治疗，剂量宜大，疗程要足。

2. 对有心脏神经系统损害的患者，可以短期内应用激素。

3. 对慢性关节炎功能显著受限者，可以行滑膜切除术。

三、神经系统钩端螺旋体病

神经系统钩端螺旋体病（leptospirosis）是钩端螺旋体神经系统感染临床综合征，由致病性钩端螺旋体引起的自然疫源性急性传染病。主要在热带和亚热带流行，多于洪水灾害和多雨季节出现。传染源多为带钩体菌的野生鼠类、家禽和家畜等，感染动物的带菌尿液可污染河流、湖泊等，而使接触疫水和土壤的人群感染。疫水、鼠和猪为主要传染源，其机制为人被钩端螺旋体污染的水源接触后，钩端螺旋体会通过皮肤、消化道、呼吸道和生殖系统进入人体，一方面为钩端螺旋体在组织、血液和脏器中增殖所致的直接损伤，另一方面为引发机体的非特异性免疫反应导致的间接损害。其临床特点为高热、全身酸痛、乏力、球结合膜充血、淋巴结肿大和明显的腓肠肌疼痛。重者可并发肺出血、黄疸、脑膜脑炎和肾衰竭等。

【相关药物】

1. **青霉素**（Benzylpenicillin，青霉素 G，苄青霉素，盘尼西林）

为 β-内酰胺类抗生素，与细菌细胞膜上的青霉素结合蛋白结合而妨碍细菌细胞壁黏肽的合成，为繁殖期杀菌药。

2. **四环素**（Tetracycline，Ambracyn）

为广谱抗生素，起抑菌作用，是由链霉菌产生或经半合成制取的碱性广谱抗生素。

【选择原则】

1. 疾病早期用青霉素治疗，国外建议使用的剂量较大，为每日 600 万 U，静脉注射，分 4 次使用；目前国内推荐小剂量使用，成人剂量每日 120 万～160 万 U，肌内注射，分 3～4 次。疗程至少 1 周。

2. 青霉素过敏者可以应用四环素，疗程 1 周。

【注意事项】

1. **青霉素**

注射用青霉素钠：0.24g（40 万 U）/支，0.48g（80 万 U）/支，0.6g（100 万 U）/支。

用法：目前国内推荐成人剂量每日 120 万～160 万 U，肌内注射，分 3～4 次。疗程至少

20

1周。

不良反应及注意点：

（1）可导致过敏反应，用前要按规定方法进行皮试。

（2）大剂量应用可出现神经精神症状，如反射亢进、认知障碍、幻觉、抽搐、昏睡等，停药或降低剂量可恢复。对于少数有凝血功能缺陷的患者，大剂量青霉素可扰乱凝血机制而致出血倾向。

（3）鞘内给药可导致癫痫发作。

（4）水溶液不稳定，应现配现用。

2. 四环素

片剂：0.125g/片，0.25g/片。

用法：每次0.25g，口服，每日4次，每疗程7日。

不良反应及注意点：

（1）应空腹服用。

（2）孕妇、哺乳妇女及8岁以下儿童禁用，肝肾功能不全者慎用。

（3）可出现皮疹、荨麻疹、哮喘等过敏反应。

【建议】

1. 早发现、早诊断、早治疗是本病治疗原则。

2. 一般治疗包括卧床休息，给予易消化饮食，对症治疗包括降温、镇静、止血、输液、输

20

血、使用肾上腺皮质激素和强心药物等。

3. 首次注射青霉素后 4 小时内应注意"治后加重"反应，出现反应要加强镇静剂和肾上腺皮质激素的使用，青霉素过敏者可换用四环素或庆大霉素。

（王丽娟）

第七节　艾滋病的神经系统损害

艾滋病也称获得性免疫缺陷综合征（acquired immunodeficiency syndrome，AIDS），是人类免疫缺陷病毒 1（HIV-1）感染引起的人体细胞免疫缺陷，导致一系列条件致病菌感染和肿瘤发生的致命性综合征。自 1981 年被首次报道以来，现已经在 150 多个国家和地区发现艾滋病，而且患病人数仍在不断增多，特别是在非洲、亚洲发展中国家，艾滋病感染者和患病率呈不断上升趋势。据世界卫生组织估计，迄今全世界约有 3600 万艾滋病患者。艾滋病主要通过 3 个途径传播：性交传播、血液传播和母婴传播。艾滋病病毒侵入人体，专门攻击免疫系统 T 淋巴细胞中的 T4，即 CD4 细胞。人体内有 CD4 细胞 1000 余亿个，进入人体的艾滋病病毒进入 CD4 细胞，经过吸附、脱衣壳、逆转录、环化、整合、转录、翻译、核心颗粒装配，最后装配和出芽破坏 T 淋巴细胞。很快繁殖也可达数亿个，大量杀伤 CD4 细胞，摧毁人体的免疫系统，发生各种各样的条件致病菌感染和各种恶性肿瘤的发生。40％～50％的艾滋病患者会出现神经系统症状，10％～27％以神经系统损害表现为首发症状。其出现神经系统症状的原因主要有4个方面：①HIV本身引起神经系统改变；②条件致病菌感染引起神经系统疾病；③与HIV感染相关的恶性肿瘤侵犯神经系统；④治疗艾滋病的药物引起的神经系统毒副作用。HIV感染神经系统可引起无菌性脑膜炎、亚急性脑炎和空泡性脊髓病。

【相关药物】

1. 齐多夫定（Zidovudine，叠氮胞苷）
为核苷类逆转录酶抑制剂。

2. 拉米夫定（Lamivudine）
为核苷类逆转录酶抑制剂。

3. 替诺福韦（Tenofovir）
为核苷类逆转录酶抑制剂。

4. 恩曲地滨（Emtricitabine）
为核苷类逆转录酶抑制剂。

5. 阿巴卡韦（Abacavir）
为核苷类逆转录酶抑制剂。

6. 奈韦拉平（Nevirapine）
为非核苷类逆转录酶抑制剂，可高效地阻止对核苷类逆转录酶抑制剂敏感或耐药的HIV-1的复制。

7. 依非韦伦（Efavirenz）

21

为新一代的非核苷类逆转录酶抑制剂。

8. 利托那韦（Ritonavir）

为 HIV 蛋白酶抑制剂，抑制蛋白酶，妨碍前体蛋白裂解成结构蛋白或功能性蛋白，从而阻止形成完整的病毒。

9. 奈非那韦（Nelfinavir）

为 HIV 蛋白酶抑制剂，抑制蛋白酶，妨碍前体蛋白裂解成结构蛋白或功能性蛋白，从而阻止形成完整的病毒。

10. 沙奎那韦（Saquinavir）

为 HIV 蛋白酶抑制剂，抑制蛋白酶，妨碍前体蛋白裂解成结构蛋白或功能性蛋白，从而阻止形成完整的病毒。

11. 英地那韦（Indinavir）

为 HIV 蛋白酶抑制剂，抑制蛋白酶，妨碍前体蛋白裂解成结构蛋白或功能性蛋白，从而阻止形成完整的病毒。

12. 鸡尾酒疗法

鸡尾酒疗法是将蛋白酶抑制剂和多种核苷类逆转录酶抑制剂联合应用，可以减少单一用药产生的抗药性，最大限度地抑制病毒的复制。

【选择原则】

1. 上述 5 种核苷类逆转录酶抑制剂单独用于治疗时，其疗效是有限的，但他们联合应用时，疗效明显优于单独应用其中的任何一种药物。

2. 非核苷类逆转录酶抑制剂单独应用疗效低，耐药性高，需与核苷类逆转录酶抑制剂和蛋白酶抑制剂联合应用。

3. 蛋白酶抑制剂需要与核苷类逆转录酶抑制剂联合应用才能获得更好的效果，减少 HIV 的耐药性。

4. 鸡尾酒疗法最大的优点是治疗有效，其缺点是价格太昂贵，药物相互作用发生率高。

【注意事项】

1. 齐多夫定

片剂：300mg/片。

胶囊：100mg/粒。

用法：300mg，每日 2 次，口服。

不良反应及注意点：中性粒细胞减少、贫血、恶心、肌痛，肝功能变化。

2. 拉米夫定

片剂：150mg/片。

用法：300mg，每日 1 次，或者 150mg，每日 2 次，口服。

不良反应及注意点：中性粒细胞减少、贫血、恶心，胰腺炎，周围神经病变。

3. 替诺福韦

片剂：300mg/片。

用法：300mg，每日 1 次，口服，与食物同服。

不良反应及注意点：恶心、腹泻、呕吐、肾功能不全、全身无力、头痛；乳酸中毒并肝脏脂肪变

21

较少发生，但可能危及生命。

4. 恩曲地滨

片剂：200mg/片。

用法：200mg，每日 1 次，口服。

不良反应及注意点：头痛、恶心、腹痛、皮疹、关节痛。

5. 阿巴卡韦

片剂：300mg/片。

口服液：24ml：480mg。

用法：300mg，每日 2 次，口服，或600mg，每日 1 次。

不良反应及注意点：恶心、呕吐、乳酸酸中毒（低氧血症）伴发严重肝大和脂肪肝、超敏反应。

6. 奈韦拉平

片剂：200mg/片。

用法：200mg，每日 1 次，连服 2 周，然后每日 400mg。

不良反应及注意点：皮疹，一般为自限性，发生于 40% 的患者。

7. 依非韦伦

片剂：50mg/片，200mg/片，600mg/片。

用法：600mg，每日 1 次，口服，宜睡前空腹服用。

不良反应及注意点：皮疹、恶心、中枢神经系统症状、转氨酶升高。

8. 利托那韦

口服液（醇溶液）：7.5ml：600mg。

用法：600mg，每日2次，口服。

不良反应及注意点：

（1）恶心、呕吐、无力、腹泻、感觉异常。

（2）对细胞色素 P_{450} 酶系统有强抑制作用，必须密切监测在肝脏代谢的药物。

9. 奈非那韦

片剂：250mg/片。

用法：750mg，每日3次，口服。

不良反应及注意点：疲乏、腹泻、注意力不集中。

10. 沙奎那韦

片剂：200mg/片。

用法：600mg，每日3次，口服。

不良反应及注意点：

（1）腹泻、恶心、腹部不适。

（2）生物利用度低，必须在进餐时或用脂肪快餐时服用，而耐受性良好。

11. 英地那韦

胶囊：200/粒，400mg/粒。

用法：800mg，每日3次，口服。

不良反应及注意点：

（1）肾结石、胆红素升高。

（2）空腹服药或与无脂肪低蛋白饮食同时服用，足量饮水，耐受性一般良好。

21

【建议】

1. 治疗同时加用促进免疫功能的药物，如 α 干扰素、丙种球蛋白等。

2. 加强对条件致病菌的治疗。

3. 采用中医中药治疗。

4. 注意恶性肿瘤的对症治疗。

（王丽娟）

21

第五章 中枢神经系统脱髓鞘疾病

多发性硬化（multiple sclerosis，MS）是中枢神经系统脱髓鞘疾病的典型代表，以中枢神经系统白质脱髓鞘为主要病理特点，是遗传易感个体与环境因素共同作用发生的自身免疫性疾病。本病多在成年早期发病，女性多于男性，大多数患者表现为反复发作的神经功能障碍，症状和体征存在时间和空间上的多发性，且多次缓解与复发，病情每况愈下。最常累及的部位为脑室周围白质、视神经、脊髓、脑干和小脑。临床常分为复发缓解型（relapsing remitting MS，RRMS）、继发进展型（secondary progressive MS，SPMS）、原发进展型（primary progressive MS，PPMS）和进展复发型（progressive relapsing MS，PRMS）等。该病的发病率较高，但目前尚没有治疗多发性硬化的特效药物，主要是对症治疗、减缓疾病发展。治疗原则：阻止病程进展，减少复发，延长缓解期，缩短复发期，积极预防各种并发症，重视生活护理，提高生存质量。

【相关药物】

1. 甲泼尼龙琥珀酸钠（Methylprednisolo-

ne，MPS，甲强龙）

属合成的糖皮质激素，其高浓度的溶液特别适合治疗一些需要强效并具有快速激素反应的病变。甲泼尼龙具有强力抗炎作用、免疫抑制作用及抗过敏作用。

2. 地塞米松（Dexamethasone，DXM）

本品极易自消化道吸收，其血浆半衰期为190分钟，组织半衰期为3日，肌内注射地塞米松磷酸钠或地塞米松醋酸酯后分别于1小时和8小时达血药浓度峰值。本品血浆蛋白结合率较其他皮质激素类药物低。0.75mg的抗炎活性相当于5mg泼尼松龙。

3. 泼尼松（Predisone，去氢可的松）

本品须在肝内将11-酮基还原为11-羟基，转化为泼尼松龙后显示其药理活性，生物半衰期为60分钟。

4. 静脉注射用人免疫球蛋白（Human Immunoglobulin for Intravenous Injection，IVIG）

多数MS患者脑脊液IgG指数增高，并可检出寡克隆带和抗髓鞘碱性蛋白等抗体，提示体液免疫参与了发病。据此，静脉注射大剂量免疫球蛋白成为近年来治疗MS的新方法之一。其作用机制是调节免疫系统，促进髓鞘的再生。

5. β干扰素（Interferon-β，IFN-β）

IFN具有广谱抗病毒、抗肿瘤和免疫调节的作用。根据抗原性和生物活性分为α、β、γ三种。IFN-α和IFN-β分别由白细胞和成纤维细胞产生，二者成为Ⅰ型IFN，具有较强的抗病毒作用。由于MS患者不能产生足够的Ⅰ型IFN，从而应用外源性Ⅰ型IFN可抑制细胞免疫和进行免疫调节作用，防止MS的复发。目前常用的IFN-β有IFN-β1a（Rebif）和IFN-β1b（Betaseron）。

6. 甲氨蝶呤（Methotrexate，MTX，氨甲蝶呤，Amethopterin）

通过抑制叶酸还原酶影响细胞核酸和蛋白质的合成，抑制细胞增殖和组胺等炎性介质的释放，对体液免疫的抑制作用较强，对细胞免疫的抑制作用较弱。

7. 硫唑嘌呤（Azathioprine，依木兰）

通过拮抗嘌呤的生物合成，抑制DNA和RNA的合成，阻止抗原敏感淋巴细胞转化为免疫母细胞，产生免疫抑制作用，对T淋巴细胞作用较强，对B淋巴细胞作用较弱。

8. 环磷酰胺（Cyclophosphamide）

直接作用于增殖期细胞，非特异性杀伤抗原敏感性小淋巴细胞，限制其转化为免疫母细胞，对体液免疫和细胞免疫均有抑制作用。

9. 环孢素A（Cyceosporin A）

环孢素A是一种新型增效免疫抑制剂，它能可逆、特异地抑制T细胞增殖，主要作用于IL-1和IL-2及体液免疫系统。环孢素A能可逆特异性地抑制T细胞亚群增殖，抑制白细胞介素的释放和γ干扰素的产生，从而影响早期免疫应答，能有效地治疗包括神经系统在内的各种自身免疫性疾病，对 MS 的治疗也确实有效。

10. 米托蒽醌（Mitoxantrone，二羟蒽二酮，DHAD）

抑制 DNA 合成，降低 TNF-α、IL-2、IL-2R、IFN-γ 等炎性细胞因子的分泌。可以降低 67% 的 MS 患者的复发。延缓劳动能力和步行指数丧失的进程。建议米托蒽醌作为 MS 重症用药。

11. 氯苯氨丁酸（Balofen，巴氯芬，贝康芬）

本品为 γ-氨基丁酸（GABA）衍生物，属于骨骼肌松弛药。机制尚不明确，可能通过干扰兴奋性神经递质释放，抑制脊髓突触间的传导而发挥肌肉松弛的作用。可用于多发性硬化症引起的骨骼肌强直。

12. 卡马西平（Carbamazepine，得理多）

具有抗惊厥、抗神经痛作用，因化学结构与三环类抗抑郁药相似，还可用于精神疾病。同时具有抗胆碱活性、抗抑郁、抑制神经肌肉接头的传递和抗心律失常等作用。其抗神经痛的机制不太清楚，可能是通过 GABA 受体，与钙离子通道调节相关。可用于 MS 患者治疗痛性痉挛。

13. 替扎尼定（Tizanidine，咪噻二唑）

为中枢性骨骼肌松弛药，选择性作用于脊髓的多突触传递，减少中间神经元释放兴奋性氨基酸，可有效缓解脊髓和脑源性急性疼痛性痉挛，口服吸收良好。

14. 丙米嗪（Imipramine，米帕明）

主要作用在于阻断中枢神经系统对 5-羟色胺和去甲肾上腺素这两种神经递质的再摄取，从而使突触间隙中这两种神经递质浓度增高，发挥抗抑郁作用。本品还有抗胆碱、抗 α 肾上腺素受体和 H_1 组胺受体作用，但对 DA 受体影响小。

15. 莫达非尼（Modafinil，Provigil）

是一种中枢性兴奋药，主要用于治疗发作性睡病。该药可改善 MS 患者的疲劳症状且耐受性好。

16. 甲泼尼龙片（Methylprednisolone Tablets，美卓乐）

本品主要成分为甲泼尼龙，化学名为 11β,17，2-三羟基-6α-甲基匀甾-1，4-二烯-3，20-二酮，属于合成的糖皮质激素，具有抗炎和抗免疫作用，4mg 的抗炎活性相当于 5mg 泼尼松龙。

17. 芬戈莫德（Flingolimod，FTY-720）

芬戈莫德（FTY-720）为鞘氨醇-1-磷酸（s1P）受体调节剂，在体内经磷酸化后与淋巴细胞表面的 s1P 受体结合，改变淋巴细胞的迁移，促使细胞进入淋巴组织，阻止其离开淋巴组织进入移植物，从而达到免疫抑制的效果。美国食品药物管理局（FDA）批准将芬戈莫德作为一种改善病情的治疗药物，用于治疗患有复发型 MS 的患者，以降低这些患者临床症状恶化的发生率，并且延缓其肢体残疾的病程进展速度。

18. 醋酸格拉默（Glatiramer Acetate，GA）

是一种人工新合成的肽类制剂，由 4 种氨基酸组成，其免疫化学特性模拟抗原 MBP，作为"分子诱饵"进行免疫耐受治疗。可作为 IFN-β 治疗复发缓解型 MS 的替代疗法。

19. 利妥昔单抗（Rituximab Injection，美罗华）

利妥昔单抗是一种人鼠嵌合性单克隆抗体，能特异性地与跨膜抗原 CD20 结合。利妥昔单抗与 B 细胞上的 CD20 抗原结合后，启动介导 B 细胞溶解的免疫反应。主要用于预防疾病的复发。

20. 吗替麦考酚酯（Mycophenolate Mofetil Capsules，骁悉，赛可平）

吗替麦考酚酯（MPA）是一种强大的、选择性的、非竞争性和可逆性的一磷酸次黄（嘌呤核）苷脱氢酶抑制剂，因此能够抑制鸟嘌呤核苷的从头合成途径使其不能形成 DNA。MPA 对淋巴细胞具有比其他细胞更强的抑制细胞生长作用。可用于预防 MS 的复发。

21. 特立氟胺（Teriflunomide）

特立氟胺是一种免疫调节剂，具有抗炎性质，抑制参与嘧啶从头合成过程中的双氢乳清酸酯脱氢酶，在 MS 中发挥其治疗效应的确切机制可能是减少中枢神经系统中中激活的淋巴细胞数目。主要用于复发型 MS 患者的治疗，可以降低 MS 的年复发率，减缓残疾进展。

22. 加巴喷丁（Gabapentin，迭力）

加巴喷丁在作用机制上与神经递质 GABA

相关，具有抗惊厥、缓解神经痛作用，同时可用于 MS 患者痛性痉挛的治疗。

23. 奥卡西平（Oxcarbazepine，曲莱）

具有抗惊厥、抗神经痛作用，其抗神经痛作用机制目前尚未完全清楚。

【选择原则】

1. 急性发作或复发患者首选糖皮质激素，其中甲泼尼龙对促进急性期的恢复优于其他皮质激素，多主张甲泼尼龙大剂量短期疗法后改为泼尼松口服，逐渐减量至停药。

2. 多主张大剂量免疫球蛋白冲击治疗。

3. 对于激素不敏感的患者或慢性进展型 MS，可选用硫唑嘌呤和环磷酰胺。

4. β 干扰素可用于防止 MS 的复发。

5. 痛性痉挛首选氯苯氨丁酸，其次可选用卡马西平、替扎尼定、地西泮、硝苯呋海因等。

6. 尿潴留者可选用拟胆碱药，尿失禁者宜用抗胆碱药。

7. 疲乏者可选用金刚烷胺。

【注意事项】

1. 甲泼尼龙

注射粉针：40mg/瓶，500mg/瓶。

用法：最常采用大剂量冲击疗法，1000mg加入 5％葡萄糖注射液 500ml 中静脉滴注，3～4小时滴完，每日 1 次，连用 3～5 日，然后改为泼尼松口服，每日 60mg，并逐渐减量。

不良反应及注意点：

（1）不良反应：水、电解质紊乱，水、钠潴留，高血压，低血钾；血糖升高；骨质疏松和病理性骨折；增加感染机会或使原有的感染难以控制；抑制垂体促肾上腺皮质激素分泌，引起肾上腺腺体萎缩；引起药源性皮质醇增多症，出现库欣面容和体征；诱发消化道溃疡穿孔或出血；促发或加重精神异常，如欣快感、激动、谵妄或抑制、定向力障碍；影响儿童生长发育；偶见过敏反应。

（2）严重高血压、中度以上糖尿病、精神病、癫痫、活动性溃疡、骨折、创伤性修复期、肾上腺皮质功能亢进、妊娠早期、无有效抗菌药物控制的某些感染等禁用。

（3）与具有类似药效作用的药物合用时，可增加或加重其不良反应。

（4）可促进美托洛尔和异烟肼在体内代谢，降低血药浓度。

2. 地塞米松

片剂：0.75mg/片。

用法：每日 12～18mg/d，口服，1 周后可逐渐减量。

注射剂：1ml:2mg,1ml:5mg。

用法：30～40mg 加入生理盐水 50ml 静脉注射，5 分钟内推完。使血药浓度在短时间内达到高峰，有效地起到免疫抑制作用。也可用20～

30mg 地塞米松加入 5‰ 葡萄糖溶液 500ml 中静脉滴注，连用 2 周再逐渐减量。

不良反应及注意点：同甲泼尼龙。

3. 泼尼松龙

片剂：5mg/片。

用法：每日 80～120mg，口服，10 日～2 周后减量，依病情缓慢递减，每周减 10mg，4～6 周为一疗程，亦可减到 10mg 左右，长期服用。

不良反应及注意点：同甲泼尼龙。

4. 静脉注射用人免疫球蛋白

注射剂：1g/瓶，1.25g/瓶，2.5g/瓶，5g/瓶，10g/瓶。

用法：每日 0.4g/kg，静脉滴注，3～5 日为一疗程。可根据病情需要每月加强治疗 1 次，连续应用 3～6 个月。

不良反应及注意点：

（1）一般无不良反应，极个别患者在输注时出现一过性头痛、心慌、恶心、发热、寒战等不良反应，可能与输注速度过快或个体差异有关。上述反应大多轻微且常发生在输液开始 1 小时内，必要时减慢或暂停输注，一般无须特殊处理即可自行恢复。

（2）本品应单独输注，不得与其他药物混合。一旦开启应立即使用，未用完部分应弃去。

（3）对于免疫球蛋白过敏或有严重过敏史者以及抗 IgA 抗体的选择性 IgA 缺乏者禁用。

（4）孕妇及严重酸碱代谢紊乱的患者应

慎用。

5. β 干扰素

(1) Rebif (IFN-β1a)

粉针剂：22μg (6MIU)，44μg (12MIU)。

用法：每次 22～44μg，皮下注射，每周 3 次。每次 44μg，每周 3 次，具有最佳治疗效果。

(2) Avonex (IFN-β1a)

冻干粉剂：30μg。

用法：每次 30μg，肌内注射，每周 1 次，共 104 周。

(3) IFN-β1b (Betaferon，倍泰龙)

粉针剂：0.25mg (800IU)。

用法：每次 800IU，皮下注射，隔日 1 次，共 2 年。

不良反应及注意点：

(1) 多数 IFN-β 副作用比较轻微，严重的或患者不能耐受的不良反应少见。最常见的副作用是流感样症状，主要表现为发热、寒战、肌痛、嗜睡、厌食、体重减轻和疲劳等。其次常出现的不良反应是注射部位皮肤疼痛和瘙痒。迟发性副作用通常在治疗的 2～6 个月出现，包括中性粒细胞增多、贫血、低钙血症和心脏毒性等。上述副作用只需减量即可改善。IFN-β 另外一个可能的但比较严重的副作用是患者出现抑郁症状或者加重原有抑郁症及自杀率增加等，应该注意抗抑郁和心理治疗，必要时停用 IFN-β。虽然有上述副作用，但与免疫抑制剂相比较，IFN-β 的副作用仍较轻。

（2）有效降低流感样症状的方法包括逐渐递增 IFN-β 剂量和加用布洛芬，也可采取更为灵活的用药时间、临时降低 IFN-β 用量、口服小剂量激素药物或应用已酮可可碱等方法。减少注射部位反应的方法，包括采取正确的注射方式和更好的注射仪器，自动注射器可使其发生率降低。

（3）对本品过敏者禁用，有严重肝肾脑病变、精神障碍及骨髓抑制者、孕妇和哺乳期妇女慎用。

6. 甲氨蝶呤

片剂：2.5mg/片。

用法：成人，每次 7.5mg，口服，每周 1 次，可连用 2 年。

不良反应及注意点：

（1）可能出现骨髓抑制、胃肠道反应、肾毒性等。其他的有皮肤过敏、色素沉着、脱发、全身不适、毒血症等。

（2）孕妇及哺乳期妇女、肝肾功能不全及酗酒者禁用。

（3）老年患者慎用。

（4）与水杨酸、磺胺类药、苯妥英钠、四环素、氯霉素、保泰松、青霉素、丙磺舒、非甾体抗炎药等合用时，可增强其毒性作用。

7. 硫唑嘌呤

片剂：50mg/片，100mg/片。

用法：成人，每日 2mg/kg，口服，分 2 次服用。

不良反应及注意点：参见甲氨蝶呤。

8. 环磷酰胺

片剂：50mg/片。

用法：成人，每次 50mg，口服，每日 2～3 次，10～14 日为一疗程，维持 1 年。

粉针剂：0.1g/支，0.2g/支。

用法：1000mg 稀释后静脉滴注，每周 1 次，共 10 次；以后每 2 周 1 次，共 10 次；最后每月 1 次，共 10 次，总量 30g 左右。

不良反应及注意点：

（1）可能出现骨髓抑制、出血性膀胱炎、胃肠道反应、脱发、肝肾功能损害、心肌坏死、生殖系统毒性，长期应用可产生继发肿瘤，并可产生免疫抑制。

（2）孕妇及哺乳期妇女禁用。

（3）有骨髓抑制、痛风、泌尿系结石、肝肾功能损害、感染、肿瘤侵犯骨髓等情况时慎用。

（4）本品不与任何药物以任何方式混合，配制后 3 小时内用完。

（5）口服者宜空腹或睡前给药。对泌尿系统刺激大，应多饮水。

（6）用药期间注意监测电解质水平。

9. 环孢素 A

胶囊剂：10mg/粒，25mg/粒，50mg/粒。

用法：每日 2.5mg/kg，分 2 次口服。

不良反应及注意点：

（1）不良反应与剂量相关，主要是肾毒性，其次为肝毒性、神经毒性（震颤、惊厥、癫痫发作、精神异常）。

（2）长期应用可继发感染及肿瘤。

（3）用药期间定期复查肝、肾功能（服药第1个月内每周检查1次），要注意血压、胃肠功能、多毛、牙龈变化、皮疹、头痛、感觉异常等现象。如出现上述不良反应可减量，严重者停药，停药后副作用均可减轻或消失。

（4）肾功能不全、高血压、感染、恶性肿瘤患者禁用。

10. 米托蒽醌

粉针剂:5mg/支,10mg/支,20mg/支,30mg/支。

用法：成人，每次 $12mg/m^2$ 加入 5％葡萄糖注射液或生理盐水 250ml，静脉滴注，每3个月1次，累计剂量达（120～140）mg/m^2 时不推荐继续使用。

不良反应及注意点：

（1）剂量限制性不良反应有骨髓抑制，主要为白细胞减少，常于用药后 8～15 日达最低点，3 周后恢复，多疗程给药可引起贫血及血小板减少。

（2）消化道反应常见但不严重，少数可发生心脏毒性、脱发、肾功能减退及乏力等。

（3）有造血和心功能不全者，接受多柔比星累积达 $450mg/m^2$ 者禁用。肝肾功能不全慎用。

（4）用本品后可出现尿呈蓝色，巩膜变蓝，大便呈黄绿色。

（5）药液外漏可致局部组织坏死，避免与皮肤、眼睛接触。

11. 氯苯氨丁酸

片剂：5mg/片，10mg/片，25mg/片。

用法：每日 5mg，口服，每日 3 次。以后可每日增加 5mg，一般为每日 40～75mg，每日不超过 100mg。

不良反应及注意点：

（1）不良反应常见有嗜睡、眩晕、疲劳、恶心、呕吐等。也可出现头痛、失眠、低血压、腹泻、便秘、尿频、尿急、多汗等。长期使用突然停药可引起停药综合征。

（2）帕金森病、精神病、癫痫、惊厥或妊娠3 个月内患者禁用，消化性溃疡、肾衰竭、肺功能不全及正在使用抗高血压治疗的患者慎用。

（3）用药期间避免驾车或操作机械。

（4）本品可使乙醇及中枢镇静药的镇静作用加强，三环类抗抑郁药可使本品的作用加强。

12. 卡马西平

片剂：100mg/片，200mg/片。

用法：起始剂量为每日 100～200mg，分2～3 次口服，再缓慢加至每日 600～800mg。

不良反应及注意点：

（1）常见不良反应为视力模糊或复视，少见的不良反应为过敏反应、中毒性皮肤反应如荨麻疹、瘙痒，另外可出现精神紊乱、头痛、腹泻等。老年人和有心脏传导阻滞的患者易产生心律失常或心脏房室传导阻滞或心动过缓。还可出现骨髓抑制、中枢神经系统中毒、过敏性肝炎、肾损害、骨质疏松、电解质紊乱、感觉减退或周围神经炎、栓塞性脉管炎等。

（2）过量症状有惊厥、震颤、舞蹈样动作、角弓反张、共济失调、瞳孔散大、精神运动性紊乱、心血管症状等。

（3）对本品过敏者，心、肝、肾功能不全者，孕妇及哺乳期妇女禁用。青光眼、心血管严重疾患及老年患者慎用。

（4）用药期间注意监测血药浓度，定期复查血常规、尿常规、肝肾功能。

13. 替扎尼定

片剂：2mg/片，4mg/片，6mg/片。

用法：每次 2～4mg，口服，每日 3 次。严重患者晚间可加服 2～4mg。

不良反应及注意点：

（1）小剂量应用时可出现疲劳、眩晕、嗜睡、口干、恶心、呕吐及血压轻微下降等。较大剂量时除上述反应增多外尚可出现失眠、低血压，偶见转氨酶升高等。

（2）孕妇及儿童慎用。

（3）肝肾功能不全者适当调整剂量。

（4）与抗高血压药和利尿药合用可导致低血压和心动过缓。

（5）与镇静药和乙醇合用能增强镇静效果。

14. 丙米嗪

片剂：12.5mg/片，25mg/片。

用法：每次 10mg，口服，每日 4 次，可逐渐增加至每次 25mg，每日 4 次。

不良反应及注意点：

（1）治疗初期可出现失眠与抗胆碱能反应，如口干、多汗、震颤、眩晕、心动过速、视物模糊、排尿困难、便秘或麻痹性肠梗阻等。大剂量可发生心脏传导阻滞、心律失常、焦虑等。其他不良反应有皮疹、直立性低血压。偶见癫痫发作、骨髓抑制或中毒性肝损害。

（2）严重心脏病、青光眼、排尿困难、支气管哮喘、癫痫、甲状腺功能亢进、谵妄、粒细胞减少、肝功能损害、对三环类药物过敏者、孕妇及 6 岁以下儿童禁用。

（3）用药期间定期检测血常规和肝、肾功能。

（4）用药期间不宜驾驶车辆、操作机械或高空作业。

（5）老年患者应从小剂量开始，视病情酌减用量，尤须注意防止直立性低血压发生，以免摔倒。

（6）药物相互作用：与乙醇合用可使中枢神经的抑制作用增强；与抗惊厥药合用可降低抗惊厥药的作用；与抗组胺药或抗胆碱能药、甲状腺制剂合用，药效相互加强；与雌激素或含雌激素的避孕药合用，可增加本品的不良反应；与肾上腺受体激动剂合用可引起严重高血压与高热；与单胺氧化酶合用有发生高血压的危险。

15. 莫达非尼

胶囊剂：20mg/粒，100mg/粒，200mg/粒。

用法：每日 200mg，睡前 1.5 小时口服，疗程 3 周。

不良反应及注意点：本品应用 1 年，绝大多数试用患者未发现不良反应，也未发生夜间睡眠紊乱或药物的依赖性。

16. 甲泼尼龙片

片剂：4mg/片。

用法：每日 60～90mg，口服，10 日～2 周后减量，依病情缓慢递减，每周减 8mg，4～6 周为一疗程，亦可减到 8mg 左右，长期服用。

不良反应及注意点：同甲泼尼龙。

17. 芬戈莫德

胶囊剂：0.5mg/粒

用法：每日 0.5mg，口服

不良反应及注意点：心动过缓和房室阻断，感染，黄斑水肿，呼吸效应如咳嗽等，肝功能损害。

18. 醋酸格拉默

针剂：20mg/支

用法：20mg，皮下注射，每日 1 次。

不良反应及注意点：

（1）注射部位反应，如红肿、疼痛、肿胀或注射部位发痒。

（2）心跳（心悸）、面红、胸痛、气促、恶心，便秘，腹泻、皮疹或出汗。

（3）类似流感的症状，如身体虚弱、头晕、肌肉僵硬、关节痛或背部疼痛、头痛、抑郁或焦虑。

19. 利妥昔单抗

针剂：500mg/支，100mg/支

用法：将100mg稀释于氯化钠注射液100ml中，第1小时给予50ml，若无明显不良反应，剩余50ml半小时内输完。一般每周1次，一次100mg，连用3周。若患者病情较重，起始剂量可以给予500mg。

不良反应及注意点：

（1）全身症状：腹痛、背痛、胸痛、颈痛、腹胀、输液部位疼痛。

（2）心血管系统：高血压、心动过缓、心动过速、直立性低血压、心律失常。

（3）消化系统：腹泻、消化不良、厌食症。

（4）血液和淋巴系统：淋巴结病。

（5）代谢和营养疾病：高血压、外周水肿、乳酸脱氢酶增高、低血钙。

（6）骨骼肌肉系统：关节痛、肌痛、疼痛、肌张力增高。

（7）神经系统：头昏、焦虑、感觉异常、感觉过敏、易激惹、失眠、神经质。

（8）呼吸系统：咳嗽增加、鼻窦炎、支气管炎、呼吸道疾病、阻塞性细支气管炎。

（9）皮肤和附属物：出汗、单纯疱疹、带状疱疹。

（10）感觉器官：泪液分泌性疾病、结膜炎、味觉障碍。

20. 吗替麦考酚酯

胶囊剂：0.25g/粒。

片剂：0.25g/片。

用法：起始剂量每次 0.25g，每日 2 次，逐渐加量至 0.5g，每日 2 次。

不良反应及注意点：

（1）消化道症状：恶心、呕吐、腹泻、便秘、胃肠道出血。

（2）血液系统损害：贫血、白细胞下降。

（3）机会感染：尿路感染、巨细胞病毒及疱疹病毒感染。

（4）诱发恶性肿瘤：如皮肤基底细胞癌，但发生率较低。

（5）肝脏损害、男性生殖系统抑制等，需要定期复查肝功能和血常规。

21. 特立氟胺

片剂：7mg/片，14mg/片。

用法：每次 1 片，每天 1 次。

不良反应及注意点：肝功能异常，常见 ALT 增高，脱发、腹泻、流感样症状、恶心、感觉异常等。

22. 加巴喷丁

胶囊剂：100mg/粒。

片剂：300mg/片，400mg/片。

用法：第 1 次睡前服用 300mg，以后每天增加 300mg，用量可以高达每天 3600mg，上述剂量需分 3 次服用。

不良反应及注意点：

（1）全身表现：衰弱、感染、头痛、意外外伤、腹痛。

（2）消化系统：腹泻、便秘、口干、恶心、呕吐、胃肠胀气。

（3）代谢和营养紊乱：体重增加、高血糖。

（4）神经系统：共济失调、思维异常、步态异常、感觉迟钝。

（5）呼吸系统：咽炎。

（6）皮肤和附属器官：皮疹。

（7）特殊感官：弱视、复视、结膜炎、中耳炎。

23. 奥卡西平

片剂：0.15g/片，0.3g/片。

混悬液：1ml：60mg。

用法：起始剂量一般为 0.15g，每日 2 次，每周增加 0.15g，大多数患者不能耐受每日 2400mg。

不良反应及注意点：同卡马西平。

【建议】

1. 对于急性发作和复发患者，主张大剂量甲泼尼龙短期冲击治疗后，口服泼尼松、甲泼尼龙片或地塞米松继续治疗，但不能防止复发，且对进展型多发性硬化疗效欠佳甚至无效。

2. 免疫抑制剂能减轻患者的症状，但对于MRI显示的脱髓鞘病灶无减少趋势且全身不良反应大，目前较少应用，仅仅用于糖皮质激素治疗无效的患者。

3. 对大剂量皮质激素治疗不敏感或由于副作用不能继续治疗的患者，以及急性进展型和暴发型患者可考虑行血浆置换疗法。

4. 病因治疗，同时应注意对症治疗。

(李柱一)

第六章　运动障碍疾病

第一节　帕金森病

帕金森病（Parkinson's disease, PD）又名震颤麻痹（paralysis agitans），由英国医生 James Parkinson 于 1817 年首先描述，是以黑质多巴胺（DA）能神经元变性缺失和路易小体形成，以及纹状体 DA 递质浓度显著降低为特征的一种常见的中老年人神经退行性疾病。病因尚未明了。目前认为遗传、环境毒素、氧化应激、蛋白酶体功能障碍、线粒体功能异常、兴奋性毒作用、神经老化、炎性/免疫反应等因素与 PD 发病机制有关。65 岁以上患病率为 1.7%，并随年龄增长而增加，两性差异不大。临床上以运动症状如静止性震颤、运动迟缓、肌强直和姿势步态异常和非运动症状如嗅觉减退、快动眼睡眠行为异常、便秘、抑郁等非运动症状为主要特征。目前缺乏根治性方法，但是规范、合理、优化的药物治疗可以有效地改善患者的症状与体征。

【相关药物】

（一）抗胆碱能药（anticholinergic drugs）

1. 苯海索（Trihexyphenidyl Hydrochlo-

ride，安坦，Artane）

阻断中枢纹状体及周围胆碱能受体，抑制乙酰胆碱的活性；相应提高多巴胺效应及调整纹状体内递质平衡。其外周抗胆碱能作用较弱，约为阿托品的 $1/3\sim1/2$。

2. 盐酸丙环定（Procyclidine Hydrochloride，开马君，Kemadrin）

作用与苯海索相似。

3. 奥芬那君（Orphenadrine）

作用与苯海索相似，且中枢不良反应较少。

4. 比哌立登（Biperiden，安克痉，Akineton）

作用与苯海索相似。为促多巴胺释放剂。

5. 金刚烷胺（Amantadine）

主要作用机制是加强突触前合成和释放多巴胺（DA），减少 DA 的重摄取，增加突触间隙 DA 浓度；尚有微弱的抗胆碱能作用。与左旋多巴（L-Dopa）合用有协同作用。此外，金刚烷胺还具有 N-甲基-天门冬氨酸（NMDA）受体拮抗作用，阻断谷氨酸的细胞毒性，可能具有神经保护作用。

6. 美金刚（Memantine）

为金刚烷胺的衍生物，具有较强的 NMDA 受体拮抗作用。

（二）左旋多巴及其复方制剂

1. 左旋多巴（Levodopa，L-Dopa）

是体内合成 DA 的前体，摄入后多被外周多巴脱羧酶降解；仅 1% 可通过血脑屏障。入脑后在中枢多巴脱羧酶作用下脱羧生成 DA，弥补纹状体内 DA 缺乏而发挥替代治疗作用，是治疗 PD 最有效的药物。

2. 美多巴（Madopar）

为外周多巴脱羧酶抑制剂苄丝肼（Benserazide）与 L-Dopa 按 1:4 比例配制而成的复方制剂（50mg/200mg）。较 L-Dopa 具有较少的外周不良反应，但中枢副作用如症状波动、异动症等则更显著。美多巴控释剂（Madopar-HBS）可使 L-Dopa 在胃内缓慢释放，维持恒定的血药浓度，主要用于症状波动的治疗。弥散型美多巴（Dispersible madopar，DM）是水溶剂型，吸收快，起效快，可用于治疗晨僵和吞咽困难等。

3. 卡比多巴-左旋多巴（复方卡比多巴片，Sinemet，息宁）

为外周多巴脱羧酶抑制剂卡比多巴（Carbidopa）与 L-Dopa 按 1:4 或 1:10 配制而成的复方制剂（25mg/100mg、50mg/200mg 或 10mg/100mg）。息宁控释片（Sinemet CR）释放和吸收缓慢，血药浓度稳定，持续时间长，可减少症状波动，但其生物利用度较标准制剂低，由标准制剂转换成息宁控释片时需增加 25% 或以上的剂量。

4. Stalevo

为 L-Dopa、卡比多巴、恩托卡朋三者的复方制剂。对于改善 PD 患者的症状波动，延长

"开"期、减少"关"期显示明显的疗效。

（三）DA 受体激动剂

DA 受体激动剂（dopaminergic receptor agonists）有两种类型：麦角类和非麦角类。因麦角类 DA 受体激动剂会导致心脏瓣膜病变和肺胸膜纤维化，现已不主张使用。

1. 溴隐亭（Bromocriptine，溴麦角环肽）

为半合成的麦角类 D_2 受体激动剂，具有微弱的 D_1 受体拮抗作用。该药也作用于垂体的 D_2 受体，抑制催乳素分泌。该药用于 PD 的治疗，也用于治疗闭经和溢乳。

2. 培高利特（Pergolide，硫丙麦角林，协良行，Celance）

为半合成的麦角类 DA 受体激动剂，兼有 D_1 和 D_2 受体激动作用，对 D_2 受体激动强于对 D_1 受体的激动。半衰期约为 30 小时。

3. α-二氢麦角隐亭（α-Dihydroergocryptine，克瑞帕，Cripar）

为麦角类 DA 受体激动剂，主要激动 D_2 受体，部分激动 D_1 受体。口服后吸收快。半衰期约为 12～15 小时。

4. 卡麦角林（Cabergoline，Cabaser）

为麦角类 D_2 受体激动剂，起效快且半衰期为 DA 受体激动剂中最长者（约 70 小时），较适用于 PD 伴症状波动或异动症患者。

5. 阿扑吗啡（Apormophine）

为 D_1 和 D_2 受体激动剂，起效快，常采用微泵皮下注射,用于治疗 PD 患者"关"状态等。

6. 利舒脲 (Lisuride,麦角脲)

为半合成的麦角类 D_2 受体激动剂,作用较溴隐亭强 10~20 倍,但作用时间短。

7. 吡贝地尔 (Piribedil,泰舒达,Trastal)

为非麦角类 D_1、D_2 受体激动剂,对中脑、皮层和边缘叶通路的 D_3 受体也有激动作用。对震颤效果良好,可作为震颤明显患者的单一用药,或与复方多巴联合用药。

8. 普拉克索 (Pramipexole,Mirapex,森福罗)

为非麦角类高选择性 D_2、D_3 受体激动剂,兼有 D_4 受体激动作用,半衰期 8~12 小时。治疗 PD 患者伴"剂末现象"或异动症,或伴抑郁的效果显著,早期单一用药可推迟 L-Dopa 给药时间或与 L-Dopa 联合用药减少 L-Dopa 剂量。

9. 罗匹尼罗 (Ropinirole)

为非麦角类高选择性 D_2、D_3 受体激动剂,D_4 受体激动较普拉克索弱,半衰期 6 小时。治疗 PD 适应证与普拉克索相同,疗效与普拉克索相近。

10. 罗替高汀 (Rotigotine,罗替戈汀)

为非麦角类 D_2、D_3 受体激动剂,通过经皮贴剂给药,药效持续 24 小时,疗效稳定和持续。

(四) 单胺氧化酶 B 抑制剂 (MAO-B inhibitors)

1. 司来吉兰 (Selegiline,丙炔苯丙胺,咪

多吡，L-Deprenyl，Eldepryl，思吉宁，金思平）

为不可逆的 MAO-B 抑制剂，阻断 DA 降解成为高香草酸（HVA），从而增加脑内 DA 浓度。可以单独或联合复方 L-Dopa 应用，联用时可减少 L-Dopa 的用量。被认为可能有疾病修饰作用。

2. 雷沙吉兰（Rasagiline）

为第二代高度选择性 MAO-B 抑制剂，作用强于司来吉兰，可以有效地改善"剂末现象"，并具有一定的疾病修饰作用。

（五）儿茶酚-氧位-甲基转移酶抑制剂（COMT inhibitors）

1. 恩托卡朋（Entacapone，珂丹）

为高效、可逆、选择性 COMT 抑制剂。COMT 抑制剂具有对纹状体突触后膜 DA 受体产生持续性 DA 能刺激，在疾病早期首选治疗可以改善症状，同时可能有预防或延迟运动并发症的发生，但存在争议；在疾病中晚期添加治疗可以进一步改善症状。单用无效，须与复方 L-Dopa 合用。

2. 托卡朋（Tolcapone，答是美）

为高选择性 COMT 抑制剂，适应证与恩托卡朋相同。托卡朋有可能导致肝功能损害，须严密监测肝功能。

（六）其他药物

1. 线粒体保护剂（mitochondrial protective agents）

辅酶 Q_{10}、肌苷（Creatine）具有抗氧化及促进线粒体呼吸链传递功能，可以用作 PD 的辅助治疗。

2. **腺苷 A2A 受体拮抗剂**（adenosine receptor antagonist）

KW6002 等为选择性腺苷 A2A 受体拮抗剂，对 PD 有治疗作用。

【治疗原则】

（一）总体治疗原则

用药原则以达到有效改善症状，提高工作能力和生活质量为目标。提倡早期诊断、早期治疗，不仅可以更好地改善症状，而且可能延缓疾病的进展。应坚持"剂量滴定"以避免产生药物急性副作用，力求实现"尽可能以小剂量达到满意临床效果"的用药原则，可避免或降低运动并发症尤其是异动症的发生。治疗应遵循循证医学证据，也应强调个体化特点，不同患者的用药选择需要综合考虑患者的疾病特点（是以震颤为主，还是以强直少动为主）和疾病严重度、有无认知障碍、发病年龄、就业状况、有无共病、药物可能的副作用、患者的意愿、经济承受能力等因素。尽可能避免、推迟或减少药物的副作用和运动并发症。抗 PD 药物治疗时特别是使用 L-Dopa 不能突然停药，以免发生撤药恶性综合征。

（二）选药原则

1. 早期 PD 治疗

早期治疗分为药物治疗和非药物治疗。药物治疗一般开始多以单药治疗，但也可采用优化的小剂量两药（体现多靶点）联合应用，力求疗效最佳，维持时间更长，而运动并发症发生率最低。非药物治疗主要是运动疗法，包括慢跑、打太极拳等。

治疗药物包括疾病修饰治疗药物和症状性治疗药物。疾病修饰治疗药物除有可能的疾病修饰作用外，也具有改善症状的作用；症状性治疗药物除能够明显改善症状外，其中部分也兼有一定的疾病修饰作用。

疾病修饰治疗的目的是延缓疾病的进展。目前临床上可能有疾病修饰作用的药物主要包括MAO-B 抑制剂和 DA 受体激动剂等。MAO-B 抑制剂中的司来吉兰＋维生素 E（即 Deprenyl And Tocopherol Antioxidative Therapy of Parkinsonism，DATATOP）和雷沙吉兰（ADAGIO 临床试验）可能具有延缓疾病进展的作用；DA 受体激动剂中的普拉克索（CALM-PD 研究）和罗匹尼罗（REAL-PET 研究）提示可能有疾病修饰作用。大剂量（1200mg/d）辅酶 Q_{10} 的临床试验提示也可能有疾病修饰作用。

2. 中晚期 PD 治疗

中晚期 PD 尤其是晚期 PD 的临床表现极其复杂，其中有疾病本身的进展，也有药物副作用或运动并发症的因素参与。对中晚期 PD 患者的治疗，一方面继续力求改善运动症状，另一方面妥善处理一些运动并发症和非运动症状。

若在早期阶段首选 DA 受体激动剂、MAO-B 抑制剂或金刚烷胺治疗的患者，发展至中晚期阶段时，应添加复方 L-Dopa 治疗；若在早期阶段首选小剂量复方 L-Dopa 治疗的患者，中晚期阶段应加大剂量，或添加 DA 受体激动剂、MAO-B 抑制剂或 COMT 抑制剂。药物疗效减退而伴异动症者可考虑选择手术治疗，手术方法主要推荐脑深部电刺激术（DBS）。

3. 首选药物原则

（1）早发型患者，不伴智能减退，可有如下选择：①非麦角类 DR 激动剂；②MAO-B 抑制剂；③金刚烷胺；④复方 L-Dopa；⑤达灵复（Stalevo）。

首选药物并非按照以上顺序，需根据不同患者的具体情况，选择不同方案。若顺应美国、欧洲治疗指南应首选①方案，也可首选②方案，或可首选⑤方案；若由于经济原因不能承受高价格的药物，则可首选③方案；若因特殊工作之需，力求显著改善运动症状，或出现认知功能减退，则可首选④或⑤方案；也可小剂量应用①、②或③方案时，同时小剂量合用④方案。对于震颤明显而其他抗 PD 药物疗效欠佳时可选用抗胆碱能药，如苯海索。

（2）晚发型患者，或伴智能减退，一般首选复方 L-Dopa 治疗。随症状加重、疗效减退时可添加 DR 激动剂、MAO-B 抑制剂或 COMT 抑制剂治疗。抗胆碱能药尽可能不用，尤其老年男性患者，因有较多副作用。

4. 撤药原则

若患者由于药物不良反应（如精神症状并认定与药物有关）或需手术，可按照"后上，先撤"的原则撤药。具体顺序为：抗胆碱能药，金刚烷胺，MAO-B 抑制剂，DA 受体激动剂，COMT 抑制剂，复方 L-Dopa 适当减量。

（三）分类选择原则

1. 抗胆碱能药

（1）苯海索：适用于年轻伴有明显震颤的患者，对强直和运动迟缓效果较差；可与 L-Dopa 联合用药治疗震颤明显的患者；对于老年患者，尤其伴有认知障碍而震颤不明显的患者多不主张使用。成人起始剂量通常为 1～2mg，每 3～5 日增加 2mg，直至疗效满意。常用量为 1～2mg，每日 3 次。

（2）盐酸丙环定：起始剂量 2.5mg，每日 3 次口服，逐渐加量至 5～10mg，每日 3 次。

（3）奥芬那君：起始剂量 50mg，每日 3 次，逐渐加量至 100mg，每日 3 次；最大剂量不超过 400mg/d。

（4）比哌立登：起始剂量 1mg，每日 2 次；维持量 3～12mg/d。

2. 金刚烷胺

金刚烷胺主要适用于早期 PD 患者单一或联合用药治疗。对震颤、强直、运动迟缓均有一定疗效；对 L-Dopa 诱导的异动症亦有一定的疗效。初始剂量每日 50mg，每日 2~3 次，一周后可增加 100mg，每日 2~3 次，有效治疗量为每日 100~300mg，最大剂量不超过每日 300mg。

3. L-Dopa 及其复方制剂

（1）L-Dopa 是治疗 PD 最有效、最基本的药物。原发性 PD 及多巴反应性肌张力障碍（DRD）对 L-Dopa 的效果显著并持续，而帕金森叠加综合征、继发性帕金森综合征疗效不佳或短暂，以此也可作为 PD 鉴别诊断原则之一。L-Dopa 复方制剂的选择时机，过去观点认为在早期 PD 患者多数不主张直接采用 L-Dopa 复方制剂，而尽可能延迟其使用的时间，尤其在年轻患者；现在的观点主张可以在早期患者中使用，但是需应用小剂量（每日小于 400mg），该剂量不增加今后产生异动症的风险。对于年老的患者应综合考虑并制定药物治疗策略，与年轻患者不同，在老年患者中，L-Dopa 发生运动并发症的机会相对较少，而 DA 受体激动剂较 L-Dopa 更易诱发精神症状，加之老年患者合并用药耐受性较差，因此应鼓励早期使用 L-Dopa 复方制剂或 Stelavo。L-Dopa 复方制剂须从小剂量开始，根据病情的需要缓慢加量，以小剂量达到满意疗效作为维持剂量。

（2）L-Dopa 初始剂量 125mg，一日 2~4 次，餐前 1 小时或餐后 1.5 小时服用，以后视患者的耐受情况，每隔 3~7 日增加每日量 125~

750mg，直至最理想的疗效为止。成人最大日剂量可用至 6g，分 4～6 次服用。目前应推荐使用复方制剂。

（3）美多巴标准片为最常用的复方制剂，起始剂量 62.5mg（1/4 片），每日 2～3 次，每 3～7 日加量 62.5mg，直至效果满意，每日剂量一般不超过 1g，分 3～5 次服用。

（4）美多巴 HBS 作用时间长，血药浓度稳定，每日服药次数可减少，适用于早期 PD 或 PD 伴症状波动、疗效减退、剂末现象的患者。夜间运动不能的患者也可选用。因其生物利用度仅为美多巴标准片的 70% 左右，故换药后的前数日剂量需逐渐加大 30%，以保证 L-Dopa 的总量不变。美多巴 HBS 吸收缓慢，不易迅速扭转"关"状态。

（5）弥散型美多巴吸收迅速，常在 10 分钟内起效；作用时间与标准片基本相同，适用于有吞咽困难的 PD 患者，清晨运动不能，剂末肌张力障碍的患者；可迅速扭转"关"状态，效果显著且持续。

（6）息宁在未使用过 L-Dopa 的患者中初始剂量为 110mg（10：1 片剂），一日 3 次，或 125mg（4：1 片剂），一日 2 次，逐渐增加至维持剂量：卡比多巴 75～150mg/d，L-Dopa 300～600mg/d，早期患者剂量应控制在小于 400mg/d。过去使用过 L-Dopa 治疗的患者，改用本品时，须先停用 L-Dopa 至少 8 小时，之后给予息宁 110mg（10：1 片剂），一日 3～4 次（换药前 L-Dopa 日使用量小于 1.5g），或息宁 125mg（4：1 片剂），每日 2～3 次。当用卡比多巴：左旋多巴（1：10）片剂疗效不理想时，可改用 1：4 的片剂，每日总量酌情减少。由于息宁控释片起效时间较为缓慢，对于清晨运动不能明显的患者应在每日首剂口服息宁标准片，或美多巴标准片，或弥散型制剂。

（7）Stelavo 有 3 种剂型：L-Dopa/卡比多巴/恩托卡朋 50mg/12.5mg/200mg（Stalevo 50），100mg/25mg/200mg（Stalevo 100），150mg/37.5mg/200mg（Stalevo 150）。由于 Stelavo 中加入了 COMT 抑制剂恩托卡朋而使脑内 L-Dopa 作用时间延长。Stelavo 适用于早期 PD 患者，尤其针对 DA 受体激动剂或 MAO-B 抑制剂治疗效果欠佳的患者。早期老年 PD 患者可首选 Stelavo 作为治疗方式从而延缓症状波动、异动症的发生。对于接受过 L-Dopa 治疗且已发生症状波动、剂末恶化、"开-关"现象、剂峰异动症的患者也可从 Stelavo 治疗中获益。接受 L-Dopa/卡比多巴（IR）＋恩托卡朋或 L-Dopa/苄丝肼＋恩托卡朋的患者可直接转换成 Stelavo 治疗；接受 L-Dopa/卡比多巴（CR）＋恩托卡朋的患者在转换成 Stelavo 过程中需注意 L-Dopa/卡比多巴（CR）的生物利用度仅为 Stelavo 的 70%～75%，L-Dopa/卡比多巴（CR）200mg/50mg＋恩托卡朋 200mg 等同于 Stelavo 150mg，此外前者的药效达峰时间较后者延迟 1~1.5 小时，故转换时应做相应调整。Stelavo 在美国患者中最高剂量为 1200mg/d（Stalevo 150×8），欧洲患者为 1500mg/d（Stalevo 150×10），国人剂量应适当减少。

4. DA 受体激动剂

发病年龄轻的早期 PD 患者推荐单独使用 DA 受体激动剂治疗。与 L-Dopa 联合治疗早中期 PD 患者，可以提高疗效，减少 L-Dopa 用药量及延迟 L-Dopa 治疗过程中出现的症状波动、疗效减退及异动症。对已出现症状波动或异动症的患者，推荐加用 DA 受体激动剂并减少 L-Dopa 剂量。晚期 PD 患者中，由于中脑黑质多巴脱羧酶缺乏，外源性 L-Dopa 无法转化成为 DA，L-Dopa 治疗无效而 DA 受体激动剂治疗仍有效。高选择性 D_2/D_3 受体激动剂如普拉克索或罗匹尼罗不刺激 5-HT 受体，不良反应较其他 DA 受体激动剂少；其疗效也较其他 DA 受体激动剂好。这类药物较 L-Dopa 有较少的症状波动和异动症发生率，但直立性低血压和精神症状发生率较高，故老年患者不推荐首选。治疗应从小剂量开始，逐渐加量直至获得满意效果及最少的不良反应。

（1）溴隐亭可用于治疗 L-Dopa 引起的症状波动、"开-关"现象、异动症、肌张力障碍等并发症。开始剂量每日 0.625mg，每 3~5 日增加 0.625~1.25mg，分次服用，通常每日治疗量为

7.5～15mg，最大剂量每日不超过 25mg。一般需 6～8 周达到治疗效果。

（2）培高利特治疗适应证与溴隐亭相同，疗效略优且作用时间较长。对部分溴隐亭治疗无效的患者亦可能有效。初始剂量为 0.025mg，每日 1 次，进餐时服用，以后每隔 5 日每次增加 0.025mg，直至最低有效量，获得最理想的疗效而不出现副作用为止。通常有效剂量每日 0.375～1.5mg，分次服用，最大剂量每日不超过 2.4mg。

（3）克瑞帕的治疗适应证与溴隐亭相同，初始剂量为 2.5mg，每日 3 次，逐渐加量至疗效满意，有效剂量为 30～60mg/d，分次服用。最大剂量一般不超过 80mg/d。

（4）卡麦角林适用于 L-Dopa 治疗诱发的明显的症状波动、"开-关"现象及异动症患者，因其半衰期长达 70 小时，故每日只需服用 1 次。初始剂量为 1mg/d，每 2 周加量 0.5～1mg 直至效果满意，有效剂量为 2～6mg/d，最大剂量一般不超过 10mg/d。

（5）阿扑吗啡能迅速扭转"关"状态，适用于"关"期显著延长的患者。初次使用前停用其他抗 PD 药物 8～12 小时以触发关状态；初始剂量为 0.5～2mg，皮下或微泵给药，通常 5～15 分钟起效，逐渐加量直至确立最低有效剂量。一般单次给药量不超过 10mg，每日有效量为 3～30mg。便携式微泵能保持患者良好的运动功能。

（6）利舒脲适用于长期 L-Dopa 治疗诱发的明显的"开-关"现象的患者，也可用于治疗 L-Dopa 诱导的异动症。初始剂量 0.02mg/d，逐渐加量至有效剂量，一般为 2～4mg，最大剂量不超过 5mg/d。

（7）吡贝地尔缓释片主要适用于早期 PD 患者，伴震颤及情绪障碍者尤佳。初始剂量每次 50mg/d，第 1 周每日 1 次，第 2 周每日 2 次，第 3 周每日 3 次，餐后服用。有效剂量为 100～200mg，最大日剂量不超过 250mg。

（8）普拉克索为年轻 PD 患者早期单药治疗理想的首选药物之一，也是中晚期 PD 患者 L-Dopa 较佳的辅助治疗用药之一。对中晚期患者，普拉克索能有效延长"开"期，改善患者运动迟缓、强直等症状。PD 合并剂峰异动症患者亦可从普拉克索治疗中获益。初始剂量为 0.125mg，每日 3 次，1 周后加量至 0.25mg，每日 3 次，根据临床效果可每周加量 0.25mg/d。通常有效剂量为 1.5～4.5mg/d，分次服用，最大剂量不超过 5mg/d。

（9）罗匹尼罗适应证及疗效与普拉克索相近。初始剂量为 0.25mg，每日 3 次，逐渐加量至最低有效量。常用剂量为 3～20mg/d，分次服用，最大剂量不超过 24mg/d。

（10）罗替高汀贴剂每日 1 贴能显著改善早期及中晚期 PD 患者 UPDRS 评分及日常生活能力，适用于早期 PD 患者单药治疗（6mg/d，

30cm^{2}皮肤贴剂）及中晚期 PD 患者 L-Dopa 的辅助治疗。有效剂量 6～18mg，每日 1 贴。

5. 选择性单胺氧化酶 B 抑制剂

（1）司来吉兰适用于早期 PD 患者，与维生素 E 合并使用（DATATOP）方案有助于延缓疾病进展，推迟 L-Dopa 的用药时间。与 L-Dopa 复方制剂有协同作用，用于症状性治疗早中期 PD 患者，与 L-Dopa 联合用药可减少 L-Dopa 用药近1/4，延缓"开-关"现象的出现。对于存在症状波动、疗效减退、剂末现象的患者，在 L-Dopa 治疗基础上加用司来吉兰也具有一定的改善作用。初始剂量为 2.5～5mg，早晨、中午服用。应避免晚间服用，以免引起失眠。

（2）雷沙吉兰的 MAO-B 抑制作用较司来吉兰强 5～10 倍，此外，其疾病修饰作用及对长期应用 L-Dopa 复方制剂出现疗效减退的 PD 患者的改善作用也较司来吉兰强。雷沙吉兰尤其适用于 L-Dopa 诱发的剂末现象患者的治疗。雷沙吉兰每日维持量为 1mg。

6. 儿茶酚-氧位-甲基转移酶抑制剂

（1）托卡朋适用于各期的 PD 患者。早期与 L-Dopa 复方制剂合用，可以增加 L-Dopa 的生物利用度并减少 L-Dopa 用量约 30%，推迟症状波动产生的时间，疗效可维持 1 年以上。与 L-Dopa 合用治疗非症状波动的患者，可以显著改善日常生活能力（ADL 评分）及运动症状（UPDRS 评分）。对于严重的"开-关"现象的患者，托卡朋可延长"开"期 20％以上，减少"关"期 30％以上。对于剂峰异动症的患者亦可考虑在现有的治疗基础上加用托卡朋。托卡朋初始剂量为 50～100mg，每日 2～3 次，必须与 L-Dopa 复方制剂合用，单独使用无效。根据需要可增至 200mg，每日 3 次，有效剂量为100～200mg，每日 3 次，最大剂量一般不超过每日 600mg。

（2）恩托卡朋与 L-Dopa 复方制剂联合用药可作为老年早期 PD 患者首选的治疗方案之一。其治疗适应证与托卡朋相同，且肝脏毒性的风险明显低于托卡朋。每次服用 L-Dopa 复方制剂时给予恩托卡朋 200mg，最大剂量为 200mg，每日 10 次。

7. 其他药物

（1）辅酶 Q_{10} 是最早尝试使用治疗 PD 的神经保护药物之一，早期大剂量使用（1200mg/d）可能对延缓 PD 进展有益，中晚期患者多不推荐单独使用。

（2）腺苷 A2A 受体拮抗剂具有改善 PD 患者运动症状的作用。

【注意事项】

（一）抗胆碱能药

1. 苯海索

片剂：2mg/片，5mg/片。

胶囊剂：5mg/粒。

糖浆剂：5ml:5mg。

不良反应及注意点：

（1）苯海索的副作用有口干（唾液腺分泌减少）、视物模糊（瞳孔散大）、心动过速、便秘、排尿困难、尿潴留（括约肌蠕动降低），精神障碍如幻觉、妄想等，此均为抗胆碱能反应，减量或停药可使上述症状缓解或消失。

（2）长期使用的患者不宜突然停药，应逐渐减量以避免 PD 症状加重。

（3）前列腺肥大、麻痹性肠梗阻、幽门狭窄、闭角性青光眼患者禁用；老年患者长期使用需定期测定眼压以免诱发青光眼。高热患者、心动过速者慎用；心功能不全的患者慎用，以免诱发心律失常。老年 PD 患者尤其合并认知功能减退者不宜使用。

（4）无震颤的患者不推荐使用。

（5）中毒量的处理：①除了患者处于昏迷前期、惊厥或精神病状态外，应予催吐或洗胃；②心血管与中枢神经系统的毒性，可肌内注射或缓慢静脉滴注水杨酸毒扁豆碱 1～2mg，按需每隔 2 小时可重复，最大量可达 2mg；③控制兴奋或激动可应用小量的短效巴比妥类药，瞳孔扩大可用 0.5% 硝酸毛果芸香碱滴眼，必要时可进行辅助呼吸和对症支持治疗。

2. 盐酸丙环定

片剂：5mg/片。

不良反应及注意点：同苯海索。

3. 奥芬那君

片剂：50mg/片。

副作用及注意事项：同苯海索。

4. 比哌立登

片剂：2mg/片。

注射液（乳酸盐）：1ml:5mg。

不良反应及注意点：同苯海索。

（二）金刚烷胺

片剂：100mg/片。

不良反应及注意点：

（1）常见的副作用有幻觉、精神错乱、眩晕、失眠、焦虑、抑郁、神经质等，老年患者中较为常见，胃肠道反应如便秘、口干等可能由抗胆碱能作用所致。故长期用药患者用药期间应尽量避免车辆驾驶、高空作业等工作。

（2）少见的副作用有共济失调、直立性低血压、惊厥、白细胞减少或中性粒细胞减少。

（3）其他副作用有皮肤出现紫红色网状斑点或网状青斑，踝部水肿或下肢肿胀等，一旦出现常持续存在难以消退。

（4）肾功能不全，癫痫，严重胃溃疡，慢性肝病，充血性心力衰竭，老年直立性低血压的患者慎用。本品可通过胎盘，大鼠每日用50mg/kg（为人类常用量的12倍）时，对胚胎有毒性且能致畸胎，孕妇应慎用。本品可由乳汁排泄，哺乳期妇女禁用。

（5）与L-Dopa合用治疗早中期PD患者，金刚烷胺的剂量应维持在50mg，每日2～3次，必要时可增至 100mg，每日 2～3 次；本品与抗胆碱能药或 L-Dopa 合用时，可有增效作用，减少单次 L-Dopa 用量，使所出现的症状或副作用有所改善或疗效不呈波动性。

（6）停药时，每周递减 50%，逐渐停药。

（三）左旋多巴及其复方制剂

1. 左旋多巴

片剂：250mg/片。

不良反应及注意点：

（1）80%患者在治疗过程中可出现胃肠道反应，常见症状有恶心、呕吐、厌食等，主要由于在 L-dopa 治疗初期增量过快或过大所致，餐后1.5 小时口服或缓慢增量，或加用多潘立酮可缓解胃肠道反应，禁用干扰 L-dopa 疗效的吩噻嗪类、硫杂蒽类、丁酰苯类、甲氧氯普胺等止吐药。

（2）30%患者在治疗初期可出现轻度直立性低血压。随着剂量逐渐缓慢递增和药物耐受性逐渐增加，直立性低血压可逐渐减轻或消失。部分患者可有心悸、心律失常，一般不需抗心律失常治疗，很少需停用 L-dopa，必要时可加用 β 受体阻滞剂。

（3）L-Dopa 治疗尤其合并其他抗 PD 药物（如抗胆碱能药、金刚烷胺、DA 受体激动剂等）的患者可出现精神障碍，其表现形式多样，失眠、焦虑、噩梦、躁狂、幻觉、妄想、抑郁、梦境逼真等常见，一般不需停用 L-dopa，减少剂量即可缓解症状。有些抑郁、焦虑、痴呆等是PD本身的一种伴随表现，药物使用不当可使其加重，部分患者的精神症状常随运动症状的波动而波动，在"关"期表现为抑郁、焦虑，在"开"期伴有欣快、轻躁狂。控制运动症状后即可缓解伴随的精神症状。5-羟色胺再摄取抑制剂舍曲林等可治疗持续存在或较重的抑郁、焦虑，曲唑酮可治疗伴有痴呆的抑郁患者。小剂量氯氮平能较好地治疗精神症状，从小剂量开始逐渐增量，有效治疗量为 $150\sim250\mathrm{mg/d}$。

（4）症状波动（motor fluctuations）：在接受 L-Dopa 复方制剂的 PD 患者，早期疗效稳定且持续。长期接受该药治疗的 PD 患者中，大部分患者包括所有发病年龄小于 40 岁的患者最终将经历症状波动。症状波动有两种形式：疗效减退或剂末恶化（wearing-off，end of dose deterioration）和"开-关"现象（on-off phenomenon）。前者定义为 L-Dopa 用药的有效时间逐渐缩短，末剂 4 小时内重新出现 PD 相关症状；伴随疾病进展，纹状体中 DA 贮存日渐衰竭，患者"关"期症状逐渐延长，最终"开"期和"关"期的出现变得突如其来并不可预测，患者症状则在"开"期和"关"期之间波动。对于出现疗效减退的患者，缩短用药间隔时间，增加用药次数是一项合理的选择，但须注意剂量不宜过大，间隔不宜过短，以免诱发异动症；也可改用 L-Dopa 控释剂（如息宁 CR）或加用 MAO-B 抑制剂、

COMT 抑制剂等，Stelavo 是 L-Dopa 复方制剂和 COMT 抑制剂的复合制剂，老年患者可作为 PD 治疗首选药物以推迟症状波动的出现。"开-关"现象治疗有时颇为棘手，其与服药时间及血药浓度无关。L-Dopa 控释剂无效，加用 COMT 抑制剂可改善症状。DA 受体激动剂半衰期长，能改善"关"期症状并减少其发生的频度，高选择性 D_2/D_3 受体激动剂如普拉克索是较佳的选择，其副作用相对较低。皮下注射阿扑吗啡不失为迅速扭转"关"状态的有效方法之一，但需避免其心血管的不良反应。对于严重"开-关"现象的患者可尝试将 L-Dopa 直接融于碳酸水或维生素 C 水中口服。此方法可以避免药物氧化并提高吸收效率。此外，高蛋白饮食可促使某些患者"关"期延长，对于这部分患者可以鼓励采取早、中餐低蛋白饮食。

（5）运动障碍（dyskinesias）：又称异动症，可表现为舞蹈样动作，手足徐动样不自主动作，常累及头面部、四肢、躯干，有时可表现为单调刻板的不自主动作或肌张力障碍。异动症的患者时常伴随症状波动，这些患者症状常在严重的异动症和"关"期之间波动。异动症主要有 3 种类型：剂峰异动症（peak-dose dyskinesia），常出现在用药后 20 分钟至 2 小时内，与药物过量及 DA 受体超敏有关；双相异动症（biphasic dyskinesias），常累及腿部，剂初和剂末均可出现；"关"期肌张力障碍（off dystonia）多表现为在

"关"期或清晨服药之前的足或小腿持续性痛性痉挛及肌张力障碍，多于下剂服药后缓解。剂峰异动症需减少每剂 L-Dopa 用量，加用 DA 受体激动剂或 COMT 抑制剂。对因此而加重的剂末恶化的患者可以适当增加 L-Dopa 给药次数。双相异动症的治疗常颇为棘手，增加 L-Dopa 用量可改善患者症状，但时常诱发剂峰异动症；加用 DA 受体激动剂是合适的选择。对于"关"期肌张力障碍患者治疗的原则是保持患者"开"状态，清晨肌张力障碍的患者可在睡前服用复方 L-Dopa 控释剂或长效 DA 受体激动剂，起床后服用美多巴弥散片或标准片制剂以保持患者"开"状态。大剂量的金刚烷胺（大于 400mg/d）对严重的异动症也有一定的缓解作用，但疗效是否持久并无确切定论。严重异动症且经药物治疗效果不佳的患者可选择脑深部电刺激（DBS），有较满意的疗效。

（6）冻结现象（freezing）：表现为患者行动踟蹰，起始困难，可发生于任何动作时，最突出的表现是步态踟蹰。发生在"关"期的冻结现象，可通过增加 L-Dopa 单次剂量使症状得以改善；发生在"开"期的冻结现象机制仍不明了，使用 DA 受体激动剂或 MAO-B 抑制剂又未将 L-Dopa 减量的患者易加重"开"期的冻结现象，治疗方法是在使用 DA 受体激动剂或 MAO-B 抑制剂的基础上减少 L-Dopa 的用量并辅以特殊技巧训练，如在前方放置木桩，让患者设法跨越，可有一定疗效。

（7）L-Dopa 的疗效常被作为鉴别 PD 和帕金森综合征的依据之一，但须注意如下几点：①对 L-Dopa 治疗呈现中等疗效的患者并不一定均为 PD；②所有突触前疾病（包括 MPTP 诱导，脑炎后帕金森综合征等）对 L-Dopa 的治疗均有一定疗效；③多系统萎缩，进行性核上性麻痹的早期对 L-Dopa 的治疗亦可有反应；④低剂量 L-Dopa 即诱发肌张力障碍常提示多系统萎缩，而对于 L-Dopa 诱发精神症状如幻觉、谵妄的患者需除外路易小体痴呆或伴有阿尔茨海默病；⑤此外，L-Dopa 对肌强直和运动迟缓效果较为显著，而对震颤常抵抗，如以震颤为主要症状的患者对 L-Dopa 疗效不佳并不能排除 PD 的诊断。

（8）L-Dopa 禁与维生素 B_6 同用，因维生素 B_6 为多巴脱羧酶的辅酶，能加强多巴脱羧酶的活性，促进 L-Dopa 在脑外脱羧为 DA，从而减少进入中枢神经系统 L-Dopa 的量，疗效降低，外周不良反应增加。但使用美多巴或息宁时应合用维生素 B_6，因维生素 B_6 可通过血脑屏障，促进脑内 L-Dopa 脱羧为 DA，以增加脑内 DA 的含量，从而提高其疗效。

（9）非选择性 MAO 抑制剂（如苯乙肼、异卡波肼）能增强外周 DA 的效应，与 L-Dopa 合用可诱发高血压危象。应在使用 L-Dopa 前此类药物停用至少 2 周。

（10）食物特别是高蛋白食物与 L-Dopa 同

用，或先进食后服用本品，可减少 L-Dopa 的吸收。此外，食物中的蛋白质降解为氨基酸后可与 L-Dopa 竞争运输入脑，使 L-Dopa 的疗效减弱或不稳定。

（11）L-Dopa 会影响乳汁分泌，哺乳期妇女不应用本品。

2. 美多巴

标准片剂：250mg/片（苄丝肼 50mg＋L-Dopa 200mg）。

美多巴 HBS：125mg/片（苄丝肼 25mg＋L-Dopa 100mg）。

美多巴弥散制剂：125mg/片（苄丝肼 25mg＋L-Dopa 100mg）。

不良反应及注意点：参见 L-Dopa。

3. 息宁

标准片剂：110mg/片（卡比多巴 10mg＋L-Dopa 100mg）；125mg/片（卡比多巴 25mg＋L-Dopa 100mg）；250mg/片（卡比多巴 50mg＋L-Dopa 200mg）。

不良反应及注意点：参见 L-Dopa。

4. Stelavo

标准片剂：Stalevo 50（L-Dopa/卡比多巴/恩托卡朋 50mg/12.5mg/200mg）；Stalevo 100（L-Dopa/卡比多巴/恩托卡朋 100mg/25mg/200mg）；Stelavo 150（L-Dopa/卡比多巴/恩托卡朋 150mg/37.5mg/200mg）。

不良反应及注意点：参见 L-Dopa 及恩托

卡朋。

(四) DA 受体激动剂

1. 溴隐亭

片剂：2.5mg/片。

胶囊：5mg/粒，10mg/粒。

不良反应及注意点：

(1) 消化系统不良反应常见有恶心、呕吐、食欲减退、便秘等；少数患者可出现心血管不良反应，如直立性低血压，甚至晕厥、雷诺现象等，缓慢增量可逐渐耐受而减轻。偶见精神症状。本品可引起嗜睡或眩晕，故在用药期间，不宜从事驾驶或有危险性的工作。

(2) 长期大剂量服药的患者中 2%～3% 可出现腹膜后及胸膜纤维化，应及时停药。

(3) 有严重精神病史、消化性溃疡，严重心绞痛、周围血管病、肝脏疾患，妊娠期妇女及对麦角生物碱过敏者禁用。

(4) 本品不能与降压药、吩噻嗪类药、H_2 受体阻滞剂等合用；对用于 L-Dopa 辅助治疗的患者，应将本品逐渐加量并减少 L-Dopa 的剂量达到最满意的疗效。

2. 培高利特

片剂：0.05mg/片，0.25mg/片，1.0mg/片。

不良反应及注意点：

(1) 副作用和注意事项与溴隐亭基本相似，可能出现消化道症状，食欲减退、恶心、呕吐、腹痛或胃痛、便秘或腹泻。加用多潘立酮可改善上述症状。亦可出现直立性低血压、异动症、嗜睡、流感样症状、下背部痛、无力等。

（2）与 L-Dopa 联合用药的患者须缓慢加量，若需停用本品，也须缓慢减量，两者均可诱发或加重已存在的精神症状如幻觉或精神错乱。一旦出现精神症状可用氯氮平或喹硫平治疗。

（3）有严重心律失常或心功能障碍的患者应慎用本品。

3. 克瑞帕

片剂：20mg/片。

胶囊：5mg/粒。

不良反应及注意点：参见溴隐亭和培高利特。

4. 卡麦角林

片剂：1mg/片。

不良反应及注意点：

（1）可出现剂量依赖性恶心、呕吐、头痛、头昏、直立性低血压、雷诺现象、失眠、幻觉、精神异常等，类似其他麦角类 DA 受体激动剂。

（2）严重心血管病、精神疾病患者慎用；顽固性高血压患者及对麦角类药物过敏的患者禁用。

5. 阿扑吗啡

不良反应及注意点：

（1）较常见的不良反应有恶心、呕吐、头昏、行走不稳、直立性低血压、晕厥、人格改变、精神紊乱、幻觉、欣快等；注射部位可有硬块或溃疡形成。

（2）与 L-Dopa 合用可能出现溶血性贫血，用药时需定期检测相关指标，必要时应停药。

（3）皮下注射期间，应 12 小时更换注射部位；一般夜间不推荐用药，除非有严重的运动不能。

（4）阿扑吗啡推荐用于"关"期显著延长的患者，对在"开"期出现严重异动症的患者不推荐使用。

（5）对阿片类药物过敏者、严重精神疾患者、痴呆患者禁用，严重心脏病、肝肾功能异常、内分泌功能异常的患者慎用。

6. 利舒脲

片剂：0.2mg/片。

不良反应及注意点：参见溴隐亭及卡麦角林。

7. 吡贝地尔

片剂：50mg/片。

不良反应及注意点：

（1）轻微的消化道不适（恶心、呕吐、胀气），可在剂量个体化调整后消失。头昏、直立性低血压或血压不稳、精神紊乱、嗜睡、体温下降等较少见。

（2）果糖不耐受，葡萄糖或半乳糖吸收不良或蔗糖、异麦芽糖不足患者忌用。

（3）循环性虚脱、急性心肌梗死患者禁用。

（4）本品应整粒吞服，不可嚼碎，否则失去缓释作用。

8. 普拉克索

片剂：0.125mg/片，0.25mg/片，0.5mg/片，1.0mg/片，1.5mg/片。

不良反应及注意点：

（1）不良反应较麦角类 D_1/D_2 受体激动剂小，可引起突发性睡眠发作，服药期间应避免从事驾驶或危险性行业。其他精神症状如幻觉等。

（2）极少数患者可出现强迫性行为状态，如强迫性进食、强迫性赌博等，其产生机制不明。

（3）作为 L-Dopa 合并用药的患者，应逐步增加剂量并适当减少 L-Dopa 用量，直至达到满意疗效。

（4）停药须缓慢递减，逐渐撤药，以免诱发恶性安定综合征；肾功能不全者慎用。

9. 罗匹尼罗

片剂：0.25mg/片，0.5mg/片，1.0mg/片。

不良反应及注意点：类似普拉克索，但未见强迫性行为状态的报道。

10. 罗替高汀

皮肤贴剂：4.5mg/10cm，9mg/20cm，13.5mg/30cm，18mg/40cm，每日一贴。

不良反应及注意点：

（1）临床试验显示恶心、呕吐、疲劳和嗜睡常见，突发性意识丧失或睡眠发作少见；疗效及不良反应与普拉克索及罗匹尼罗类似。

（2）部分患者出现局部用药皮肤水疱、溃疡形成，建议轮换其他部位以减少皮肤刺激。

（五）选择性单胺氧化酶 B 抑制剂

1. 司来吉兰

片剂：5mg/片。

不良反应及注意点：

（1）与 L-Dopa 合用时，产生 DA 能不良反应，如恶心、幻觉、异动症等，减少 L-Dopa 用量后可避免或减轻不良反应。司来吉兰本身不良反应少，但其在脑内可被转化为甲基苯丙胺和少量苯丙胺，对少数患者有精神振奋作用，同时可引起失眠，因此服药时间应在早晨、中午，午后勿用此药。

（2）少见的不良反应有头昏、腹痛或胃痛、直立性低血压、心律失常、肝酶升高、记忆障碍（多见于每日量超过 10mg 者）、肌肉痉挛或指趾麻木、口周或喉头烧灼感、皮肤与眼睛对日光过敏、疲乏、出汗过多。司来吉兰过量（每日20～30mg 以上，可能发生 MAO-A 抑制）或同时服用高酪胺食品可能发生高血压危象。

（3）禁与 5-羟色胺再摄取抑制剂（SSRIs）合用，合用时可引起 5-羟色胺综合征，表现为精神状态改变（精神错乱、轻躁狂症）、不安、肌阵挛、反射亢进、出汗过多、寒战、震颤、腹泻、共济失调和（或）发热等。如能早期发觉，停用相关药物，此综合征可迅速消失。停用 MAO 抑制剂至少 14 日后才可开始应用 SSRIs。

（4）有胃及十二指肠溃疡、不稳定高血压、严重心律失常或心绞痛、严重精神障碍者慎用。

2. 雷沙吉兰

片剂：1mg/片。

不良反应及注意点：参见司来吉兰。

（六）儿茶酚-氧位-甲基转移酶抑制剂

1. 托卡朋

片剂：100mg/片，200mg/片。

不良反应及注意点：

（1）消化道不良反应最常见的是腹泻、便秘，对于恶心、呕吐明显者给予多潘立酮治疗。直立性低血压、幻觉、睡眠障碍等较为常见，一般无须特殊处理。

（2）肝功能异常，肝转氨酶升高可见于 $1\%\sim3\%$ 患者中，与剂量有一定的相关性；一般是短暂可逆的，停止治疗后升高的转氨酶会迅速降低。对这类患者应定期复查肝功能，如出现肝酶明显升高或肝衰竭征象则应立即停药并做相应处理。暴发性肝衰竭有报道，但极为少见。有中度肝损害的患者，托卡朋的剂量不应增量至 600mg/d，甚至须停药。

（3）除阿扑吗啡外，托卡朋与 MAO-B 抑制剂等其他抗 PD 药物无配伍禁忌。

（4）严重肝肾功能异常，有恶性安定综合征病史及非创伤性横纹肌溶解症病史的患者禁用。

2. 恩托卡朋

片剂：100mg/片，200mg/片。

不良反应及注意点：

（1）安全性较托卡朋好，罕有肝酶升高及肝衰竭报道。最常见的为 DA 能异动症，其次为恶心、呕吐、眩晕、头痛、疲乏、食欲减退、上腹部不适等。非 DA 能不良反应中最常见的是腹泻。此外，部分患者尿液变成深黄色或橙色，这与恩托卡朋及其代谢产物本身黄色有关。

（2）肝功能不全患者慎用，嗜铬细胞瘤、有恶性安定综合征病史及非创伤性横纹肌溶解症病史的患者禁用。

（七）其他药物

辅酶 Q_{10}

片剂：10mg/片。

不良反应及注意点：

（1）不良反应轻微，可有食欲减退及腹泻，多不必停药。

（2）胆管阻塞、肝肾功能不全者慎用。

【建议】

1. 有关手术治疗的建议

立体定向丘脑或苍白球毁损术已逐渐淡出了 PD 治疗的常规策略，取而代之的是脑深部电刺激术（DBS），后者与前者疗效相近但手术风险及近远期并发症更少。但对于经济条件所限，且药物不良反应较为明显的患者，前者仍不失为有效方法。手术靶点多选择双侧丘脑底核（STN）或苍白球（Gpi）。总体而言，手术疗效与药物疗效相近；双侧 STN 或 Gpi 刺激术在控制震颤及药物引发的症状波动和异动症等疗效似乎优于药物治疗。多数患者术后在一段时间内能够不同程度地减少 L-Dopa 用量。以下患者建议尝试手术治疗：①L-Dopa 治疗效果显著，但长期治疗不良反应大且不能耐受的 PD 患者；②有严重症状波动或异动症，且经药物治疗效果不显著的 PD 患者；③药物不能控制的震颤，且严重影响生活质量的 PD 患者。而对于早期的或晚期已发展至关节畸形的 PD 患者，对 L-Dopa 效果不显著，同时又无法明确是否为原发性 PD、帕金森叠加综合征、继发性帕金森综合征及 PD 合并明显的认知障碍的患者均不建议手术治疗。需强调的是所有 PD 患者均应经过神经内科医师的规范化药物治疗及系统评价（尤其是 L-Dopa 疗效评价），并综合评估患者年龄、经济情况等基础上再作出是否合适手术治疗的决定。

2. 有关疾病修饰治疗策略的建议

对于早期 PD 患者的疾病修饰治疗（如使用选择性 MAO-B 抑制剂，辅酶 Q_{10}）或症状性治疗基础上实施疾病修饰治疗已为大多学者认同并采用。但对高危人群（如有明确 PD 家族史）是否进行，何时疾病修饰干预目前尚无定论。目前尚无任何药物能够预防或阻止 PD 的发生与发展。对这类高危患者，在权衡利弊的基础上，适当服用一些非症状性治疗的药物，如辅酶 Q_{10}、维生素 E，或采取可能具有神经保护作用的日常饮食（如鼓励多饮绿茶，绿茶中的儿茶素具有多重神经保护作用）可能有益于推迟疾病的发生。

3. 非药物治疗的建议

尽管药物治疗的重要性对 PD 患者的重要性已不言而喻，然而非药物治疗对于 PD 患者长期健康的生存亦有重要的意义。给予患者必要的用药指导、康复锻炼指导及定期心理辅导以消除患者顾虑尤为重要。PD 患者尤其是中晚期患者应坚持适当的锻炼如散步、大步走、踏步走、跨越障碍物等；严重者可采取卧床四肢的伸展运动并根据患者实际情况定期调整运动方式。若患者存在言语困难，应鼓励患者多做朗读、跟读、复述等练习，与患者多沟通交流，在保持患者良好心境的同时改善患者喉咽部肌群的能力。在家中要关切患者安全，如使用拐杖、轮椅、防滑鞋等。PD 患者可合并抑郁，鼓励患者音乐欣赏可改善患者心情，帮助其树立战胜疾病的勇气。

4. 其他

（1）PD 患者可合并抑郁、精神障碍和皮质下痴呆，可选择 SSRIs 类药物（不可与 MAO-B 抑制剂合用）、抗精神病药物、胆碱酯酶抑制剂治疗；如患者出现严重的焦虑和静坐不能，可适当采用苯二氮䓬类药物治疗。

（2）PD 患者常合并自主神经功能障碍，L-Dopa 及 DA 受体激剂治疗有时可加重这类症状。排尿障碍的患者可采用腹部按摩等物理方式；抗胆碱能药奥昔布宁、溴丙胺太林、莨菪碱等对尿频等有一定效果；便秘的患者要停用抗胆碱能药，鼓励多食膳食纤维或水果、蔬菜；直立性低血压的患者可适当高盐饮食，穿弹力袜或给予 α 肾上腺素能激动剂如盐酸米多君（管通）治疗；并告戒患者从卧位转变成立位时需缓慢。

（3）PD 患者睡眠障碍主要包括失眠、不宁腿综合征及周期性肢动症 3 种。睡眠障碍需明确因何而起，如为 PD 相关症状或是运动障碍所致则需将 L-Dopa 或服用的药物做相应调整；DA 受体激动剂是治疗不宁腿综合征及周期性肢动症合理的选择；如排除上述原因，可以小剂量服用苯二氮䓬类药物治疗。

（陈生弟）

第二节 小舞蹈病

小舞蹈病又称 Sydenham 舞蹈病，由 Thomas Sydenham 在 1686 年首先描述。本病是风湿热在中枢神经系统的常见表现形式，可见于 30％以上的风湿热患者。其发病可能与 A 型溶血性链球菌感染相关。病变部位主要累及尾状核、黑质、丘脑、小脑齿状核和大脑皮质。临床上多在儿童或青少年期发病，以不自主的舞蹈样动作、肌张力低下、肌力减弱及情绪改变为特征。药物治疗通常以控制运动症状为目的。本病通常呈自限性，预后良好，但需警惕复发或合并心脏病、关节炎等风湿病其他表现形式。

【相关药物】

1. 丙戊酸钠 (Sodium valproate, 德巴金)

为广谱抗癫痫药, 影响脑内抑制性神经递质 γ-氨基丁酸 (GABA) 代谢, 并可加强突触后 GABA 作用。

2. 卡马西平 (Carbamazepine, 得理多)

为钠通道调节剂, 阻断突触前后膜钠通道激活, 从而影响神经递质的释放及兴奋性电位的形成。

3. 氟哌啶醇 (Haloperidol)

为丁酰苯类抗精神病药, 阻断脑内 DA 受体, 抑制 DA 能神经元效应与抗不自主运动相关。

4. 硫必利 (Tiapride, 泰必利, Tiapridal)

为苯酰胺类抗精神病药物, 拮抗脑内 D_2 DA 受体。

5. 氯丙嗪 (Chlorpromazine, 冬眠灵, Wintermin)

为吩噻嗪类抗精神病药物, 阻断 DA 受体与抗精神病相关, 阻断网状结构肾上腺受体与镇静有关。

6. 地西泮 (Diazepam, 安定)

为苯二氮䓬类镇静药, 通过增加突触前抑制及促进 GABA 功能而发挥作用。

7. 氯硝西泮 (Clonazepam, 氯硝安定)

为苯二氮䓬类镇静药, 作用机制与地西泮相似，但效果较地西泮强。

8. 苯巴比妥（Phenobarbital，鲁米那）

为长效巴比妥类镇静催眠药，其抗舞蹈病机制可能与中枢抑制相关。

9. 利血平（Reserpine）

为中枢及外周去甲肾上腺素及 DA 耗竭剂，通过消耗突触间隙的 DA 而发挥抗不自主运动作用。

10. 丁苯那嗪（Tetrabenazine）

抗舞蹈病机制与利血平相似。

11. 阿司匹林（Aspirin）

为非甾体抗炎药，用于风湿热及舞蹈病病因治疗。

12. 地塞米松（Dexamethasone），或泼尼松（Prednisone，强的松）

为长效糖皮质激素，其抗炎作用适用于舞蹈病病因治疗。

13. 青霉素（Penicillin）

为内酰胺类抗生素，针对溶血性链球菌感染，用于舞蹈病病因治疗。

【选择原则】

小舞蹈病治疗包括病因治疗和对症治疗两大类。前者以控制感染，抑制急性期免疫反应及减少复发为原则；可选用针对溶血性链球菌的抗生素，同时选择非甾体抗炎药或糖皮质激素。后者针对小舞蹈病症状可选择丙戊酸钠、氟哌啶醇、硫必利、地西泮等药物，效果不佳时可加用 DA 耗竭剂如利血平或丁苯那嗪。

1. 丙戊酸钠对缓解不自主动作有较满意的疗效，为小舞蹈病症状性治疗首选药物之一，应从小剂量（100mg）开始，每日 1 次，逐渐加量至效果满意；常用量为 300～600mg/d，分次服用。

2. 卡马西平的适应证与丙戊酸钠相似，常用剂量为 100～200mg，每日 3 次。

3. 氟哌啶醇治疗小舞蹈病效果显著；丙戊酸钠，卡马西平治疗无效的患者使用氟哌啶醇亦可能有效。控制多动症的总体有效率超过 80%。治疗从小剂量（0.25mg/d）开始，逐渐加量；常用剂量为 0.5～2mg，每日 2～3 次；一般总量不超过 10mg/d。

4. 硫必利初始剂量 50mg/d，渐增量至 150～300mg/d，症状控制 2～3 个月后，逐渐减量至 50～150mg/d 维持量。效果稍弱于氟哌啶醇，但副作用较氟哌啶醇小，对舞蹈病伴有精神症状如幻觉、妄想者也有效，可作为首选药物。

5. 氯丙嗪 12.5～25mg，每日 3 次口服，有一定疗效，但吩噻嗪类药物副作用大，不推荐首选。

6. 地西泮作为常规治疗药物不良反应较小，治疗小舞蹈病剂量为 5mg，每日 2～3 次口服，氯硝西泮 2.5mg，每日 2～3 次口服；两者适用于舞蹈病伴有躁动、不安、失眠的患者。

7. 苯巴比妥适应证与地西泮相似，但其不良反应较地西泮严重；常用量为 30～60mg，每日 2 次。

8. 利血平和丁苯那嗪为中枢 DA 耗竭剂，不推荐首选，对丙戊酸钠、氟哌啶醇、硫必利、地西泮等治疗效果微弱的患者可作为辅助治疗，有一定疗效。常用剂量：利血平 0.1～0.2mg，每日 1～2 次；丁苯那嗪 25mg，每日 2～3 次。

9. 阿司匹林适用于风湿热急性期以缓解或消除炎症反应，为病因治疗首选药物之一。常用剂量每日按体重 80～100mg/kg，分 3～4 次服用，10～14 日为一疗程。

10. 地塞米松或泼尼松为急性期病因治疗首选药物之一，有助于减少急性风湿热并发症如心肌炎或心瓣膜病；通常泼尼松每日 30～60mg，口服 10～14 日，或地塞米松 2～20mg 静脉点滴 7～10 日为一疗程。

11. 青霉素或其他抗生素肌内注射，严重患者静脉点滴10～14 日为一疗程，用于根除溶血性链球菌感染，减少复发机会。

【注意事项】

1. 丙戊酸钠

片剂：100mg/片，200mg/片。

不良反应及注意点：

（1）消化系统不良反应如恶心、呕吐、腹痛、腹泻等，坚持治疗症状有可能减轻；有报道急性胰腺炎、肝功能不全的发生；极少数患者可发展为肝衰竭，应予高度重视；服药期间应定期检查肝功能，如发现肝功能异常应予停药。

（2）神经系统不良反应有共济失调、肢体震颤、眼球震颤、失眠等。

（3）偶见贫血、白细胞减少、皮下出血或血三系减少，一旦发生应停药应予以相应处理。

（4）有明显肝功能异常或卟啉病者禁用；血液疾病或肾功能损害患者慎用。

2. 卡马西平

片剂：100mg/片，200mg/片。

不良反应及注意点：

（1）中枢神经系统不良反应可有视力模糊、复视、眼球震颤、嗜睡；消化系统可有恶心、呕吐、腹痛、腹泻，无须特殊处理，停药后多可消失；心血管系统少见心力衰竭、血压下降、血栓性静脉炎；皮肤系统罕见中毒性表皮坏死溶解症。

（2）血液系统少见再生障碍性贫血、粒细胞减少、全血细胞减少、血小板减少、骨髓抑制，故患者应定期检查血常规（至少3个月1次）。

（3）发生骨髓抑制、肝损害、严重心血管不良反应及皮疹时应停药。

3. 氟哌啶醇

片剂：2mg/片，4mg/片，5mg/片。

不良反应及注意点：

（1）最常见有锥体外系不良反应，如肌张力障碍、静坐不能，可有精神异常等，与用药剂量有关，应强调个体化原则，缓慢加药并及时调整剂量可使上述症状减轻。迟发性运动障碍（如舌扭动、"捕蝇舌"等常是先兆）并不少见，且处理困难，长期用药患者不应骤然停药以免诱发迟发性运动障碍。

（2）头痛、失眠、恶心、便秘常见；直立性低血压、眩晕、嗜睡、内分泌紊乱、皮疹、认知功能障碍少见；粒细胞减少、神经阻滞剂恶性综合征（NMS）罕见。

4. 硫必利

片剂：100mg/片。

不良反应及注意点：参见氟哌啶醇，锥体外系不良反应较氟哌啶醇轻微。

5. 氯丙嗪

片剂：5mg/片，12.5mg/片，25mg/片，50mg/片。

不良反应及注意点：参见氟哌啶醇。

6. 地西泮

片剂：2.5mg/片，5mg/片。

不良反应及注意点：

（1）常见不良反应有乏力、眩晕、嗜睡、健忘、共济失调、震颤等；恶心、呕吐、便秘、黄疸、肝功能受损、血栓性静脉炎、低血压、内分泌紊乱、性功能障碍少见；心力衰竭、粒细胞减少或全血细胞减少罕见。

（2）避免长期给药而成瘾，长期用药停药时需缓慢减量，避免发生撤药症状，后者表现为激惹、躁动、惊厥。

（3）重症肌无力及急性闭角性青光眼者禁用。

7. 氯硝西泮

片剂：0.5mg/片，2mg/片。

不良反应及注意点：参见地西泮。

8. 苯巴比妥

片剂：10mg/片，15mg/片，30mg/片，100mg/片。

不良反应及注意点：

（1）常见有乏力、眩晕、嗜睡，长期使用可产生依赖性。

（2）粒细胞减少、血小板减少性紫癜、贫血、皮疹、内分泌紊乱少见。

（3）快速静脉给药可引起呼吸、心跳暂停，应予以避免。

9. 利血平

片剂：0.1mg/片，0.25mg/片。

不良反应及注意点：

（1）可有心律失常、低血压、下肢水肿、支气管痉挛、头痛、抑郁、失眠、口干、恶心、呕吐、胆绞痛、性功能障碍、内分泌紊乱等。

（2）严重心律失常、癫痫、胆石症、帕金森病、抑郁症、嗜铬细胞瘤、消化性溃疡患者慎用。

10. 丁苯那嗪

片剂：25mg/片。

不良反应及注意点：参见利血平。

11. 阿司匹林

片剂：25mg/片，100mg/片。

不良反应及注意点：

（1）消化道不良反应最为常见，发生率3%～9%，恶心、呕吐、腹痛常见，长期大量服用可引起消化性溃疡及出血，需停药。

（2）长期服用本品可引起凝血时间延长、出血倾向增加，表现为皮肤瘀斑、瘀点；粒细胞减少和再生障碍性贫血少见。

（3）头痛、头昏、内分泌改变、肝肾功能损害、过敏反应如荨麻疹、哮喘；严重者需停药。

（4）有活动性溃疡、血友病、凝血障碍、血小板降低者禁用；哮喘及过敏体质患者慎用。

12. 地塞米松及泼尼松

地塞米松：片剂，0.75mg/片；注射液，1ml：1mg，1ml：2mg，1ml：5mg，5ml：10mg。

泼尼松片剂：5mg/片。

不良反应及注意点：

（1）长期使用糖皮质激素可引起水钠潴留、血糖升高、血压升高、血钾降低、类库欣综合征、骨质疏松、股骨头坏死、精神症状、消化性溃疡、并发或加重感染等不良反应。故用药期间应定期查血糖、电解质、血压等指标。

（2）活动性溃疡、精神病、骨质疏松、糖尿病、高血压、全身感染、血栓性静脉炎、结核病患者慎用。

（3）停药需逐渐减量，不可骤停以免疾病复发或出现肾上腺皮质功能不足。

13. 青霉素

普鲁卡因青霉素：40 万 U/支，80 万 U/支；青霉素钾：20 万 U/支，40 万 U/支，80 万 U/支；青霉素钠：40 万 U/支，80 万 U/支，160 万 U/支。

不良反应及注意点：

（1）不良反应主要为过敏反应，用药前必须皮试，若发生过敏性休克应立即注射 0.1% 肾上腺素 0.5～1ml，并紧急对症支持治疗。

（2）本药或其他青霉素过敏者禁用；头孢类抗生素过敏，有哮喘、荨麻疹等过敏体质者慎用。

（3）青霉素过敏者可选用其他针对溶血性链球菌药物，如头孢类抗生素。

【建议】

1. 急性期患者应卧床休息，多食富含维生素类食物，尽量避免外界光、声刺激；避免过度劳累以免加重舞蹈样动作或并发其他器官损害。

2. 建议所有患者坚持口服青霉素或其他内酰胺类抗生素以减少风湿病复发。

（陈生弟）

第三节　肝豆状核变性

肝豆状核变性（hepatolenticular degeneration，HLD）又称 Wilson 病（Wilson's disease，WD），是一种常染色体隐性遗传代谢性疾病，世界范围发病率为 1/100 000～1/30 000。该病是由于血清中过多的游离铜沉积在肝脏、大脑、肾脏、角膜等部位，导致相应器官的功能受损，出现进行性加剧的肢体震颤、肌强直、构音困难、精神行为改变、肝肾功能受损及角膜色素环（K-F 环）等临床表现。WD 好发于青少年（常见发病年龄为 5～35 岁），大约 1/3 的病例有阳性家族史，70% 的患者以神经、精神症状为首发表现，按病程可分为急性型和慢性型。大部分病例有血清铜蓝蛋白下降、24 小时尿铜排出增加、血清总铜量降低，而游离铜水平增加；半数病例有脑电图和诱发电位异常，脑脊液检查可有蛋白、细胞轻度增加。该病应与帕金森病、肌张力障碍和 Menkes 病等鉴别。WD 治疗的目的是排除体内过多的铜，阻断铜在组织内的再沉积，减少铜在消化道的吸收，缓解临床症状，提高生存质量。

【相关药物】

1. D-青霉胺（D-penicillamine）

本药为含巯基的酸，是一种强效的金属络合

剂/螯合剂，可螯合铜自尿液排出，尿铜排出量与青霉胺用量成正比，但随用药时间延长排铜量将逐渐减少。

2. 锌剂（Zinc）

口服锌剂（硫酸锌、葡萄糖酸锌）能促进肠黏膜细胞内金属硫蛋白的合成，此蛋白对铜的亲和力大于锌。当金属硫蛋白被锌诱导生成后，不仅可阻止外源铜的吸收，而且能与从组织进入肠黏膜的内源铜结合，然后随肠黏膜脱落排出体外，起到排铜作用。

3. 二巯基丙磺酸钠（Sodium 2,3-Dimercaptopropane Sulfonate，DMPS）

本药为含有 2 个巯基的重金属解毒剂。对汞、砷、铬、铋、铜、锑等中毒有效。

4. 三乙撑四胺，又称曲恩汀（triethylene tetramine dihydrochloride or 2，2，2-tetramine，Trientine）

本药也是一种螯合剂，为金属与类金属的解毒药。本品可与体内铜离子结合成螯合物，用以除去体内过量的铜。用于治疗 D-青霉胺不耐受或毒性反应/副作用明显的 WD 患者。

【选择原则】

1. 国内外指南均推荐青霉胺作为一线治疗用药，建议小剂量逐步加量以提高患者耐受性。

2. 锌剂毒性低、价廉、不良反应少，但起效慢。国内外指南推荐锌剂作为神经型患者或者无症状患者的一线治疗以及普通患者的维持治疗。

3. 二巯基丙磺酸钠是我国特有的强排铜药，具有水溶性好以及高效低毒等特点，平均排铜作用是青霉胺的 3 倍，是治疗神经型以及暴发型等重症患者的理想选择。可与青霉胺联合应用。

4. 三乙撑四胺（曲恩汀）对各型各期的患者均有效，妊娠期患者用本药长期治疗后所生孩子正常，且不良反应少。本药缺点是药源困难、价格昂贵。服用本药时，应避免与铁剂同时使用。

【注意事项】

1. D-青霉胺

片剂：100mg/片。

用法：起始剂量一般为 250～500mg/d，每 4～7 日增加 250mg，直至 750～1500mg/d，分 2～3 次口服，推荐餐前 1 小时或餐后 2 小时口服。维持剂量为 15mg/(kg·d)。因青霉胺会干扰维生素 B_6 的活性，需常规补充维生素 B_6(25～50mg/d)。

不良反应及注意点：

（1）过敏反应主要发生在用药的第 1～3 周，表现为发热、皮疹、淋巴结肿大、外周血中性粒细胞和血小板减少以及蛋白尿，故首次服药前先做青霉素皮试，阴性才能用药，阳性者忌用。用药后最初几周症状可不改善，甚至加重，或出现新症状，此时仍应继续用药，以后临床症状可逐渐好转。

（2）可出现恶心、呕吐、食欲不振、关节病；血液系统损害表现如白细胞减少、血小板减少、再生障碍性贫血、急性淋巴细胞性白血病；自身免疫性疾病如类风湿性关节炎、肾病综合征、红斑狼疮、甲状腺炎、重症肌无力、多发性肌炎等；可致维生素 B_6 缺乏；长期用药还可出现罕见的不良反应，如皮肤脆弱易擦伤，象皮样病变，味觉缺乏等。

（3）用药期间密切观察患者用药后的反应；定期检查血液和尿液、肝肾功能等；妊娠患者服药后对母子均无影响。

（4）应长期服用，不能自行停药。突然停药或不合适的治疗，可以致死或引起不可逆的复发。

2. 锌剂

片剂：硫酸锌，25mg/片；葡萄糖酸锌，70mg/片。

用法：体重大于 50kg 的儿童以及成人患者，按锌元素计算为 150mg/d，相当于硫酸锌 26 片或葡萄糖酸锌 15 片，分 3 次，饭前 30 分钟口服；体重小于 50kg 的儿童患者，按锌元素计算为 75mg/d。

不良反应及注意点：不良反应轻，主要是消化系统症状如恶心、呕吐、腹泻、消化道出血等，也可引起唇部、四肢的麻木感和烧灼感。尚不清楚其与青霉胺联合使用是否能增加疗效，但二者联合使用时，建议分别在饭前和饭后服用。

3. 二巯基丙磺酸钠

针剂：5ml:0.25g。

用法：每日 5mg/kg 加入 10％葡萄糖溶液 250ml 中静脉滴注，每日 1 次，6 日为一疗程，休息 2 日后可以进行第 2 疗程，总疗程为 7～9 周。

不良反应及注意点：

（1）不良反应少，偶有头晕、面色苍白、口唇发麻、心动过速等。

（2）个别患者出现过敏反应，如皮疹、寒战、发热和剥脱性皮炎，甚至过敏性休克，应立即停药。

4. 曲恩汀

胶囊：200mg/粒。

用法：治疗剂量为 900～2700mg/d，分 2～3 次口服，维持剂量为 900～1500mg/d。儿童用量为 20mg/(kg·d)，分 2～3 次口服。饭前 1 小时或饭后 3 小时服用。

不良反应及注意点：

（1）不良反应少，有缺铁、全身性红斑狼疮等。用药期间需密切注意缺铁性贫血的发生。本品能引起接触性皮炎，误接触后应立即用水冲洗。服用第 1 个月应每晚测体温，注意药物热或皮疹的出现。

（2）对本品过敏者、孕妇及哺乳妇女以及 6

25

岁以下小儿禁用。

（3）与青霉胺一样都应长期服用，不能自行停药。突然停药或不合适的治疗，可以致死或引起不可逆的复发。

【建议】

1. 对有症状患者的初期治疗为给予螯合剂（青霉胺或曲恩汀）；有神经症状的患者，锌剂可为一线治疗；对还没有症状或有神经症状并正在维持治疗的患者，可用螯合剂或锌剂治疗。

2. 成功治疗意味着女性 WD 患者可以怀孕。怀孕期间仍需控制患者的铜代谢。怀孕前 3 个月减少青霉胺剂量，并且做好监测。妊娠后 3 个月，建议将螯合剂剂量减为 300～600mg/d。不推荐使用螯合剂的患者进行母乳喂养。

3. 经过开始阶段的排铜后，可用锌剂维持，或者用青霉胺维持治疗，还可建议用三乙撑四胺双盐酸盐作维持治疗。使用锌剂时，需严密监测转氨酶水平。在开始治疗第 1 年内患者应注意避免摄入含铜量高的食物和水。

4. 对急性肝衰竭者、暴发性肝损害或经螯合剂治疗无效的肝硬化失代偿患者，肝移植可能是唯一的选择。

5. 每年在药物治疗期间和停止治疗 2 日后，至少检测 1 次 24 小时尿铜含量。

（陈　涛）

第四节　其他运动障碍疾病

一、特发性震颤

特发性震颤（essential tremor，ET）又称原发性震颤，是临床上常见的运动障碍性疾病，30％～50％的 ET 患者有阳性家族史。ET 发病机制与遗传、环境等多种因素相关。其发病年龄可能呈现两个高峰：40 岁以前占 42.2％，60 岁以后占 57.8％。本病的主要特征是双手和前臂明显且持续的动作性和（或）姿势性震颤。震颤可局限于手部或上肢，亦可同时累及多个部位，往往从手部开始，以后逐渐累及前臂、上臂，以后发展到颈部、下颌、舌头、喉部甚至下肢、躯干等。随着病程进展，震颤频率下降，而幅度增加，甚至导致较为严重的功能障碍。日常活动，如书写、取物、进食等可加重震颤；饮酒后可减轻症状；睡眠时震颤消失。本病应与生理性震颤、精神心理性震颤、帕金森病震颤、小脑性震颤、肝豆状核变性震颤以及内科系统疾病（如甲状腺功能亢进、肝性脑病等）引起的震颤相鉴别。

【相关药物】

1. 普萘洛尔（Propranolol，心得安）
本药为非选择性肾上腺素 β 受体阻滞剂。

2. 扑米酮（Primidone）

本药为常用的抗癫痫药物。

【选择原则】

普萘洛尔和扑米酮是 ET 药物治疗的一线和基本用药。其中普萘洛尔是美国食品和药物管理局（FDA）批准的唯一用于治疗 ET 的药物。二者对肢体震颤的效果较好、疗效相当，且对于大部分患者，疗效可持续 1 年以上。二者可同时使用，对肢体震颤的疗效好于单药治疗，且不良反应无明显叠加。普萘洛尔对头部震颤可能有改善作用。

【注意事项】

1. 普萘洛尔

片剂：10mg/片。

用法：从小剂量开始（每次 10mg，每天 2 次），逐渐加量（每次 5mg）至 30～60mg/d 即可有症状改善，一般不超过 90mg/d。标准片每日口服 3 次，控释片每天 1 次，晨服。

不良反应及注意点：

（1）本药的不良反应主要为心动过缓、乏力、嗜睡、低血压、头晕、晕厥、皮疹、恶心、呕吐、腹痛、腹胀、腹泻等。

（2）禁用于窦性心动过缓、病窦综合征、重度房室传导阻滞、心源性休克、低血压症、阻塞性肺疾患、哮喘及过敏性鼻炎患者。胰岛素依赖性糖尿病、变异型心绞痛和肝功能不全等均应慎用。

（3）用药期间应密切观察心率和血压变化，如心率＜60次/分需减量，＜55次/分则停药；长期服用后撤药要慢（大于1周），以防止出现心动过速、出汗、震颤和全身不适等戒断反应。

2. 扑米酮

片剂：0.25g/片。

用法：一般每晚25mg开始，逐渐加量（每次25mg）至有效剂量50～500mg/d，一般250mg/d疗效佳且耐受性好。建议晚上睡前服用。

不良反应及注意点：

（1）本药的不良反应常见有呕吐，故宜从小剂量开始，逐渐增量。还有嗜睡、共济失调等症状，偶见有巨细胞性贫血。

（2）肝、肾功能不全者忌用。孕妇禁用。不宜与苯巴比妥合用。严重肝、肾功能不全者禁用。

【建议】

需长期用药，迄今尚无预防良策。

二、抽动秽语综合征

抽动秽语综合征又称 Gilles de la Tourette 综合征（GTS），也称 Tourette 综合征（TS），由法国神经病学家 Gilles de la Tourette 于1885年首次对该

综合征做了详细报道而得名。另有称为多发性抽动-秽语综合征、慢性多发性抽动等。GTS 是起病于儿童期（3～12 岁），以反复发作的不自主多部位抽动、声音（语言）抽动为主要特点的神经精神疾病，还可伴有多种行为异常、强迫症（obsessive-compulsive disorder，OCD）和注意力缺乏/多动障碍（attention deficit hyperactivity disorder，ADHD）等。此病的年发病率为 0.5/10 万～1/10 万，患病率 0.005‰～0.8‰。GTS 的危险因素是男性、年轻人、有家族史。抽动秽语综合征的抽动症状临床上可表现为单纯动作性抽动、动作-发声性抽动、单纯发声性抽动、复杂动作性抽动和复杂发声性抽动。该病出现秽语的平均年龄为 13.5 岁，患者有良好的自知力，但难以自制，在不适合的地点和场合，以无礼方式、大声表达淫秽字语，偶尔用淫秽手势和下流姿势替代言语。此病一般不出现严重的神经系统体征，智力一般不受影响。抽动秽语综合征常有自发性波动，但通常是持续终身，是一种长期的慢性疾病，治疗较为困难。研究表明药物治疗能控制并使病情缓解者约占患者总数的一半，本病不影响患者的寿命。

【相关药物】

1. 氟哌啶醇（Haloperidol）

为第一个合成的丁酰苯类药物，是这类药物的典型代表。能选择性阻断 D_2 受体，有很强的抗精神病作用。可明显控制各种精神运动兴奋性症状，同时对慢性症状也有较好的疗效。

2. 匹莫齐特（Pimozide）

本品为二苯丁哌啶类抗精神病药。作用与氟哌啶醇相似，疗效与氟哌啶醇相当，不良反应也差不多，但镇静作用较轻。

3. 利培酮（Risperidone）

本品为苯并异噁唑衍生物，是新一代的抗精神病药。为选择性多巴胺 D_2 受体和 $5-HT_2$ 受体双重拮抗剂。

4. 氟奋乃静（Fluphenazine）

本品为吩噻嗪类的哌嗪衍生物，是多巴胺 D_1、D_2 受体的拮抗药，与 $5-HT$ 受体有高度亲和力。该药主要通过阻断与情绪思维相关的中脑边缘系统及中脑-皮层通路的多巴胺 D_2 受体而发挥抗精神病作用。而阻断网状结构上行激活系统的 α 肾上腺素受体，则与镇静安定作用有关。本品镇吐作用较强，镇静作用较弱。

5. 硫必利（Tiapride）

本品属苯酰胺类抗精神病药，对中脑边缘系统多巴胺能神经功能亢进有抑制作用，对纹状体多巴胺能神经运动障碍有拮抗作用，从而产生安定、镇静作用。

6. 可乐定（Clonidine）

人工合成的二氯苯胺咪唑啉，为 α 肾上腺素能阻滞剂，可间接影响中枢的多巴胺能神经元，并抑制蓝斑区突触前去甲肾上腺素的释放而使抽动症状减轻。

【选择原则】

1. 氟哌啶醇和匹莫齐特是 FDA 至今唯一批准用于治疗抽动症的药物，也是最有效的药物（A 类证据），两药疗效相当，但副作用较多。

2. 其他药物疗效较好（B 类证据）。

【注意事项】

1. 氟哌啶醇

片剂：2mg/片，4mg/片，5mg/片。

用法：从 0.25～0.5mg/d 开始，逐渐加量至 1～4mg/d，分 2～3 次口服。

不良反应及注意点：

（1）以锥体外系反应（如急性肌张力障碍、静坐不能、震颤麻痹综合征等）最为常见，降低剂量可减轻或消失。长期服用可引起迟发性运动障碍。尚可引起失眠、头痛、恶心、呕吐、头痛、口干、乏力、出汗、视力模糊。一般认为毒性较低，对肝、心血管副作用较低。大剂量长期使用可引起心律失常、心肌损伤。

（2）如出现锥体外系反应，可加用等量抗震颤麻痹药如苯海索以减少锥体外系反应。

（3）震颤麻痹或严重中毒性中枢神经抑制患者不宜使用。对本药过敏者及心功能不全、骨髓抑制、重症肌无力患者禁用。妊娠期妇女禁用，哺乳期不宜服用。肺功能不全、癫痫、青光眼、肾功能不全及尿潴留者、甲状腺功能亢进或中毒

26

性甲状腺肿大患者慎用。

2. 匹莫齐特

片剂：1mg/片，2mg/片，4mg/片，10mg/片。

用法：从 0.5～1mg，每日 1 次开始，逐渐加量至 2～8mg，每日 1 次。

不良反应及注意点：

（1）常见有锥体外系反应，其他有口干、乏力、失眠等。

（2）偶有室性心律失常和其他心电图异常，以及原因不明猝死。建议使用前查心电图，用药后定期复查。先天性 Q-T 间期延长和心律失常史的患者禁用。

3. 利培酮

片剂：1mg/片，2mg/片。

用法：从 0.25～0.5mg，每日 1 次开始，逐渐加量至 1.0～3.0mg，每日 1 次或 2 次。

不良反应及注意点：

（1）较少引起镇静和锥体外系反应。主要不良反应为与剂量相关的锥体外系症状，因泌乳素水平升高而引发闭经、溢乳和性功能障碍。可有嗜睡、激动、焦虑、失眠、头痛等。偶可引起社交恐惧症。

（2）帕金森综合征、癫痫患者慎用。老年人及心、肝、肾疾病患者酌情减量。妊娠期及哺乳期妇女不宜使用。

4. 氟奋乃静

片剂：2mg/片，5mg/片。

26

用法：从 0.5～1mg/d 开始，逐渐加量至 1.5～10mg/d，分 3～4 次服用。

不良反应及注意点：

（1）锥体外系反应较为常见，如两眼斜视或向外上方固定、肢体扭转、角弓反张、颈部强直、斜颈、静坐不能、抽搐、舌根发硬等运动障碍，可考虑同时用抗震颤麻痹药（如苯海索、阿托品、东莨菪碱），以预防或减少不良反应发生。此外，偶有低血压、粒细胞减少症，对血液、肝、肾无明显损害。年老、体弱、脑器质性疾患，严重心、肝、肾疾患应慎用。

（2）白细胞过低、血压过低、严重肝肾功能不全、心脑血管疾病和癫痫患者慎用。

（3）对本品过敏者、帕金森病患者和严重抑郁症患者禁用。昏迷患者、皮层下脑组织受损患者、有基底神经节病变者、恶血质患者、骨髓抑制患者、青光眼患者禁用。

5. 硫必利

片剂：100mg/片。

用法：起始量为 50mg/d，分 2～3 次口服，治疗量为 150～500mg/d，分 2～3 次口服。

不良反应及注意点：

（1）较常见的不良反应有嗜睡、溢乳、闭经（停药后可恢复正常）、胃肠道反应、头晕、乏力等。个别患者可出现兴奋。

（2）能增强中枢抑制药的作用，可与镇痛药、催眠药、安定药、抗忧郁药、抗震颤麻痹药及抗癫痫药合用，但在治疗开始时，应减少合用的中枢抑制药的剂量。

（3）严重循环障碍、嗜铬细胞瘤、不稳定性癫痫、肾功能不全者禁用。癫痫发作者、严重肝功能损害、白细胞减少或造血功能不良患者慎用。不推荐妊娠期及哺乳期妇女使用。

6. 可乐定

片剂：0.075mg/片，0.15mg/片。

用法：从 0.025～0.05mg 口服，每日 1 次，逐渐加量至 0.1～0.3mg/d，分 2～3 次口服。

贴片：2mg/片。

用法：每片释放速度为每日 0.1～0.7mg，可贴于耳后，每次 1/2～1 片，每 6 日更换 1 次。

不良反应及注意点：

（1）主要不良反应为镇静，但几周后会减轻。还可出现口干、嗜睡、心动过缓，偶有头晕、恶心、便秘、食欲不振、直立性低血压。有水钠潴留现象，长期使用须同时并用利尿剂。

（2）从小剂量开始，逐步增加剂量，避免突然停药，以免引起交感神经亢进的撤药症状如血压上升、心悸、头痛等。

（3）治疗过程中应注意监测血压和心电图，定期复查。

【建议】

1. 在下列情况下可联合用药：患者的症状用氟哌啶醇单一治疗不能控制，或不良反应太大不能继续治疗；患者用可乐定后，运动和发声症状仍存在。常为氟哌啶醇和可乐定合用，优点在于两者均为很小剂量，可达到满意效果，且不良反应较少。

2. 上述药物主要针对患者抽动症状的治疗。有 OCD 的患者还可辅以氯丙咪嗪、氟西汀、氟伏沙明、舍曲林、帕罗西汀、西酞普兰等药物（均为 A 类证据）；有 ADHD 的患者可辅以哌甲酯和苯丙胺（治疗 ADHD 的一线用药）。

3. 本病对患者的人格有不良影响，有些患者在症状控制后仍不能适应社会，因此在治疗的同时，应重视精神因素的治疗康复。

三、迟发性运动障碍

迟发性综合征（tardive syndromes，TDS）是抗精神病药物治疗的一种不良反应。TDS 的诊断标准为抗精神病药物用药（连续用药或间断用药）的 3 个月中，在身体 1 个部位或多个部位存在至少"中度"异常不自主运动，或在身体 2 个或多个部位存在至少"轻度"异常不自主运动，并排除其他可引起不自主运动的疾病。其中，各种不自主运动，包括口-舌-颊运动障碍（lingual-facial-buccal movements），被认为是迟发性运动障碍（tardive dyskinesia，TD）综合征。迟发性运动障碍的病因尚不清楚，包括多巴胺受体超敏学说、神经毒性学说、γ-氨基丁酸学说、纹状体功能紊乱学说等。该病的发生率随年

26

龄的增长而增高，好发于老年女性。临床表现：
①急性反应，用药后戏剧性地出现肢体、躯干、
颈部、舌头及面肌的抽动或不舒适的姿势；②药
物诱发的帕金森综合征，是因抗精神病药物过量
中毒所引起，其症状与原发性帕金森病完全相
同；③动眼危象及镇静剂性恶性综合征；④迟发
性反应，迟发性运动障碍、迟发性静坐不能及迟
发性肌张力障碍是抗精神病药物治疗中最可怕的
并发症，因其症状往往是持久性的。

【相关药物】

1. 利培酮（Risperidone）

参考抽动秽语综合征章节。

2. 奥氮平（Olanzapine）

本药能与5-HT受体、多巴胺受体和胆碱受
体结合，并具有拮抗作用。它能选择性地减少间
脑边缘系统多巴胺能神经元的放电，而对纹状体
的运动功能通路影响很小。

3. 氯氮平（Clozapine）

本药作用于中脑边缘系统的多巴胺受体，抑
制多巴胺与D_1、D_2受体结合。与典型神经阻断
剂类药物相比，影响上述受体结合功能较为平
衡，但作用不显著。氯氮平还主要与许多非多巴
胺能部位的受体相结合（如α肾上腺素能、5-
HT_2、组胺能及胆碱能受体）。

【选择原则】

迟发性运动障碍的治疗，一般说来相当困难，效果都不太理想。其中，氯氮平多用于在短期（大约3个月）内改善迟发性运动障碍症状。

【注意事项】

1. 利培酮

片剂：1mg/片，2mg/片。

用法：6～16mg/d，分1～2次口服。

不良反应及注意点：参考抽动秽语综合征章节。

2. 奥氮平

片剂：2.5mg/片，5mg/片，7.5mg/片，10mg/片。

用法：12mg/d，可分2～3次口服。

不良反应及注意点：

（1）常见不良反应有嗜睡和体重增加。可引起泌乳素增加，但与剂量无关。少见不良反应有头晕、头痛、便秘、口干、食欲增强、嗜酸性粒细胞增多、外周水肿、直立性低血压、肝转氨酶一过性增高、迟发性锥体外系运动障碍等。

（2）对本品过敏及闭角型青光眼患者禁用。本品慎用于有下列情况的患者：有低血压倾向的心血管及脑血管病患者；有癫痫史或有癫痫相关疾病者；任何原因所致的白细胞和（或）中性粒细胞降低者；有药物所致骨髓抑制/毒性反应史者；伴发疾病、放疗或化疗所致的骨髓抑制；嗜酸性粒细胞过多性疾病或骨髓及外骨髓增生性疾病；肝功能损害者、前列腺肥大者、麻痹性肠梗阻患者。

3. 氯氮平

片剂：25mg/片，50mg/片。

用法：口服剂量为每次 25～50mg，每日2～3次，并逐渐加量。有效剂量为每日 200mg，以后根据情况采取可变量给药，以周为单位，每次调整剂量不超过 50mg。

不良反应及注意点：

（1）常见不良反应有头痛、头晕、精神萎靡、流涎、嗜睡、乏力、多汗、恶心、呕吐、便秘、腹胀、腹痛、体重增加。也可见视力模糊、血压增高等反应。少数病例可有虚脱、遗尿、心动过速、皮疹、意识模糊。该药最大缺点为抑制骨髓功能，可引起粒细胞缺乏症。

（2）对本药过敏者、中枢神经处于明显抑制、曾有骨髓抑制或血细胞异常病史者、严重心肝肾疾病患者禁用。妊娠期妇女禁用。16 岁以下儿童不宜使用。

【建议】

1. 迟发性运动障碍的治疗，一般说来相当困难，效果都不太理想。所以，首要的是预防，避免危险因素。

2. 只有确实需要应用抗精神病药物的患者，

26

才可服用抗精神病药物。绝对不应该用抗精神病药物来治疗神经症及忧郁症，更不应该把抗精神病药物当做安眠药来治疗失眠。

3. 迟发性运动障碍的发生与药物剂量的大小没有关系，即使小量也会产生。

4. 如果是精神分裂症患者发生了迟发性运动障碍，则应权衡轻重，不可贸然停药。

（陈　涛）

第七章 癫　痫

第一节　全面性强直-阵挛发作

全面性强直-阵挛发作（generalized tonic clonic seizure，GTCS）简称大发作，是常见的发作类型，属全身性发作，即最初的症状学和脑电图提示发作起源于双侧脑部。大多数患者发作前无先兆，部分患者发作前一瞬间可能有含糊不清或难以描述的先兆，如胸腹气上冲、局部轻微抽动，无名恐惧或畏惧感等，历时短暂。发作主要表现为全身强直和阵挛，伴意识丧失及自主神经功能障碍。典型的脑电图表现是，强直期开始为逐渐增强的 10 次/秒棘波节律，然后频率不断降低，波幅不断增高（募增节律），阵挛期弥漫性慢波伴间歇发作棘波，痉挛后期呈明显脑电抑制（低平），发作时间愈长，抑制愈明显。

【相关药物】

1. 丙戊酸钠（Sodium Valproate，VPA，二丙基乙酸钠，α-丙基戊酸钠）

为一种不含氮的广谱抗癫痫药，可使 GABA 合成增加、降解减少、再摄取被抑制等，从而增强 GABA 耦合的氯离子通道功能而抗癫痫。主要用于单纯或复杂失神发作、肌阵挛发作、全面性强直-阵挛发作的治疗。也可用于单纯部分性发作、复杂部分性发作及部分性发作泛化的全面性强直-阵挛发作。

2. 卡马西平（Carbamazepine，CBZ，酰胺咪嗪，痛痉宁，又颠宁，卡巴咪嗪，得理多）

其化学结构类似三环类抗抑郁药，作用机制可能与阻滞钠通道、抑制 NMDA 受体所激活的钠及钙内流以及增强 GABA 抑制功能有关。是单纯及复杂部分性发作的有效药物，对全身性强直-阵挛发作亦有良好疗效。

3. 托吡酯（Topiramzte，TPM，妥泰）

是一个由氨基磺酸酯取代单糖的新型抗癫痫药物。具有多重抗癫痫作用机制，包括：①阻断电压依赖性钠通道；②拮抗红藻氨酸/AMPA 亚型谷氨酸受体；③通过非苯二氮草机制增加 GABA 的活性；④抑制碳酸酐酶；⑤钙离子通道阻滞。主要用于成人和儿童难治性癫痫发作的辅助治疗，包括单纯部分性发作、复杂部分性发作和全身强直-阵挛发作，以及 Lennox-Gastant 综合征和 West 综合征（婴儿痉挛症）。

4. 拉莫三嗪（Lamotrigine，LTG，那蒙特金，利必通）

是一种广谱的抗癫痫药物，作用机制是阻断电压依赖性的钠通道；稳定突触前膜，抑制兴奋性神经递质的释放。主要用于成人和 12 岁以上

27

儿童复杂部分性发作和全身强直-阵挛性癫痫发作的单药或辅助治疗。作为辅助治疗用于难治性癫痫时，可用于2岁以上儿童和成人。本品口服吸收完全，治疗癫痫发作时3个月起效。

5. 左乙拉西坦（Levetiracetam，LEV，乐凡替拉西坦，利维西坦）

为吡咯烷酮衍生物，其化学结构不同于传统的抗癫痫药物。本药有较强的抗癫痫作用，但作用机制尚不明确。体内和体外试验表明本药未改变细胞特性和神经传递功能。动物实验证实，本药对癫痫部分性发作和无惊厥的全身性发作有效；在人类的临床应用中也证实了本药对癫痫部分性发作和无惊厥的全身性发作有效。本药的有效量和中毒量相差远，安全性较好。可单用或联用于成人部分性癫痫发作，也可用于成人全身性发作或其他原因（如脑炎、脑缺氧等）引起的肌阵挛。

6. 氯硝西泮（Clonazepam，氯安定，氯硝安定，Clona Clonopin）

为苯二氮䓬类抗癫痫药，具有广谱抗癫痫作用。作用与地西泮相似，但抗惊厥作用较地西泮强，且作用迅速。本药作用机制复杂，尚不十分明确，可能通过加强突触前抑制而起抗惊厥作用。此外，本药还可阻止皮质、背侧丘脑和边缘结构的致痫病灶发作活动的传播，但不能消除病灶的异常放电。主要用于控制各型癫痫发作，对失神发作、婴儿痉挛症、肌阵挛性发作、运动不能性发作及 Lennox-Gastaut 综合征均有效。静脉注射可用于缓解癫痫持续状态。

7. 奥卡西平（Oxcarbazepine，OXC，曲莱，Trileptal）

其化学结构与卡马西平类似，为其 10-酮衍化物，因此具有相似的抗痫作用机制及抗痫谱，但易于耐受，可用于对卡马西平不能耐受者。适用于复杂性部分发作、全面性强直-阵挛发作的单药治疗和难治性癫痫的辅助治疗。

8. 苯巴比妥（Phenobarbital，PB，鲁米那）

为 GABA 能神经递质增强剂，用于治疗癫痫大发作和部分性发作，显效快，也用于癫痫持续状态。

9. 氯巴占（Clobazam，Frisium）

本品具有抗焦虑和抗惊厥作用，治疗安全范围比地西泮、苯巴比妥、丙戊酸钠宽。口服吸收快而完全，服药 1～3 小时后达血药峰浓度，经肝脏代谢，代谢产物为 N-去甲基氧异安定，同样有抗惊厥作用，作用强度为氯巴占的 2/3。半衰期为 60 小时，如每日用药 30mg，约 6 天达稳态血浓度。本品适用于治疗对其他抗癫痫药无效的难治性癫痫，可单独应用，亦可作为辅助治疗应用。对复杂部分性发作继发全身性发作和 Lennox-Gastaut 综合征效果亦佳。本品国内市场尚无。

10. 丙戊酸镁（Magnesium Valproate，VPM）

丙戊酸镁具有抗惊厥、抗躁狂作用。其机制一般认为丙戊酸类药物使全脑或脑神经末梢GABA都升高，丙戊酸类药物及其丙戊酸代谢物，既抑制GABA降解，又增加GABA合成。用于治疗全身性或部分性癫痫，尤其是以下类型：失神发作、肌阵挛发作、强直阵挛发作、失张力发作及混合型发作以及部分性癫痫；简单性或复杂性发作继发全身性发作；特殊类型的综合征（West，Lennox-Gastaut）。

【选择原则】

丙戊酸是新诊断的全面强直-阵挛发作患者的一线用药。如果丙戊酸不适用，则使用拉莫三嗪、左乙拉西坦或苯巴比妥。如果患者也有肌阵挛发作或疑诊青少年肌阵挛癫痫，拉莫三嗪可能会加重肌阵挛发作。在育龄期女性，上述选药过程中均应警惕丙戊酸对胎儿的致畸性风险。卡马西平和奥卡西平仅用于仅有全面性强直-阵挛发作的患者。当一线药物治疗无效或不能耐受时，拉莫三嗪、氯巴占、左乙拉西坦、丙戊酸、托吡酯或苯巴比妥等可作为添加治疗。

【注意事项】

1. 丙戊酸钠

片剂：100mg/片，200mg/片。

缓释片：500mg/片。

肠溶片：250mg/片，500mg/片。

胶囊剂：200mg/粒，250mg/粒。

糖浆剂：5ml：200mg，5ml：500mg。

用法：口服，成人每日 500mg 起始，渐增至每日 1000～3000mg 维持，儿童起始剂量每日 15mg/kg，渐增至每日 30～50mg/kg，一般每日 40～60mg/kg。

不良反应及注意点：

（1）最常见的不良反应是胃肠道反应，如厌食、恶心、呕吐等。还可出现肥胖、踝肿胀等剂量相关性不良反应。

（2）严重的不良反应有骨髓抑制，尤其是血小板缺乏；少数患者出现肝脏毒性，国外有中毒致死病例报道，多死于肝衰竭，且多数死亡病例发生于儿童。乳酸脱氢酶（LDH）、丙氨酸转氨酶（ALT）、门冬氨酸转氨酶（AST）轻度升高常提示无症状性肝脏中毒。血清胆红素可能升高提示严重的潜在肝脏中毒。因此，用药期间或停药一段时间内，必须定期检查肝功能、血常规，发现异常应及时停药并加以处理。

（3）极少数患者出现淋巴细胞增多、血小板减少、脱发、嗜睡、无力、共济失调等。

（4）用药期间应避免饮酒。

（5）可干扰诊断试验。尿酮试验可出现假阳性，甲状腺功能试验可能受影响。

（6）禁用于肝、肾功能不全者。

（7）慎用于血液病、器质性脑病患者、孕妇和哺乳期妇女。

2. 卡马西平

片剂：100mg/片，200mg/片，400mg/片。

咀嚼片：100mg/片，200mg/片。

缓释片：200mg/片，400mg/片。

胶囊剂：200mg/粒。

糖浆剂：1ml∶200mg。

栓剂：125mg/枚，250mg/枚。

用法：6 岁以前开始剂量每日 5mg/kg，每 5～7 日增加 1 次用量，达每日 10mg/kg，必要时增至每日 20mg/kg，维持量调整到维持血药浓度 8～12μg/kg；6～12 岁儿童起始剂量每次 0.05～0.1g，每日 2 次，隔周增加 0.1g 至出现疗效；维持量调整到最小有效量，一般为每日 0.4～0.8g，不超过 1g，分 3～4 次服用。成年及 12 岁以上儿童开始每次 100mg，每日 2 次，据疗效可逐渐加量至每日 300～1200mg，分 2～4 次服用。

不良反应及注意点：

（1）禁用于有房室传导阻滞、血清铁严重异常、孕妇和哺乳期妇女，以及有骨髓抑制、血象严重异常、严重肝功能不全等病史者及对三环类抗抑郁药过敏者。

（2）慎用于青光眼、严重心血管疾患、糖尿病、对三环类抗抑郁药物不能耐受的患者及乙醇中毒、尿潴留、肾病患者和老年人、其他药物有血液反应史者（易诱发骨髓抑制）、肝病、抗利尿激素分泌异常或其他内分泌紊乱者。

（3）神经系统常见的不良反应有头晕、共济失调、嗜睡和疲劳。

（4）因刺激抗利尿激素分泌可引起水潴留和低钠血症（或水中毒）。

（5）较少见的不良反应有变态反应，Stevens-Johnson综合征或中毒性表皮坏死溶解症、皮疹、荨麻疹、瘙痒，以及儿童行为障碍、严重腹泻、红斑狼疮样综合征（荨麻疹、瘙痒、皮疹、发热、咽喉痛、骨或关节痛、乏力）。

（6）罕见的不良反应有腺体病、心律失常或房室传导阻滞（老年人尤其注意）、过敏性肺炎、过敏性肝炎、肾脏中毒、骨髓抑制、中枢神经系统中毒（语言困难、精神不安、耳鸣、震颤、幻视），周围神经炎、低钙血症、直接影响骨代谢导致骨质疏松、急性尿紫质病、栓塞性脉管炎、急性间歇性卟啉病、甲状腺功能减退。

（7）偶见粒细胞减少、可逆性血小板减少、再生障碍性贫血、中毒性肝炎。

（8）锂盐或抗精神病药与本品合用时易引起神经系统中毒症状。如与单胺氧化酶（MAO）抑制合用，可引起高热和（或）高血压危象、严重惊厥甚至死亡，两药应用至少要间隔14日。

（9）饭后服用可减少胃肠反应，漏服时应尽快补服，不可一次服双倍量，可一日内分次补足。

（10）用药期间注意检查全血细胞、尿常规、肝功能，以及眼科检查和卡马西平血药浓度测定。

（11）不能突然撤药。

（12）作为肝药酶诱导剂，同其他药物合用时应充分考虑由此带来的药物间相互作用。

（13）用量应逐渐递增，治疗 4 周后可能需要增加剂量，避免自身诱导所致血药浓度下降。

（14）下列情况应停药：出现肝中毒或骨髓抑制症状，心血管系统不良反应或皮疹等严重不良反应。

（15）药物过量可出现肌肉抽动、震颤、角弓反张、反射异常、心跳加快、休克等，应注意及时防治。

3. 托吡酯

片剂：25mg/片，100mg/片。

用法：成人，初始剂量为每晚 25～50mg，后每周增加 1 次，每次增加 25mg，直至症状控制。通常有效剂量为每日 200～300mg。2 岁以上儿童，初始剂量为每日 12.5～25mg，后逐渐增加至每日 5～9mg/kg，维持量为每日 100mg，分 2 次服用。体重大于 43kg 的儿童，有效剂量范围与成人大致相当。

不良反应及注意点：

（1）请勿将片剂碾碎，服用该药时不受进食的影响。

（2）主要不良反应为中枢神经系统不良反应，如头晕、疲劳、嗜睡、食欲减退、情绪不稳、注意力障碍、抑郁、复视、眼震、共济失调、失语、意识模糊，较少见焦虑、失眠。服药后应避免驾车或机械操作。

（3）可能增加肾结石形成的危险，大量饮水可防止其发生。中、重度肾功能受损的患者，由于清除率降低，达稳态血药浓度的时间较肾功能正常者延长一倍，因此在确定有效剂量时应特别注意。

（4）药物间相互作用：卡马西平和苯妥英可降低本品血药浓度，但本品可增加苯妥英的血药浓度；本品可降低地高辛的浓度以及口服避孕药的疗效。

（5）急性过量时，尽快采取洗胃或诱发呕吐等胃排空法。非急性过量，采用血液透析可有效清除体内的托吡酯。

（6）慎用于孕妇和哺乳期妇女。已知对本品过敏者禁用。

（7）最好不要与其他中枢神经抑制药及酒精同时服用。

4. 拉莫三嗪

片 剂：25mg/片，100mg/片，150mg/片，200mg/片。

用法：成人及 12 岁以上儿童初始剂量为25mg，隔日服用，连服 2 周；随后 2 周每日 1次，每次 25mg。此后，应每隔 1～2 周增加剂量，最大增加量为 25～50mg，直至达到最佳的疗效。通常达到最佳疗效的维持量为每日 100～200mg，1 次或分 2 次服用。服用丙戊酸钠加或不加任何其他抗癫痫药的儿童（2～12 岁），初始剂量是每日 0.15mg/kg，每日服用 1 次，连服 2 周；随后 2 周每日 1 次，每次 0.3mg/kg。此后，应每隔 1～2 周增加剂量，最大增加量为 0.3mg/kg，直至达到最佳的疗效。通常达到最佳疗效的维持量为每日 1～5mg/kg，单次或分 2 次服用。尚无法推荐对于 12 岁以下儿童进行单药治疗的剂量。

不良反应及注意点：

（1）本药应用少量水整片吞服。与食物同服可避免引起胃部刺激。

（2）需缓慢加量以减少皮疹等不良反应。

（3）常见的不良反应有头晕、头痛、嗜睡、视物模糊、复视、共济失调、便秘、皮疹、恶心、呕吐；较少见的不良反应有变态反应、面部皮肤水肿、光敏性皮炎、腹胀、纳差、体重减轻、自杀企图和肢体坏死等；罕见有致命危险的皮肤不良反应（Steven-Johnson 综合征）、Lyell 综合征、弥散性血管内凝血及多器官功能衰竭。

（4）不宜突然停药，否则可能引起癫痫反弹发作。应在 2 周内逐渐减量，每周减量约 50%。但服药时如出现皮疹等过敏反应，应立即停药。

（5）服药期间避免驾车及从事机械操作。

（6）慎用于孕妇、哺乳期妇女。

（7）小于 2 岁的儿童，没有使用该药的足够资料。

（8）下列因素可增加患者发生严重的、危及生命的皮疹的危险性：年龄小于 16 岁、与丙戊酸和已知可导致皮疹的抗生素合用、过量使用拉莫三嗪、拉莫三嗪的加量速度过快和伴有病毒性感染。

5. 左乙拉西坦

片剂：250mg/片，500mg/片，1000mg/片

用法：成人，初始剂量为每次 500mg，口服，每日 2 次，此剂量也可作为常规剂量。以后根据患者临床反应和耐受性，可逐渐增加剂量至每次 1500mg，每日 2 次。剂量调整时，可每 2～4 周以 500mg 剂量级进行上下调整。推荐的每日最大剂量为 3000mg。肝、肾功能不全时调整剂量。16 岁以下儿童用药的安全性和有效性尚不清楚，但临床有以下用法：初始剂量为每日 10～20mg/kg，分 2 次口服，以后可根据临床疗效每 2 周增加 10～20mg/kg，最大剂量不超过每日 60mg/kg。16 岁以上患者用法用量同成人。

不良反应及注意点：

（1）可出现贫血、白细胞减少、嗜睡、无力、头痛、健忘、共济失调、幻觉、激动、淡漠、焦虑、抑郁、复视、弱视等，还可出现体重增加。

（2）腹痛、便秘、消化不良、恶心、呕吐等发生率大于 1%。

（3）可出现咳嗽加重、咽炎、鼻炎、支气管炎等。

（4）停用本药时应逐渐减量，以免出现停药

反应。

（5）使用本药期间应避免驾驶车辆及操作机械。

（6）禁用于肾功能不全者。慎用于儿童、孕妇，哺乳妇女用药应暂停哺乳。

（7）交叉过敏：对其他吡咯烷酮衍生物过敏者，也可能对本药过敏。

6. 氯硝西泮

片剂：0.5mg/片，2mg/片。

用法：成人，开始时每次 0.5mg，口服，每日 3 次，每 3 日增加 0.5～1mg，直到发作被控制或出现不良反应为止。用量应个体化，每日最大剂量不超过 20mg，疗程应不超过 3～6 个月。10 岁以下（或体重低于 30kg）儿童，开始每日 0.01～0.03mg/kg，分 2～3 次服用，以后每 3 日增加 0.25～0.5mg，直至每日 0.1～0.2mg/kg 或出现不良反应为止。疗程应不超过 3～6 个月。

注射液：1ml：1mg，2ml：2mg。

用法：用量应根据患者具体情况而个体化，尽量避免肌内注射。静脉注射用于癫痫持续状态。成人每次 1～4mg，30 秒左右缓慢注射完毕，如病情未能控制，每隔 20 分钟可重复原剂量 1～2 次，兴奋躁动者可适当加大剂量，必要时可静脉滴注。成人最大量每日不超过 20mg。10 岁以下（或体重低于 30kg）儿童每次 0.02～0.06mg/kg，如病情未能控制，每隔 20 分钟可重复原剂量 1～2 次，兴奋躁动者可适当加大剂量，必要时可静脉滴注。

不良反应及注意点：

（1）常见有异常兴奋、神经过敏、易激惹、肌力减退。

（2）少见行为障碍、思维不能集中、易怒（儿童多见）、精神错乱、幻觉、抑郁，还可有视物模糊、便秘、腹泻、眩晕或头昏、头痛、气管分泌物增多或流涎、恶心、排尿障碍、语言不清、口干。

（3）药物用量因人而异，开始时用小剂量，逐渐调整用量。停药时剂量需要递减，突然停药可导致癫痫持续状态，从使用本药更换为其他抗惊厥药，或从其他药更换为本药时，也应按此原则调整剂量。

（4）本药长期使用可产生耐药性，应用3个月之后疗效可降低，故需调整用量。静脉注射时，本药对呼吸和心脏的抑制作用强于地西泮。

7. 奥卡西平

片剂：0.15g/片，0.3g/片，0.6g/片。

用法：开始剂量为每日300mg，口服，可以每隔1个星期增加每日的剂量，每次增加剂量不要超过600mg。每日维持剂量范围在600～2400mg，绝大多数患者对每日900mg的剂量即有效果。剂量超过每日2400mg时神经系统副作用增加。5岁和5岁以上的儿童在单药和联合用药过程中，起始的治疗剂量为每日8～10mg/kg，分2次给药，可逐渐增至每日600mg。

不良反应及注意点：

（1）常见副作用包括疲劳、无力、头晕、头痛、嗜睡、不安、记忆力受损、淡漠、共济失调、注意力集中受损、定向力障碍、抑郁、情绪易变（神经质），以及复视、眼球震颤、眩晕、视觉障碍（如视力模糊）、震颤、痤疮、脱发、皮疹、恶心、呕吐、便秘、腹泻、腹痛。

（2）少见或罕见副作用包括血管神经性水肿、多器官过敏（可表现为皮疹、发热、淋巴结病、肝功能检查异常、嗜酸性细胞增多症和关节痛）、严重的过敏反应，包括 Stevens-Johnson 综合征、系统性红斑狼疮、心律失常（如房室传导阻滞）、白细胞减少症、血小板减少症、转氨酶和（或）碱性磷酸酶水平升高、肝炎。

（3）药物间相互作用：本品可降低卡马西平的血药浓度，使激素类避孕药作用丧失；但能升高苯妥英钠、苯巴比妥的血药浓度。

（4）老年人易于发生低钠血症。出现低钠血症时，可减少奥卡西平的用量、限制液体的摄入量或停药。一般停药几天后，无须给予额外治疗，血清钠浓度就可恢复。

（5）慎用于肝功损害患者、孕妇和哺乳期妇女。已知对本品任何成分过敏的患者及房室传导阻滞者禁用。

（6）目前没有充足的资料支持 5 岁以下的儿童使用本品。

（7）停用奥卡西平治疗时应逐渐减量。

8. 苯巴比妥

片剂：0.01g/片，0.015g/片，0.03g/片，0.1g/片。

针剂：0.05g/支，0.1g/支，0.2g/支。

用法：每次 0.015～0.03g。

不良反应及注意点：

（1）用药后可出现头晕、困倦等后遗效应，久用会产生耐受性和依赖性。多次连用应警惕蓄积中毒。少数患者出现皮疹、药热、剥脱性皮炎等过敏反应。

（2）长期用于抗癫痫治疗时不可突然停药，以免引起癫痫发作，甚至出现癫痫持续状态。

（3）注意本品与其他药物的相互作用：与对乙酰氨基酚合用，可引起肝脏毒性；该药为肝药酶诱导剂，与需经肝脏代谢的药物合用时使后者代谢加速，疗效降低；与其他抗癫痫药合用时需注意监测各自的药物浓度；与钙离子拮抗剂合用时，可引起血压下降。

（4）5～10 倍催眠量时一般可引起中度中毒，10～15 倍时则重度中毒，血浓度高于 8～10mg/100ml 时，有生命危险。急性中毒表现为昏睡，进而呼吸浅表，通气量大减，最后呼吸衰竭死亡。中毒急救的原则：洗胃、导泻、利尿；保持呼吸道通畅，适当补液、给予中枢兴奋剂。

（5）禁用于严重肝肾功能不全、支气管哮喘、呼吸抑制及卟啉病患者。

9. 氯巴占

片剂：10mg/片，20mg/片。

用法：从小剂量开始，每日 20～30mg（0.5～1mg/kg），逐步加量。如与其他抗癫痫药合用，则应减少本品剂量，每日应用 5～15mg（0.1～0.3mg/kg）。如连续应用，其抗惊厥作用逐渐减弱，可采用"放假疗法"，如女性患者，在月经期发作时，可在月经来潮前 2～3 天开始用药，10 天后停用。

不良反应及注意点：

（1）不良反应与其他苯二氮䓬类相似，但都较轻微，偶见有轻度的镇静、焦躁、抑郁和肌无力。该药可能引发罕见但可能致命的皮肤反应，如 Stevens-Johnson 综合征（SJS）和中毒性表皮坏死松解症（TEN）。FDA 建议临床医生密切监测服用氯巴占患者的 SJS 和 TEN，尤其是在治疗初期或停药后再次用药时。体征和症状包括皮疹、皮肤脱皮或起疱、口舌生疮和荨麻疹。在首次出现皮疹时就应停用氯巴占，如果其他症状和体征预示着更严重的皮肤反应时，这种治疗方法应不再使用。

（2）与卡马西平、苯巴比妥、苯妥英钠、丙戊酸合用时，本品的血浓度降低，而其他药浓度升高。合用丙戊酸钠时，N-去甲基代谢产物血浓度降低，而合用卡马西平、苯妥英钠时，N-甲基代谢产物浓度升高。因而合用时应注意调整剂量。

10. 丙戊酸镁

片剂：200mg/片。

缓释片：250mg/片。

用法：从小剂量开始，每次 200mg，每日 2～3 次，逐渐增加至每次 300～400mg，每日 2～3 次。最高剂量不超过每日 1.6g。6 岁以上儿童按体重每日 20～30mg/kg，分 3～4 次服用。丙戊酸镁缓释片，适用于每天需要 500mg 丙戊酸镁控制病情的患者。口服每次 250mg，每日 2 次，并遵医嘱，根据病情、血药浓度逐渐加量，最高剂量不应高于普通片的每日最高剂量。

不良反应及注意点：

（1）不良反应有恶心、呕吐、腹泻等。少数可出现嗜睡、震颤、共济失调、脱发、异常兴奋与烦躁不安等。偶见过敏性皮疹、血小板减少或血小板聚集抑制引起异常出血、白细胞减少或中毒性肝损害。

（2）肝、肾功能不全者应减量或慎用，血小板减少症患者慎用。用药期间应定期检查肝功能与白细胞，血小板计数。

（3）出现意识障碍，肝功能异常、胰腺炎等严重不良反应，应停药。

（4）本品发生不良反应往往与血药浓度过高（＞120μg/ml）有关，故建议有条件的医院，最好进行血药浓度检测。

（5）禁用于卟啉病。

【建议】

1. 正确判断是否需要开始抗癫痫治疗

未查清病因的首次发作患者、发作间期长于1年者、有乙醇或药物刺激等诱因者、不能坚持服药者（如人格异常）可暂不用抗癫痫药物。一般癫痫发作2次即应开始用药。如1年中有2次或多次发作可酌情考虑抗癫痫治疗；初次发作后，患者若伴进行性或结构性脑部疾病、脑电图异常、神经系统阳性体征、行动异常或精神障碍，则再发风险较高，可以开始治疗。

2. 尽量单药治疗

单药能够控制大部分的癫痫发作，具有不良反应较少、无明显药物相互作用、相对经济、患者依从性较好、有助于改善生活质量等突出优点。

3. 合理选择药物

应尽可能依据癫痫综合征类型选择抗癫痫药物，如果癫痫综合征诊断不明确，应根据癫痫发作类型作出决定。按照药物的推荐级别，综合考虑药物的治疗反应、副作用、患者的年龄、全身状况、耐受性及经济状况等，确定合理方案。

4. 注意观察药效

药效包括疗效和副作用，在治疗过程中应密切观察，并正确处理。当出现不能接受的特异性副作用时需立即换药；当应用最低维持剂量就出现不可接受的剂量相关副作用时应快速换药；若未控制发作但无毒性，则可增加剂量；若已达最大耐受剂量仍未控制发作，则考虑更换其他药物。治疗药物需服用5个半衰期后才能达到稳态血药浓度，发挥最大抗癫痫效果，故疗效的判断一般以服用药物的5个半衰期为起点。

5. 更换药物的方法

一般原则是先降低原药物至常规剂量，再添加可能有效的抗癫痫药物。待后者达到稳态血浓度时判断疗效。如联合有效，试撤第一个药，若仍能控制发作且能耐受，则用第二个药单药治疗；否则恢复到原联合用药方案。如联合无效，换一种药联用，继续上述观察判断。通常增药可适当快，减药一定要慢。增减药物必须逐一进行；切忌同时增加两种或同时减少两种药物，一增一减也不宜同时进行，以利于判断药物的临床效果和毒副作用。

6. 积极主动进行治疗药物监测

可用来：①监测治疗安全范围窄的药（有效量与中毒量接近，如卡马西平，苯妥英钠）和呈零级动力学消除的药物（如苯妥英钠），避免或减少中毒；②测定开始用药及每次调整剂量5个半衰期时的血浓度，减少剂量调节时的盲目性；③用大于常规量仍发作严重者，测血药浓度可鉴别是药量不足还是中毒；④有助于判断联合用药疗效不佳的原因或药物相互作用的类型；⑤评价服药的依从性。

7. **联合用药**

常用作单药治疗的临时过渡方案或两个以上单药治疗欠佳的长期妥协方案，需要合理选择联用药物。理论上，应选择化学结构和作用机制不同、药物间相互作用最小的药物联用，以达到最佳协同作用。联用药物最多不超过3种。

8. 停药及减量

癫痫患者如果持续无发作2年以上，即存在减停药的可能性，但是否减停、如何减停还需综合考虑患者的癫痫类型、既往治疗反应以及个人情况，仔细评估停药复发风险。撤停药物注意事项：①禁止突然停药；②末次发作后3～5年可逐渐减量；③减量期应该足够长，单药治疗时减药过程应当不少于6个月，多药治疗时每种抗癫痫药物减停时间不少于3个月，一次只撤停一种药，每次减少一小部分的用量，稳定一段时间后再进行下一次减量；④如撤药过程中再次出现癫痫发作，应当将药物恢复至减量前一次的剂量并给予医疗建议；⑤停药后短期内出现癫痫复发，应恢复既往药物治疗并随访；在停药1年后出现有诱因的发作可以观察，注意避免诱发因素，可以暂不应用抗癫痫药物；如果每年2次以上的发作，应再次评估确定治疗方案。

9. 强直-阵挛性癫痫持续状态的治疗

首先要保持呼吸道通畅，吸氧，必要时做气管插管或切开，尽可能对患者进行心电、呼吸、血压、脑电的监测，定时进行血气、血化学分析，以保持患者稳定的生命体征。治疗的关键是终止发作，一线药物有地西泮等。

10. 持续的癫痫发作治疗

对初期的一线药物地西泮、氯硝西泮、苯巴比妥等无效，连续 1 小时以上者称难治性癫痫持续状态，可选用咪达唑仑、丙泊酚等短效麻醉剂，但使用前要进行气管插管、机械呼吸和血流动力学监测。

11. 对于药物难以控制的难治性癫痫，可考虑手术、迷走神经刺激等治疗手段。

12. 对于强直-阵挛性发作癫痫，应同时注重生物、心理及社会对其预后的影响，在药物治疗的同时，加强心理咨询及治疗，以改善其预后。

(肖　波　张萌琦)

第二节　失神癫痫

失神癫痫包括儿童期失神性癫痫（childhood absence epilepsy，CAE）和青少年期失神性癫痫（juvenile absence epilepsy，JAE）。儿童期失神性癫痫又称为癫痫小发作（pyknolepsy），可呈常染色体显性遗传，占全部癫痫的 5%～15%。患儿 6～7 岁起病，女孩较多。临床表现为频繁的、每日数次至数十次的失神发作。至青春期可发生全面性强直-阵挛发作（GTCS），或失神减轻，极少数以失神发作持续状态为唯一发作类型。脑电图显示双侧对称同步的 3 次/秒棘慢波（spike slow-wave discharges，SWDs）发放，背景正常，过度换气可诱发。青少年期失神性癫痫在青春期发病，失神发作频率较少，并非每日发作。发作时后退动作少见。常伴发觉醒时的 GTCS 或肌阵挛，GTCS 在青少年失神癫痫较儿童失神癫痫更常见，约 80％患者合并有 GTCS，15％患者出现肌阵挛发作。脑电图显示棘慢波频率＞3 次/秒。对治疗反应极好。

【相关药物】

乙琥胺（Emeside，紫朗丁）

乙琥胺的作用机制可能与降低丘脑神经元的低阈值 T 型钙离子流有关，阻止了棘慢波放电关联的同步化点燃。主要用于典型失神小发作，也可用于肌阵挛发作。

【选择原则】

治疗儿童期失神性癫痫的一线药物为乙琥胺、丙戊酸钠、拉莫三嗪，二线药物为左乙拉西坦、托吡酯，应避免用卡马西平、奥卡西平、苯妥英钠、巴比妥、噻加宾和氨己烯酸等药物。治疗青少年期失神性癫痫的一线药物为丙戊酸钠、拉莫三嗪；二线药物及避免用药同儿童期失神性癫痫。

【注意事项】

1. 乙琥胺

胶囊：0.25g/粒。

糖浆剂：100ml:5g。

用法：成人初始剂量每次 0.25g，口服给药，每日 2 次。以后每 4～7 日增加 0.25g，直至控制癫痫发作，普通维持剂量为 750～1500mg/d。儿童常用起始剂量为 10～15mg/(kg·d)，依患儿临床反应调整剂量，维持剂量范围在 15～40mg/(kg·d)。3～6 岁儿童，初始剂量为每次 0.25g，每日 1 次；以后每 4～7 日增加 0.25g，直至控制癫痫发作。每日最大剂量不超过 1g，分次服用。6 岁以上儿童，用法用量同成人。

不良反应及注意点：

（1）常见恶心、呕吐、上腹部不适、食欲减退、腹泻。

（2）较少见头昏、头痛、眩晕、嗜睡、激惹、疲乏、行为或精神状态改变、咽喉疼痛、发热、淋巴结肿大、血小板减少、皮疹和淤斑。

（3）偶见粒细胞减少、白细胞减少、再生障碍性贫血。

（4）有时可引起肝、肾损害。

（5）个别患者可出现特异性药物反应，表现为非特异性症状，如淋巴结病、关节痛和发热，还可表现为过敏性皮炎、荨麻疹、Stevens-Johnson 综合征、狼疮样综合征、红斑样综合征等。

（6）慎用于混合型癫痫发作的患者、肝肾功能不全者、贫血患者、孕妇及哺乳妇女。

2. 丙戊酸钠、拉莫三嗪、托吡酯、左乙拉西坦，参见全面性强直-阵挛发作章节。

【建议】

1. 由于儿童期失神性癫痫发作短暂，常不能引起注意。因此，确诊儿童期失神性癫痫除需有病史外，主要依据脑电图检查时有临床失神发作且同时记录到典型失神的 3Hz SWDs。

2. 儿童期失神性癫痫一般预后良好，但应及时、正规治疗，否则患儿可发展为 GTCS 或肌阵挛发作。

3. 当患儿对乙琥胺疗效差或伴有 GTCS 时，将丙戊酸钠作为首选。

（龙莉莉）

第三节 部分性发作

部分性发作（partial seizures），又称局灶性发作（focal seizures），包括单纯部分性发作、复杂部分性发作和部分性继发全身性发作三类，其临床及脑电图改变均提示大脑皮层局灶性神经元首先被激活、异常放电。局部放电导致相应部位功能受累时，临床表现为单纯部分性发作；当放电通过网络传导至脑干或对侧时，常导致意识障碍等表现，遂演变为复杂部分性发作或继发性全面性强直-阵挛发作。部分性发作是最常见的癫痫发作类型，病因很多，包括脑发育不良、肿瘤、脑卒中、感染、脑外伤、海马神经元丢失或基因异常等因素，可累及不同年龄的人群。

【相关药物】

1. 卡马西平、丙戊酸钠、拉莫三嗪、奥卡西平、托吡酯、左乙拉西坦、氯硝西泮、苯巴比妥

参见全面性强直-阵挛发作章节。

2. 苯妥英钠（Phenytoin Sodium，PHT，大仑丁，二苯乙内酰脲，Diphenylhydantoin）

为钠通道阻滞剂，主要用于治疗复杂部分性发作（颞叶癫痫、精神运动性发作）、单纯部分性发作、全身性强直-阵挛发作和癫痫持续状态。

3. 加巴喷丁（Gabapentin，GBP，Neurontin）

是一种GABA类似物，作为GABA能神经递质增强剂，具有明显抗癫痫作用，认知损害少，既可用于部分性发作的单药治疗，也可用作部分性发作常规治疗无效时的辅助治疗，对继发性全身性强直-阵挛发作亦有效。主要用于12岁以上的患者。

4. 唑尼沙胺（Zonisamide，ZNS）

抗癫痫机制与其钠通道阻滞及T型钙通道有关。适用于部分性发作及全面性发作，婴儿痉挛症。

5. 氨己烯酸（Vigabatrin，VGB）

通过不可逆地抑制GABA转氨酶，减少GABA降解，使脑内GABA浓度增加来抑制癫痫发作。适用于：①部分性发作及继发性全面发

作的加用治疗；②婴儿痉挛及 Lennox-Gastaut 综合征。

6. 噻加宾（Tiagabine，TGB）

阻滞神经细胞及胶质细胞对 GABA 的再摄取，从而增加受体部位 GABA 的含量，增强 GABA 能神经的抑制作用。适用于部分性发作及继发性全面发作。

【选择原则】

治疗成人部分性发作的一线药物为卡马西平、左乙拉西坦、苯妥英钠、唑尼沙胺，二线用药丙戊酸钠，其他如加巴喷丁、拉莫三嗪、奥卡西平、苯巴比妥、托吡酯、氨己烯酸等；儿童部分性发作的一线用药有奥卡西平，二线药物为卡马西平、左乙拉西坦、苯妥英钠、苯巴比妥、托吡酯、氨己烯酸等；老年部分性发作患者一线用药为加巴喷丁、拉莫三嗪，二线用药如卡马西平等。

应遵循癫痫治疗原则，根据具体个体化情况选择，注意副作用及相互作用。

【注意事项】

1. 苯妥英钠

片剂：50mg/片，100mg/片。

针剂：100mg/支，250mg/支。

用法：成人，每日 100～300mg，每次 50～100mg，每日 2～3 次。极量为每次 300mg，每

日 500mg。宜从小剂量开始，酌情增量且需注意避免过量。体重在 30kg 以下的儿童，按 5mg/（kg·d）给药，分 2～3 次服用，每日不宜超过 250mg。

不良反应及注意点：

（1）较常见的不良反应有笨拙或步态不稳、发音不清、手抖、思维混乱、神经质或烦躁易怒、行为改变，这些反应往往是可逆的，停药后很快消失。另外较常见有齿龈肥厚、出血、面容粗糙、毛发增生、胃肠道症状。偶见颈部或腋部淋巴结肿大（IgA 减少）、发热或皮疹、白细胞减少、紫癜。

（2）口服吸收较慢，85%～90% 由小肠吸收，吸收率个体差异大，受食物影响。疗效出现缓慢，需要连续多次服药才有效。久服不可骤停，否则可使发作加剧或发生癫痫持续状态。

（3）过量时出现嗜睡、恶心、视力模糊、复视、幻觉、言语不清；大剂量时对小脑造成毒性损害，表现为行走不稳或步态蹒跚、眩晕。减量或停药可使上述症状改善或消失。

（4）可加速维生素 D 代谢，长期应用的小儿可引起软骨病，且有骨折、骨质异常或生长缓慢的报道。和乙内酰脲类或同类药物有交叉过敏现象。

（5）对诊断的干扰：①使地塞米松试验不准确；②使碱性磷酸酶、谷丙转氨酶和血糖浓度升高；③甲状腺功能试验不准确，血清甲状腺浓度降低，但不影响基础代谢。

（6）用药期间注意检查血象、血钙、肝功能、皮肤、口腔、脑电图、血药浓度和甲状腺功能等。

（7）禁用于有乙内酰脲类过敏史者及Ⅱ～Ⅲ度房室传导阻滞、窦房结阻滞、阿-斯综合征、窦性心动过缓等心功能异常者。

（8）慎用于贫血、心血管病、嗜酒、糖尿病、肝肾功能损害、甲状腺功能异常患者及孕妇、哺乳期妇女。

2. 加巴喷丁

片剂：150mg/片，300mg/片，600mg/片。

散剂：50mg/包。

用法：口服，成人，第1日300mg，睡前服；第2日600mg，分2次服；第3日900mg，分3次服。此剂量随疗效而定，多数患者有效剂量为每日900～1800mg。肾功能不良者减少剂量。

不良反应及注意点：

（1）常见的不良反应有嗜睡、头晕、疲劳、共济失调，这些反应轻微，继续服药可减轻。少见忧郁、易激动、遗忘和精神改变。罕见粒细胞减少症。

（2）服用本品后可出现假性蛋白尿。

（3）如换药或停药应逐渐减量，至少在1周内逐步进行。最好不与抗酸药合用。

（4）过量时表现为严重腹泻、严重头晕、嗜睡、复视、口齿不清，甚至死亡。

（5）慎用于失神发作、肾功能减退患者和老年患者。

3. 唑尼沙胺（Zonisamide，ZNS）

片剂：100mg/片。

用法：口服。①成人：起始量为每日 100～200mg，分 2～3 次服用，每 1～2 周加量 1 次，维持量为每日 200～400mg；②儿童：起始量为每日 2～4mg/kg，每周加量 1 次，维持量为每日 4～8mg/kg（美国未批准在 16 岁以下儿科患者中使用）。

不良反应及注意点：

（1）常见不良反应有腹痛、腹泻、消化不良、食欲不振、味觉改变、恶心，以及嗜睡、失眠、眩晕、精神错乱、感觉异常、不能集中注意力、镇静、记忆力减退、木僵、眼球震颤、复视、兴奋、抑郁、言语紊乱、疲劳。

（2）严重不良反应有 Stevens-Johnson 综合征（罕见）、中毒性表皮坏死（罕见）、粒细胞缺乏（罕见）、再生障碍性贫血（罕见）以及精神分裂样精神障碍。

（3）美国 FDA 妊娠期药物安全性分级为 C 级，哺乳期妇女使用本品可能对乳儿有危害。

（4）慎用于肾功能减退、胰腺炎、酸中毒等患者，注意监测肌酸磷酸激酶、血肌酐和尿素氮。

（5）卡马西平、苯妥英钠或苯巴比妥可加速

29

本品的代谢，使半衰期缩短。

4. 氨己烯酸（Vigabatrin，VGB）

片剂：500mg/片。

用法：口服。①成人：开始剂量为每次500mg，每日1次，以后每周增加500mg/d，维持量为每日1000～1500mg，分2次服用；②儿童：开始剂量为每日40mg/kg，维持量为每日80～100mg/kg，用于治疗婴儿痉挛可达每日150mg/kg。

不良反应及注意点：

（1）常见不良反应有皮疹、脸红、乏力、困倦、头晕、头痛、口干、牙龈增生、恶心、呕吐、上腹痛、胃肠道不适、便秘、肝毒性、肝衰竭、精神错乱、共济失调、精神运动性阻滞、运动功能障碍、体重增加、抑郁、神经过敏、幻觉、妄想、失眠、注意力集中困难、兴奋、易激惹、焦虑、复视、视网膜色素沉着、撤药症状等。

（2）长期应用出现周边性视野缩小，应每6个月检查视野1次，如出现视野缩小应停用。可使失神及肌阵挛发作加重。

（3）药物可引起或预期可引起人类胎儿致畸率的上升，哺乳期妇女使用本品可能对乳儿有危害。

（4）肾功能损害者宜减量使用。

（5）与卡马西平合用，卡马西平的代谢减慢，血药浓度升高，出现不良反应的风险更大。

29

与苯妥英钠、扑米酮或苯巴比妥合用时可使后三者的血浓度降低，如可使苯妥英钠血浓度逐渐降低20%～30%。

5. 噻加宾（Tiagabine，TGB，替加宾）

片剂：5mg/片，10mg/片，15mg/片。

用法：口服。成人起始剂量为一次5mg，一日3次，维持量一次10～15mg，一日3次（与肝酶诱导药合用）或一次5～10mg，一日3次（不与肝酶诱导药合用）。

不良反应及注意点：

（1）常见的不良反应有头痛、头晕、乏力、神经质、震颤、腹泻、腹痛、恶心、呕吐、感冒样症状、共济失调、抑郁、紧张、失眠、嗜睡、感觉异常、不能集中注意力、精神错乱、言语紊乱、瘙痒、食欲增加、咽炎。

（2）美国FDA妊娠期药物安全性分级为C级，哺乳期妇女使用本品可能对乳儿有危害。

（3）使用本品出现中等至严重程度的全身乏力者，宜减量使用或停药。

（4）肝病患者可能需要减小剂量。

（5）卡马西平、苯巴比妥、苯妥英钠和扑米酮等药酶诱导药可加速本品的代谢，使血浓度降低至原来的1/3。

【建议】

参见全面性强直-阵挛发作章节。

（周 东）

第四节　青少年肌阵挛癫痫

青少年肌阵挛癫痫（juvenile myoclonic epilepsy，JME）或称前冲性小发作（impulsive petit mal），是一种与年龄相关的、有遗传性的、特发性全身性癫痫综合征中最常见的类型之一。多于 12～15 岁发病，占小儿癫痫的 5%～10%，占成人癫痫的 10% 以上。男女无性别差异。50%～90% 患者表现为双肩和上臂单次或多次的不规则、无节律的阵挛性跳动，发作常发生在觉醒后不久；少数患者可因此而突然跌倒，无意识障碍。可为剥夺睡眠或疲劳所诱发；2～3 年后可出现 GTCS，有的患者 JME 可与 GTCS 同时存在。约 1/3 患者有典型失神表现。脑电图为全导联快速而不规则的棘慢和多棘慢波。近年国际上已对近百个 JME 家系进行调查，发现先证者的同胞中有 80% 可表现有症状，而患者本身家系成员中除 JME 外还有失神发作及 GTCS。随着分子遗传学的进展，现认为 JME 属于多基因常染色体显性遗传，基因定位在染色体 15q14、6p11-12 等多位点上。

【相关药物】

丙戊酸钠、左乙拉西坦、拉莫三嗪、托吡酯、唑尼沙胺、氯硝西泮参见全面性强直-阵挛发作章节。

【选择原则】

治疗 JME 的一线药物为左乙拉西坦（女性首选）、丙戊酸钠（男性首选）、拉莫三嗪、托吡酯、唑尼沙胺，其中丙戊酸钠可使 75% 的患者完全控制。二线药物为氯硝西泮，应避免用卡马西平、奥卡西平、苯妥英钠、加巴喷丁、氨己烯酸、噻加宾等可能加重症状的药物。也有拉莫三嗪加重发作的个案报道。

【建议】

1. 正确的抗癫痫药物治疗能控制绝大多数患者的发作，因此 JME 预后相对良好。应提高临床诊断水平，避免误诊而导致不恰当的治疗反应。

2. 频繁的肌阵挛发作及失神发作可能会诱发 GTCS，应小心谨慎，可给予苯二氮䓬类药物预防。

3. 国外学者发现撤药后复发率高达 90%，因此主张终身服药。一旦作出 JME 的诊断，即应尽快治疗。

（周 东）

第五节 伴中央-颞区棘波的
儿童良性癫痫

伴中央-颞区棘波的儿童良性癫痫（benign

epilepsy with centrotemporal spikes，BECT）又称儿童良性外侧裂癫痫，是儿童时期良性局灶性癫痫中最常见的一种，在 0～15 岁人群的年发病率为（7～21）/10 万，占儿童癫痫的 15%～20%，男孩发病较女孩为多。发病年龄 2～13岁，青春期前发作停止。BECT 由遗传决定，具有年龄依赖性。典型表现为睡眠中出现的一侧口面部局限性运动感觉性发作，如口角抽动、流涎、言语障碍、口咽部异常感觉等，有时可继发为全面性强直-阵挛发作。在 BECT 活动期，28%～53%经历不同程度的精神行为问题，会造成脑认知功能短暂损害。BECT 的脑电图可见特征性的中央区或中颞区双相棘波或棘慢波，睡眠可诱发其发放或增多。BECT 对抗癫痫药物如丙戊酸钠、卡马西平及左乙拉西坦均有良好反应。发作停止后，其脑电图也逐渐恢复正常，且对精神、运动和认知功能一般无影响，预后较好。

【相关药物】

丙戊酸钠、卡马西平、拉莫三嗪、奥卡西平、托吡酯参见全面性强直-阵挛发作章节。左乙拉西坦是一种具有新型抗癫痫作用机制的抗癫痫药物，在药物安全性、药代动力学、生物利用度方面、特别是改善患儿认知功能方面优于传统抗癫痫药物。丙戊酸钠治疗 BECT 起始剂量每日10mg/kg，可渐增至每日 30mg/kg，平均每日20mg/kg。左乙拉西坦的治疗剂量：起始剂量

31

10mg/kg，分 2 次服用，可渐增至每日 30mg/kg，每日 2 次；20kg 以下患儿，起始治疗应使用口服溶液；婴儿和小于 4 岁的患儿，目前尚无相关资料。

【选择原则】

治疗 BECT 的一线药物为卡马西平、拉莫三嗪、奥卡西平、左乙拉西坦，二线药物为丙戊酸钠、托吡酯。

【建议】

1. 当怀疑为本病，而清醒脑电图表现为正常时，应行睡眠脑电图检查。

2. BECT 发作大多具有症状轻、时间短和频率低的特点。仅发作一次者，不需治疗；虽 2 次以上发作者，若发作间隔时间长，也不一定立即投药。

3. 当诊断明确后即应开始用药的情况：就诊时已多次发作；短期内出现 2～3 次发作，发作频繁；发作时症状较重，持续时间较长；发生过持续状态；继发全身性发作；发作次数虽然不多，但有复发甚至频发危险因素（如最初两次发作间隔很短、发病年龄较小、伴认知行为障碍）；患儿或家属对发作过分恐惧而迫切要求治疗。

4. 绝大多数患者对丙戊酸钠、卡马西平及左乙拉西坦治疗反应良好；少数在治疗过程中频繁发作，但最终仍可得到控制；个别难治患者的远期预后也较乐观。因此，原则上不主张大剂量用药和联合用药。

5. 抗癫痫药的疗程多数学者认为以 2～4 年为宜，或以脑电图恢复正常为指征；也有人主张在服药控制发作 1～2 年后，即使脑电图尚未恢复正常，也可逐渐减药，减药过程大约需半年至 1 年，然后停药；对发作频繁、控制不好者，应坚持用药至青春期；大多数病例疗程不超过 16 岁。

（宋毅军）

第六节 婴儿痉挛症

婴儿痉挛症（infantile spasms，IS）又称 WEST 综合征，以痉挛发作、认知和心理障碍、脑电图高峰节律紊乱为主要表现。85% 在 1 岁前发病，年发病率为（0.25～0.60）/1000，占 10 岁以内儿童的（0.15～0.2）/1000，是婴儿期最常见的癫痫脑病，男孩较女孩容易发病。IS 的病因复杂多样，据病因将其分为症状性、隐源性两大类。症状性 IS 常有出生前、围生期、出生后的损害、疾病等因素，而隐源性 IS 的发育正常、没有可以识别的病因。迄今对其发病机制尚缺乏深入了解，预后很差，约 1/3 的患儿死亡，存活的患儿中仅有 36% 发作完全停止，大多发展为难治性癫痫。近年来，应用肾上腺皮质激素、氨己烯酸及丙戊酸、氯硝西泮或托吡酯等抗癫药物治疗 IS，使本病的预后已有显著改善。

【相关药物】

(一) 激素治疗

1. 促肾上腺皮质激素 (Corticotropin，促皮质激素，ACTH)

ACTH 一直是治疗 IS 的首选药物之一，其作用机制可能包括以下 4 个方面：①刺激神经生长因子合成，促进中枢神经系统的发育和突触的形成；②抑制促肾上腺皮质激素释放激素 (CRH) 基因的表达与释放；③促进肾上腺皮质激素分泌，诱导髓鞘和树突形成，促进脑成熟，缩短 IS 的易损期；④可作为抑制性神经递质直接作用于 GABA 受体和苯二氮䓬类受体，或作为一种神经调质，调节神经类固醇和腺嘌呤生成，对 GABA 受体发挥间接作用。

虽然 ACTH 是婴儿痉挛症的首选药物，但因药源紧张，限制了临床应用。

2. 替可克肽 (Tetracosactide)

为合成 ACTH，1mg 替可克肽相当于 ACTH 100IU。

3. 泼尼松龙

2～60mg/(kg・d)，分 2～3 次服用，疗程 2～4 周。

4. 甲泼尼龙

20mg/(kg・d) 静脉滴注，3 次后改口服泼尼松龙，2 个月内逐渐停药。

5. 泼尼松

2～10mg/(kg·d)，分 2～3 次服用，疗程 2～4 周到 3～6 个月。

同 ACTH 相比，泼尼松具有类似的抗癫痫机制和副作用，但疗效略差，复发率略高，常用作停用 ACTH 后的序贯治疗药物。

（二）氨己烯酸

氨己烯酸通过增加脑内 γ-氨基丁酸水平发挥治疗作用，氨己烯酸推荐起始剂量为 50mg/(kg·d)，分 2 次服用。如无效，可加量至 150mg/(kg·d)，疗程 4 周，无效需停用。

（三）生酮饮食

生酮饮食是一种脂肪高比例，碳水化合物低比例，蛋白质和其他营养素合适的配方饮食。它主要模拟人体的饥饿状态，即碳水化合物供应不足，主要依靠脂肪类物质供能，但是脂肪酸不能透过血脑屏障到达脑组织，但是其中间代谢产物酮体可转运至脑组织为其供能，与此同时，也改变了神经元的兴奋性，发挥了抗癫痫的作用，但是具体机制尚不明确，对 IS 治疗效果较好。

（四）其他抗癫痫药物

丙戊酸钠、托吡酯、氯硝西泮、左乙拉西坦，参见全面性强直-阵挛发作章节。

32

（五）维生素 B_6

维生素 B_6 可能的作用机制是维生素 Be（吡哆醇）可在体内转化为吡哆醛-5-磷酸，而发育时期脑的 γ-氨基丁酸（GABA）浓度很高。GA-

BA 的作用之一为抑制脑突触传递，它由谷氨酸脱羧形成，这个反应中吡哆醛起辅酶作用，吡哆醇缺乏时，GABA 水平降低，兴奋阈值降低，易发生惊厥，因此，维生素 B_6 的应用可起到提高兴奋阈值，辅助控制发作的作用。维生素 B_6 的推荐剂量是 50～100mg/d，疗程 10 日。

【选择原则】

治疗婴儿痉挛症的一线药物为激素（包括 ACTH、泼尼松龙、甲泼尼松及泼尼松）及氨己烯酸。ACTH 比泼尼松更有效。二线药物为氯硝西泮、丙戊酸钠、拉莫三嗪、托吡酯、左乙拉西坦及维生素 B_6。注意避免使用卡马西平、奥卡西平。

【注意事项】

促肾上腺皮质激素（ACTH）

针剂：25IU/支，50IU/支。

用法：关于 ACTH 的剂量问题，全世界无统一标准。目前研究表明，ACTH 大剂量和小剂量在治疗方面无统计学差异，而且随 ACTH 剂量的增加，其不良风险也增加。常用剂量为每日 25IU 静脉或肌内注射，2～6 周后评价疗效，如果完全控制，则换为泼尼松龙或者甲泼尼龙。泼尼松龙每日 2mg/kg，分 2～3 次服用，连用 2 周后逐渐减量，总疗程为 2 个月。如对 ACTH 无反应，可加量至每日 30～40IU，再用 4 周。如果仍不能控制，则换用泼尼松 4 周。

不良反应及注意点：

（1）静脉滴注时，不宜与中性、偏碱性的药物如氯化钠、谷氨酸钠、氨茶碱等配伍，以免产生混浊。

（2）大量应用时可出现不良反应，如高血压、月经不调、头痛、血糖增高、精神异常等。

（3）结核病、高血压、糖尿病、血管硬化症、胃溃疡等患者及孕妇一般不宜应用。

（4）可有过敏反应，甚至过敏性休克，尤其静脉注射时更易发生。

（5）本品易被胃蛋白酶破坏，故不能口服。

（6）过敏患者可出现急性变态反应。

（7）感染：主要感染并发症为化脓性感染、结核、脑膜脑炎等；常有呼吸道感染史的患儿推荐预防性使用甲氧苄啶-磺胺甲基异噁唑。

（8）高血压：常规监测血压；对于出现高血压的患儿需做心脏超声检查，及时发现并治疗肥厚型心肌病。

（9）下丘脑-垂体功能减退、肾上腺功能低下：应用 ACTH 后均需使用可的松/泼尼松替代治疗，直至肾上腺轴功能恢复正常。

（10）可逆性脑皱缩：治疗中发生脑容积减小的严重度与所用 ACTH 的日剂量和总剂量明显相关，推荐采用小剂量短疗程方案。

（11）神经精神并发症包括激越、失眠、淡漠等。

（12）其他副作用包括电解质紊乱、骨质疏松、消化性溃疡、脑水肿、硬膜下积液及硬膜下血肿等。

【建议】

1. 治疗前完善头部 MRI 等检查，尽量明确病因。

2. IS 的治疗目标包括：控制 IS 发作；改善高峰失律脑电；改善患儿的智力障碍；减少复发率和演变成其他类型癫痫发作的概率。为此提倡：①尽早治疗，最好在病程的 6 周内即开始治疗；②ACTH＋泼尼松序贯的治疗方案；③ACTH（或人工合成）＋抗癫痫药物的联合治疗方案。

3. 合理进行脑电图检查：治疗前和治疗过程中监测脑电改变情况，及时发现 IS 演变或合并的其他癫痫发作。

4. ACTH 停药后复发者，重复原方案可能仍有效。

5. 采用不同于常用抗癫痫药物的效果评定标准判断疗效：用药 15～20 日内完全控制发作，延续半年以上者为有效；高峰失律脑电改善而非正常化。

6. 治疗无效的常见原因：①诊断不正确，或遗漏了合并存在的癫痫发作；②IS 对所选药物不敏感；③IS 具有进行性加重的病因如线粒体脑病；④IS 转化成了 Lennox-Gastaut 综合征。需避免错误治疗或过度治疗，导致病情加重和增加副作用发生。

7. 药物治疗无效者若满足以下条件可以选

择手术治疗：①MRI 显示单个局灶性皮质病变；②以 ^{11}C 标记的氟马西尼（^{11}C-FMZ）为示踪剂的阳电子发射断层摄影术（PET）显示单个局灶低代谢病变（不接近感觉运动皮层）；③24 小时脑电图监测的病灶与 MRI、PET 结果一致。

8. 对于药物及外科手术治疗无效或无外科手术指征的难治性癫痫患儿可考虑迷走神经刺激术。

（宋毅军）

第七节　伴枕部爆发活动的儿童良性癫痫

伴枕部爆发活动的儿童良性癫痫（childhood epilepsy with occipital paroxysms，CEOP）是一种特发性、良性、与年龄和部位相关的癫痫综合征。临床分为早发型（Panayiotopoulos 型）和晚发型（Gastaut 型）。发病年龄 15 个月～17 岁，平均 7 岁。临床表现为发作性黑蒙、幻视（单纯性）、错视，继之可有偏侧肢体痉挛性抽搐或全面性强直-阵挛发作。约有 25％的晚发型发作后有偏头痛样头痛。闭目状态下脑电图可见发作性枕部高波幅棘波、尖波或棘慢波发放，睁眼时消失，神经影像学检查无异常发现。CEOP 对抗癫痫药物如丙戊酸钠、卡马西平、拉莫三嗪、奥卡西平均有良好反应，且对精神、运动和认知功能一般无影响。本病治疗及时，预后较好。

33

【相关药物】

首选丙戊酸钠、卡马西平、奥卡西平、拉莫三嗪，次选托吡酯、左乙拉西坦。相关药物参见全面性强直-阵挛发作章节。

【选择原则】

同伴中央颞区棘波的儿童良性癫痫。

【建议】

1. 本病早期及时诊治能治愈，延误诊治或不规范治疗可转变成癫痫大发作。

2. 停药时应逐渐减量，突然停药可诱发癫痫持续状态或增加其发作频率。当取代其他抗惊厥药物时，新加药用量应逐渐增加；而被取代的药物应逐渐减少，以维持对癫痫的控制。

（王 群）

第八节 Lennox-Gastaut 综合征

Lennox-Gastaut 综合征（LGS）也叫小运动发作或变型小发作。多为学龄前（1～8 岁）起病，8 岁后很少发生；常有弥漫性脑损害，伴精神发育迟滞及人格改变；常见发作形式是轴性强直性发作、非典型失神发作、失张力性发作，也常伴肌阵挛发作、GTCS、部分性发作等；发作频繁，每日多达数十次，开始即不易控制。易出现癫痫持续状态，在木僵状态基础上出现肌阵挛、强直或失张力性发作；脑电图检查觉醒状态下背景活动异常，常见弥漫性<3Hz棘慢波和多灶性异常，前头部明显；睡眠中出现快节律暴发（约10Hz）；因长期反复发作，加上本病药物治疗效果不好，通常有智能发育不良，预后差。

【相关药物】

丙戊酸钠、拉莫三嗪、托吡酯、左乙拉西坦，参见全面性强直-阵挛发作章节。

1. 卢非酰胺

为一种三唑类的衍生物，其化学结构与目前已经上市的抗癫痫药物不同，它是通过调节大脑钠离子通道活性而发挥作用的。最初由美国卫材（Ei-sai）药业公司研发成功，2008年11月14日获美国FDA批准上市，应用于4岁及以上儿童和成人相关癫痫发作的辅助治疗。本品国内市场尚无。

2. 非尔氨脂

本药的化学结构与甲丙氨酯相似，抗癫痫的作用机制尚不清楚，目前认为其抗惊厥作用可能与N-甲基-D天冬氨酸（NMDA）受体有关。动物实验表明，本药能明显抑制大鼠及小鼠最大电休克作用，提示对全身性强直-阵挛发作及部分性发作有效。对戊四氮诱发的癫痫发作具有保护作用，提示本药可提高发作阈值。可用于LGS的辅助治疗。也可单用或辅助治疗用于伴或不伴全身性发作的癫痫部分性发作。本品国内市场尚无。

【选择原则】

对于 LGS 的患儿给予丙戊酸作为一线治疗药物。如果一线应用丙戊酸治疗无效或不能耐受，可考虑的其他抗癫痫药物有托吡酯、卢非酰胺、左乙拉西坦和非尔氨脂。不建议应用卡马西平、加巴喷丁、奥卡西平、普瑞巴林、噻加宾或氨己烯酸。

【注意事项】

1. 卢非酰胺

片剂：100mg/片，200mg/片，400mg/片。

用法：口服，一日 2 次，早晚各 1 次，最好与食物同服。用于体重小于 30kg 患者时，通常200mg/d，最大 1000mg/d；用于体重大于 30kg患者时，通常 400mg/d，最大 3200mg/d。

不良反应及注意点：主要不良反应为轻微神经系统症状，表现为疲惫、困倦、嗜睡及震颤。该药对卡马西平、苯妥英或丙戊酸盐的药物代谢动力学没有影响。因此，在与其他抗癫痫药合用时不必调整卢非酰胺的剂量。

2. 非尔氨脂

片剂：0.4g/片，0.6g/片。

用法：① 成人：口服给药，初始剂量为

1.2g/d，分 3～4 次服用，每隔 1～2 周可增加0.6～1.2g，常用剂量为 2.4～3.6g/d。②儿童：口服给药，2～14 岁儿童，一日 15mg/kg，分 3～4 次口服，隔周增加 15mg/kg，一日最大剂量为 45mg/kg；14 岁以上儿童用法用量同成人。肾功能不全者应根据肾功能调整用量。老年患者用量酌减。

不良反应及注意点：

（1）常见恶心、呕吐、畏食、便秘、腹泻、头晕、头痛、失眠、嗜睡等。

（2）少见流感样症状、步态异常、视物模糊、复视、呼吸困难、手足麻木、心悸、震颤、尿失禁等。

（3）偶见皮疹、光敏性增加。

（4）可能导致再生障碍性贫血及肝功能损害。

（5）对本药过敏者、有血液系统疾病者、肝功能不全者禁用。

（6）孕妇不宜使用本药。

【建议】

1. LGS 为难治性癫痫，治疗非常棘手，如抗癫痫药物无效，可考虑使用甲泼尼龙冲击治疗，该治疗可减少患儿发作及脑电图放电。对于年龄较小、发作频繁的患儿主张早期手术，改善患儿认知功能。

2. 药物难以控制的难治性 LGS 还可以用非

药物疗法，包括生酮饮食疗法、胼胝体部分切除术、迷走神经刺激术（VNS）、脑深部电刺激术（DBS）。

（王 群）

34

第八章　头　痛

第一节　偏　头　痛

偏头痛（migraine）是一种反复或周期性发作的一侧或两侧搏动性头痛，是神经血管功能障碍性头痛，为临床常见的头痛。其发病机制极其复杂，有传统的血管源性学说、三叉神经血管假说、5-羟色胺（5-HT）能神经元异常学说、皮质扩散抑制学说等，其中三叉神经血管学说占主导地位。本病在女性多见，多于青春期发病，食用富含酪胺和苯乙胺的食物（如奶酪、巧克力、红酒、柑橘）、谷氨酸单钠和腌制食品以及抑郁、紧张、焦虑和过劳等可诱发本病。偏头痛一般开始为单侧，也可以为双侧或两侧交替的钝痛，随后出现搏动性头痛，最后转为持续 4～72 小时的不间断头痛，常有畏光、畏声，有时伴有恶心、呕吐、腹泻等症状。典型偏头痛可出现先兆，60％～90％表现为视觉先兆如视野缺损、闪光或暗点、视物变形及物体颜色改变等，少数患者表现为轻偏瘫、晕厥以及情绪、语言和记忆的改变，先兆出现 10～30 分钟后开始进入头痛期。头痛多持续数小时至十余小时，仅少数患者可达

1~2日,若持续数日不缓解者称为偏头痛持续状态。偏头痛治疗的目的是控制或减轻头痛发作、缓解伴发症状和预防头痛复发。可分为预防性治疗和急性期治疗。目前应用于偏头痛预防性治疗的药物主要包括β受体阻滞剂、钙离子通道阻滞剂、抗癫痫剂、抗抑郁剂等。应用于急性期治疗的药物则分为非特异性治疗药物和特异性治疗药物。前者主要有非甾体抗炎药(NSAIDs,解热镇痛药)、巴比妥类镇静药、阿片类镇痛药等。后者则主要包括麦角类和曲坦类药物。

【相关药物】

一、预防性治疗药物

1. 普萘洛尔(Propranolol,心得安)

为非选择性β受体阻滞剂,可阻断脑血管壁β肾上腺素受体,防止脑血管扩张,对预防偏头痛有肯定疗效,其抗焦虑特性使其对伴有紧张和高血压的偏头痛患者尤为有效。

2. 噻吗洛尔(Timolol,噻吗心安)

作用基本与普萘洛尔相同,但对心脏的抑制作用较轻,阻滞β受体的作用较普萘洛尔强5~10倍。

3. 阿替洛尔(Atenolol,氨酰心安)

为选择性β_1受体阻滞剂,作用同普萘洛尔。

4. 美托洛尔(Metoprolol,美多心安)

同阿替洛尔，属 $β_1$ 受体阻滞剂。作用同普萘洛尔。

5. 氟桂利嗪（Flunarizine，西比灵、氟脑嗪）

为哌嗪类钙拮抗剂，能选择性地抑制钙离子流入脑动脉血管平滑肌细胞，解除血管痉挛性收缩，增加血流量，改善脑部氧供应；并可增加红细胞变形能力，降低血液黏度，改善末梢血管循环，增加脑组织氧供应。能减少偏头痛的发作频率和严重程度，对普通型和典型偏头痛均有效。

6. 丙戊酸钠（Valproic Acid，德巴金，抗癫灵，二丙乙酸钠，Sodium Valproate）

为抗癫痫类药物。可加强 γ-氨基丁酸合成而阻断其降解。此外，它可影响中枢神经系统的疼痛机制，对预防偏头痛可起到一定的作用。

7. 苯妥英钠（Phenytoin Sodium，大仑丁）

为抗癫痫药物，也可用于治疗偏头痛，对控制儿童偏头痛及其特殊类型发作十分有效。

8. 托吡酯（Topiramate，妥泰）

为抗癫痫药物，可调节电压门控钠离子通道，增强 γ-氨基丁酸的抑制作用，阻断兴奋性氨基酸传递，增强电压门控钙离子通道活性，用于偏头痛的预防治疗。

9. 阿米替林（Amitriptyline，阿密特林，依拉维，氨三环庚素）

为三环类抗抑郁药，可抑制 5-HT 和去甲肾上腺素的再摄取。经常反复发作的头痛常伴有抑郁症状,而抑郁又加重了头痛,特别适用于合并有紧张型头痛或抑郁状态(常存在慢性疼痛)的患者。

10. 氟西汀(Fluoxetine,氟苯氧丙胺,百优解)

为选择性 5-HT 再摄取抑制剂,除有抗抑郁的作用外,还可预防偏头痛的发作。

11. 文拉法辛(Venlafaxine,怡诺思,博乐欣)

为选择性 5-HT 和去甲肾上腺素再摄取抑制剂(SNRIs)。除有抗抑郁的作用外,还可预防偏头痛的发作。

二、急性期治疗药物

1. 阿司匹林(Aspirin,乙酰水杨酸,醋柳酸,巴米尔,益铬平,Acetylsalicylic Acid)

为水杨酸类解热镇痛药,其镇痛效果迅速确切,并具有抗血管致痛物质缓激肽和抑制血小板聚集作用,主要用于治疗轻度偏头痛的急性发作。

2. 对乙酰氨基酚(Paracetamol,扑热息痛,醋氨酚,百服宁,必理通,泰诺林)

为乙酰苯胺类解热镇痛药,镇痛作用同阿司匹林,但胃肠道刺激少,且对血小板及凝血机制无影响,也用于控制轻度偏头痛的急性发作。

3. 布洛芬(Ibuprofen,托恩,芬必得,大亚芬克)

为芳基丙酸类解热镇痛药,具消炎、镇痛、解热作用,其镇痛作用较阿司匹林强 16～32 倍,对血小板的聚集也有抑制作用,用于控制偏头痛的急性发作。

4. 萘普生(Naproxen,消痛灵,倍利,帕诺丁,适洛特)

为芳基丙酸类解热镇痛药,为高效低毒消炎、镇痛、解热药,作用与阿司匹林相仿,但消化道及神经系统副作用发生率及严重性均较低。

5. 吲哚美辛(Indomethacin,消炎痛,美达新,意施丁)

为前列腺素合成酶抑制剂,有显著的抗炎及镇痛效果,对轻度脑损伤后反复性偏头痛、慢性阵发性偏头痛、用力性偏头痛和经期前偏头痛等有效。

6. 麦角胺(Ergotamine,甲乃金,贾乃金,酒石酸麦角胺)

通过阻止去甲肾上腺素重吸收,使已扩张的脑动脉收缩至正常,同时抑制血小板摄取 5-HT,维持血液 5-HT 浓度,防止血管扩张而发挥抗偏头痛作用。用于偏头痛急性发作的特异性治疗,但对偏头痛无预防作用。麦角胺具有药物半衰期长、头痛复发率低的优势,适用于发作持续时间长的患者。另外,极小量的麦角胺类即可迅速导致药物过度使用性头痛(medication overuse headache,MOH),因此应限制药物的使用频度,不推荐常规使用。

7. 二氢麦角胺(Dihydroergotamine,DHE,双氢麦角胺,甲磺双麦角胺)

为 α 肾上腺受体拮抗剂,对血管运动中枢的抑制作用比麦角胺强,降低血管紧张度,能缓解脑血管痉挛,并使血压下降。用于偏头痛急性发作的特异性治疗。

8. 麦角胺咖啡因(Eogotamine and Caffeine)

麦角胺与咖啡因合用有协同作用,可增加抗偏头痛的疗效并减少副作用。

9. 舒马普坦(Sumatriptan,舒马坦,英明格)

与 5-HT 结构相似,为高度选择性的 5-HT$_1$ 受体激动剂,而对 5-HT$_2$ 和 5-HT$_3$ 无激动作用,5-HT$_{1b}$ 受体兴奋可引起血管收缩。激动 5-HT$_{1d}$ 受体能抑制三叉神经传入末梢释放多肽类致痛物质。实验证明 5-HT$_{1b}$ 和 5-HT$_{1d}$ 受体同时兴奋能降低三叉神经尾端核的兴奋性,减少头痛刺激的传入,从而解除偏头痛。它还能减轻硬脑膜中的神经源性炎症,有助于治疗偏头痛。本品作用较麦角胺强,副作用小,更具有安全性和耐受性。也属于偏头痛急性发作特异性治疗药物,对偏头痛无预防作用。舒马曲坦鼻喷雾剂是唯一经证实对青少年偏头痛有效的 5-HT 受体激动剂。

10. 佐米曲坦(Zolmitriptan,佐米格)

选择性激动 5-HT$_{1D}$-αβ 和 5-HT$_{1D}$-β 受体亚型的重组合物,其作用机制与舒马曲坦相似,亦用于控制偏头痛的急性发作。

11. 利扎曲坦(Rizatriptan)

利扎曲坦是近年来发展的高选择性 5-TH 受体激动剂。其优点是起效快。主要用于治疗急性偏头痛发作。

12. 夫罗曲坦(Frovatriptan)

是新型的选择性 5-HT$_{1B/1D}$ 受体激动剂,半衰期长,主要用于治疗急性偏头痛发作。还可用于月经期及月经相关性偏头痛的预防治疗。

13. 哌替啶(Pethidine,度冷丁)

为阿片受体激动剂,镇痛效果强。偏头痛发作其他药物均无效时可使用。

14. 泼尼松(Prednisone,强的松,去氢可的松)

为中效糖皮质激素,主要用于治疗对其他药物无效的某些难治性偏头痛和偏头痛持续状态。

三、中成药

1. 天舒胶囊

天舒胶囊为中药制剂,由天麻、川芎两味组成,可明显改善血管舒缩功能,降低血液黏稠度,调节血压,并有明显的镇痛、抗炎、镇静作用。对治疗偏头痛有较好的疗效。

2. 脑安胶囊

脑安胶囊主要由川芎、当归、红花、人参、冰片等组成,具有抗血小板聚集,降低脑血管阻力的作用,除可以用于脑卒中的患者外,对偏头痛的治疗及预防也有效。

【选择原则】

1. 如患者平均每月发作 2 次以上,患者的生活质量、工作或学业严重受损则应采取预防性用药。

2. 一般选用一种预防发作的药物，如β受体阻滞剂、5-HT 受体拮抗剂、抗抑郁药、抗癫痫药等。偏头痛发作频率降低 50% 以上可认为预防性治疗有效。有效的预防性治疗需要持续约 6 个月，之后可缓慢减量或停药。若发作再次频繁，可重新使用原先有效的药物。若预防性治疗无效，且患者没有明显的不良反应，可增加药物剂量；否则，应换用第二种预防性治疗药物。

3. 偏头痛一开始发作即进行干预是缓解头痛的最佳时机。

4. 急性期治疗药物的选择应根据头痛严重程度、伴随症状、既往用药情况和患者的个体情况而定。对于轻、中度的偏头痛发作和既往使用有效的重度偏头痛发作，非甾体解热镇痛药可作为一线药物首选。重度偏头痛的患者，使用特异性治疗药物如曲坦类和麦角制剂。

5. 伴有偏头痛的孕妇一般选用对乙酰氨基酚、乙酰水杨酸、其他非甾体抗炎药及阿片类药物（如哌替啶、可待因）等，禁用麦角类制剂。

6. 偏头痛持续状态的患者可用较强的镇痛剂或激素治疗，禁用麦角制剂。

7. 抗抑郁药物、曲坦类药物及哌替啶不宜与单胺氧化酶抑制剂（monoamine oxidase inhibitor, MAOI）合用。常见的 MAOI 主要有司来吉兰（抗帕金森病）、呋喃唑酮（止泻药）、帕吉林（降压药)、丙卡巴肼(抗肿瘤药)、普鲁卡因(局麻药)、异烟肼(抗结核药)等。

【注意事项】

1. 普萘洛尔

片剂:10mg/片。

用法:每次 10～20mg,口服,每日 2～3次。可逐渐增加剂量,以心率不低于 60 次/分为限,一般 120 日为一疗程。

不良反应及注意点:

(1) 常见的副作用有疲乏、困倦及胃肠道症状(胀气、腹泻、便秘),也可出现头晕、眼花、失眠、噩梦、抑郁等症状,偶尔有血管收缩的个案报道,对血压的影响不大。一般不需停药,随着用药时间的延长,症状常可减轻和消失。

(2) 突然停药可出现撤药综合征,包括心动过速、颤抖、室性心律失常、严重心绞痛、心肌梗死,甚至死亡。应缓慢减量后停用。

(3) 有心力衰竭、支气管哮喘、心动过缓、低血糖、低血压及胰岛素依赖型患者的偏头痛,禁用普萘洛尔。

2. 噻吗洛尔

片剂:10mg/片。

用法:每日 20～40mg。

不良反应及注意点:同普萘洛尔。

3. 阿替洛尔

片剂:25mg/片。

用法：每日 40～160mg。

不良反应及注意点：同普萘洛尔。但因对 β_2 受体有明显阻抑作用，故对伴有支气管痉挛与阻塞性肺部疾病者可酌情应用。

4. 美托洛尔

片剂：25mg/片，50mg/片。

用法：每日 100～200mg。

不良反应及注意点：同普萘洛尔。

5. 氟桂利嗪

胶囊剂：5mg/粒。

用法：每次 5mg，口服，每晚 1 次。

不良反应及注意点：

（1）有时出现痉挛性抑郁感、嗜睡、四肢无力、倦怠感、水肿、口干、胃不适、便秘等现象；偶尔可见皮肤过敏反应、肝功能异常。

（2）颅内出血未止者、脑梗死急性期的患者、孕妇、哺乳妇女禁用。肝功能不全者慎用。

6. 丙戊酸钠

片剂：100mg/片，200mg/片，500mg/片。

用法：每日 500～1800mg，分次服用，根据情况适当加量，该药效果是剂量依赖性的，血浆浓度达到 $700\mu mol/L$ 才能获得最佳疗效。

不良反应及注意点：

（1）常见的副作用有腹泻、恶心、呕吐、消化不良、胃肠道痉挛、体重增加、月经周期改变、血小板减少症或血小板凝聚抑制以致出现异常出血和瘀斑，肝脏中毒出现球结膜和皮肤黄染，听力下降和可逆性听力损坏。少见或罕见的有便秘、倦怠、脱发、眩晕、疲乏、头痛、共济失调、异常兴奋、不安和烦躁等。长期使用偶见胰腺炎及急性重型肝炎。

（2）孕妇、肝病或明显肝功能损害者禁用；有血液病、肝病史、肾功能损害、器质性脑病时慎用。

（3）用药期间注意监测血常规、肝肾功能。

7. 苯妥英钠

片剂：50mg/片，100mg/片。

用法：每次 100mg，口服，每日 3 次。

不良反应及注意点：

（1）可出现恶心、呕吐、牙龈增生、多毛症、皮疹、发热、肝肾功能损害、粒细胞减少、眼球震颤、构音困难、共济失调等副作用。

（2）心动过缓患者、孕妇、哺乳妇女禁用；肝肾功能不全者慎用。

8. 托吡酯

片剂：25mg/片。

用法：每次 25～50mg，口服，每日 2 次。

不良反应及注意点：

（1）最常见的不良反应主要为与中枢神经系统相关的症状，包括共济失调、注意力受损、意识模糊、头晕、疲劳、感觉异常、嗜睡和思维异常。不常见的不良反应包括出汗减少或无汗、肾结石、焦虑、遗忘、食欲不振、失语、抑郁、复视、情绪不稳、恶心、眼球震颤、言语表达障碍、味觉倒错、视觉异常和体重减轻。

（2）对有效成分过敏和磺酰胺过敏者禁用。

9. 阿米替林

片剂：10mg/片，25mg/片。

用法：每日 10～200mg。

不良反应及注意点：

（1）治疗初期可出现抗胆碱能反应，如多汗、口干、视物模糊、排尿困难、便秘等；中枢神经系统不良反应有嗜睡、震颤、眩晕；可发生直立性低血压；偶见癫痫发作、骨髓抑制及中毒性肝损害等。

（2）严重心脏病、近期有心肌梗死发作史、癫痫、青光眼、尿潴留、甲状腺功能亢进、肝功能损害、对三环类药物过敏者、6 岁以下儿童禁用；肝肾功能不全、前列腺肥大、老年患者、心血管疾患者、孕妇慎用。

（3）不得与 MAOI 合用，应在停用 MAOI 后 14 日才能使用该药。

10. 氟西汀

片剂：20mg/片。

胶囊剂：20mg/片。

用法：每日 20mg，口服。

不良反应及注意点：

（1）有胃肠道不适、头痛、焦虑、不安、失眠、无力、嗜睡、头晕、震颤等副作用；少见不良反应有过敏性皮疹及性功能减退；罕见意识障碍及肝功能损害。大剂量时可能诱发癫痫。

（2）对本品过敏者禁用；闭角型青光眼、癫痫、严重肝肾功能不全者、孕妇、哺乳妇女及儿童慎用。

（3）突然停药可见撤药综合征，如失眠、焦虑、恶心、出汗、震颤、眩晕或感觉异常等。

（4）不得与 MAOI 合用，应在停用 MAOI 至少 5 周后才能使用该药。

11. 文拉法辛

胶囊剂、片剂：75mg/粒（片）。

用法：每次 1 粒，饭后口服，每日 1 次。

不良反应及注意点：

（1）不良反应通常在治疗早期发生，部分存在剂量相关性。常见不良反应有恶心、呕吐、出汗、嗜睡、失眠、头晕、口干、厌食、皮疹等。

（2）对本品过敏者禁用；闭角型青光眼、癫痫、严重肝肾功能不全者、严重心脏疾患、高血压、甲状腺疾病、血液病患者慎用。

（3）用药过程中应监测血压，血压升高应减量或停药。

（4）停用时应逐渐减少剂量，已应用该品 6 周或更长时间者，应在 2 周内逐渐减量。

（5）禁用于同时服用 MAOI 的患者，在 MAOI 停用 2 周后才能应用文拉法辛。

12. 阿司匹林

片剂：0.1g/片，0.3g/片，0.5g/片。

用法：每次 0.3～0.5g，口服，每日 3 次或需要时服用。

泡腾片剂：0.3g/片，0.5g/片。

用法：1.0g 于 150～250ml 温开水溶化后服用。

不良反应及注意点：

（1）偶见有胃肠道副作用，如上腹部不适、胃痛、消化不良、恶心、呕吐；大剂量可诱发消化道溃疡、出血等；过敏反应中以哮喘常见，其次为皮疹、剥脱性皮炎，偶见过敏性休克。

（2）对水杨酸过敏、有"ASA"三联征（花粉症、鼻息肉、哮喘）、胃肠道出血、溃疡病、血友病、维生素 K 缺乏、先天性红细胞葡萄糖-6-磷酸脱氢酶缺乏症患者、服用促尿酸药、孕妇和哺乳妇女禁用。

（3）饮酒前后不宜服用本品，以免加重胃黏膜损伤导致出血。

13. 对乙酰氨基酚

片剂：0.3g/片，0.5g/片。

用法：每次 0.3～0.6g，口服，每 4 小时给药 1 次或每日 4 次；每日量不宜超过 2g，一般疗程不得超过 10 日。

控释片：0.65g/片。

用法：每次 1～2 片，口服，每 8 小时 1 次。

凝胶剂：5g/支。

用法：外用，每次 2～5g，每日 2～3 次。

栓剂：150mg/枚，300mg/枚。

用法：直肠给药，每次 300～600mg。

不良反应及注意点：

（1）一般治疗量副作用少见，偶可出现恶心、呕吐、出汗、腹痛、厌食、皮疹、眩晕、粒细胞缺乏、血小板减少、高铁红蛋白血症等；大剂量可引起肝肾功能损害。

（2）对本品过敏者、长期饮酒者、应用其他肝药酶诱导剂者及先天性红细胞葡萄糖-6-磷酸脱氢酶缺陷症患者禁用；孕妇及哺乳妇女慎用。

（3）长期服用可致药物依赖性或肝肾损害，严重者可昏迷或死亡，故不宜长期和大量使用。

（4）药物过量处理：催吐、洗胃、应用拮抗剂 N-乙酰半胱氨酸，首剂 140mg/kg，以后每次 70mg/kg，每 4 小时 1 次，共 17 次。

14. 布洛芬

片剂：100mg/片，200mg/片。

用法：每次 200mg，口服，每日 1～3 次。

缓释胶囊剂：300mg/粒。

用法：每次 1～2 粒，口服，早晚各 1 次。

控释片剂：200mg/片。

用法：每次 1.5～2 片，口服，每 12 小时 1 次，餐后服用。

糖浆剂：1ml：20mg。

用法：每次 200mg，口服，每日 2～3 次。

栓剂：50mg/枚，100mg/枚。

用法：每次 100mg，直肠给药，再次用药可间隔 4 小时以上。

不良反应及注意点：

（1）副作用发生率低，是各种非甾体抗炎药中属耐受性较好的一种。偶见轻度消化不良、皮疹、头痛及转氨酶升高等。

（2）鼻息肉综合征、鼻炎、哮喘、活动性溃疡，对本品过敏者，孕妇及哺乳妇女禁用；肝肾功能不全者慎用。

（3）避免与其他解热镇痛药合用。

（4）中毒时除催吐、洗胃外，可口服抗酸剂和利尿剂。

15.萘普生

片剂：250mg/片。

胶囊剂：250mg/粒。

作用：首剂500mg，口服，以后每6～8小时给药1次，每次250mg。

缓释片剂：500mg/片。

缓释胶囊剂：500mg/粒。

用法：每次0.5～1.0g，口服，每日1次。

注射剂：2ml:100mg，2ml:200mg。

用法：每次100～200mg，肌内注射，每日1次。

栓剂：250mg/枚。

用法：每次250mg，直肠给药，每日1～2次。

不良反应及注意点：

（1）少数有胃肠道反应，偶见头痛、耳鸣、瘙痒、皮疹、血管神经性水肿、视觉障碍及出血倾向等。

（2）孕妇、哺乳妇女、对本品及阿司匹林过敏者、凝血机制障碍者禁用；溃疡病、肾功能不全、高血压及冠心病患者慎用。

（3）不宜与其他消炎镇痛药合用。

16. 吲哚美辛

片剂：25mg/片。

胶囊剂：25mg/粒。

用法：初始剂量为 25mg，口服，每日 2～3 次，如无副作用可渐增至每日 150～200mg。

不良反应及注意点：

（1）常见的副作用有胃肠道反应如食欲减退、恶心、腹痛、胃肠溃疡引起出血或穿孔、急性胰腺炎、肝肾功能损害、前额痛、眩晕、粒细胞减少、血小板减少、再生障碍性贫血、皮疹、哮喘等，偶有精神失常。

（2）对吲哚类、水杨酸类及其他非甾体抗炎药过敏者，鼻息肉伴有血管性水肿者，"阿司匹林哮喘"者、有胃肠溃疡史者、帕金森病、孕妇、哺乳妇女禁用。

（3）应选用最小有效量，掌握指征并注意观察，一旦发生不良反应需及时停药。

（4）治疗期间应监测肝肾功能。

17. 麦角胺

片剂：0.5mg/片，1mg/片。

用法：0.5～1mg 口服，或 2mg 舌下含服，一日不超过 6mg，一周不超过 10mg。

注射剂：1ml:0.25mg,1ml:0.5mg。

用法：皮下注射，0.25～0.5mg，必要时可每隔 1 小时重复 1 次，一日不宜超过 1mg。

栓剂：2mg/枚。

用法：直肠给药，每次 2mg。如头痛未缓解可每隔 1 小时重复 1 次，一次发作不超过 3 枚栓剂，一周不超过 6 枚栓剂。

不良反应及注意点：

（1）可出现恶心、呕吐、上腹部不适、手指、足趾或面部麻木及刺痛感，足部及下肢水肿等副作用，偶见有焦虑、精神错乱、幻觉、血管痉挛、胸痛、气胀等。

（2）对本品过敏者、周围血管疾病、闭塞性脉管炎、冠状动脉供血不足、冠心病、甲状腺功能亢进、心绞痛患者、肝肾功能不全者及孕妇、哺乳妇女禁用。

（3）早期给药效果好，头痛发作时用药效果差。

（4）口服效果不及皮下注射，与咖啡因合用有协同作用，可提高疗效，减少不良反应。

（5）老年患者用药期间和用药后应检测心电图和血压。

18. 二氢麦角胺

片剂：1mg/片。

用法：每次 1～3mg，口服，每日 2～3 次。

注射剂：1ml:1mg。

用法：每次 1～2mg，肌内注射或皮下注射；或每次 0.2～1mg，平均 0.5mg，缓慢静脉注射，必要时可每隔 8 小时重复 1 次。

不良反应及注意点：

（1）可出现恶心、呕吐、腹泻、面色苍白和四肢水肿等副作用。

（2）心绞痛患者、孕妇禁用。

（3）多采用注射治疗，因口服吸收不佳。

（4）如头痛发作已达高峰，可先给予氯丙嗪25mg，静脉注射，接着立即给予本品0.75mg，在2～3分钟内缓慢静脉注射，如30分钟内头痛仍未缓解，可再给予本品0.5mg，静脉注射。头痛一般可缓解。

（5）本品对顽固性偏头痛也有效。

19. 麦角胺咖啡因

片剂：每片含酒石酸麦角胺1mg、咖啡因100mg。

用法：在发作时即服2片，必要时30分钟后再服1～2片，但一日内不宜超过6片，一周内不宜超过10片。

不良反应及注意点：

（1）可有恶心、呕吐、上腹部不适、手指、足趾或面部麻木及刺痛感，足部及下肢水肿等副作用，偶见有焦虑、精神错乱、幻觉、血管痉挛、胸痛等。

（2）对本品过敏者、周围血管疾病、闭塞性脉管炎、冠状动脉供血不足、冠心病、甲状腺功能亢进、心绞痛患者、肝肾功能不全者及孕妇、哺乳妇女禁用；老年患者慎用。

（3）长期应用有成瘾性。

20. 舒马曲坦

片剂：25mg/片，50mg/片，100mg/片。

用法：发作起始口服 50mg，个别患者需服用 100mg。肝功能不全者给予 50mg 是合适的。一般在给药后 30 分钟有效，1 次用药无效，就不再给第 2 次药。偏头痛又复发时，可进一步给药，24 小时用量可达 300mg。

注射剂：6mg/支。

用法：每次 6mg，皮下注射，必要时可在 1 小时后 24 小时内任何时间再注射 6mg，但 24 小时内最多注射 2 次。

鼻喷剂：5mg/喷，10mg/喷，20mg/喷。

用法：每次 5～20mg，喷鼻，24 小时内不应超过 40mg。

肛门栓剂：25mg/支。

用法：每次 25mg，直肠给药，适用于伴有呕吐明显的偏头痛患者。

不良反应及注意点：

（1）可有一过性的注射部位疼痛、面部潮红、眩晕、疲倦、嗜睡等副作用，个别患者可有恶心、呕吐、血压间歇性升高，偶可出现肝功能异常。

（2）对本品过敏者、冠心病及心肌梗死者禁用；有潜在心脏疾病和冠状动脉疾病者、肝肾功能受损者、孕妇及哺乳妇女慎用；65 以上的老年人不宜使用。

（3）不宜与麦角胺和 MAOI 合用。

21. 佐米曲坦

片剂：2.5mg/片，5mg/片。

用法：每次 2.5mg，口服，如 24 小时内症状持续或复发，再次服药仍有效，如需二次服药，时间应与首次相隔 2 小时，对疼痛缓解不满意者在随后发作中可服用 5mg，建议在 24 小时内服用总量不宜超过 15mg。

不良反应及注意点：

（1）可出现恶心、头晕、嗜睡、口干及出现肌无力、肌痛、感觉异常和感觉迟钝等副作用。

（2）对本品过敏者、帕金森综合征或患者有其他心脏旁路传导有关的心律失常者、缺血性心脏病者、血压未经控制的高血压患者禁用；孕妇、哺乳妇女、老年人、驾驶员或机械操作人员慎用。

（3）可与麦角胺和 MAOI 合用，与 MAOI 合用的患者建议 24 小时内服用本品最大量为 7.5mg。

22. 利扎曲坦

片剂：5mg/片。

用法：头痛发作时口服 5～10mg。2 小时后如头痛持续，可再服 5～10mg。24 小时最大剂量不能超过 30mg。

不良反应及注意点：

（1）出现颈部和胸部压迫感以及头晕、疲乏、恶心、手脚麻木、发抖等副作用，严重者可见心绞痛、心律失常、心肌梗死。

（2）周围血管病、心脏病史、心绞痛、冠心病、偏瘫型偏头痛及基底动脉型偏头痛患者禁用。肾功能不全者慎用。

（3）不宜与 MAOI 和麦角类药物同用。

23. 夫罗曲坦

片剂：2.5mg/片。

用法：每次 2.5mg，每日 1 次，若头痛缓解后复发，可再服用 1 片，但需间隔 2 小时以上，每日用量不应超过 7.5mg。

不良反应及注意点：

（1）可有眩晕、感觉异常、疲倦、头痛、口干、潮红、胸闷、消化不良和骨痛等副作用，严重不良反应为心脏疾病，如冠状动脉痉挛、一过性心肌局部缺血、心肌梗死、脑卒中、血压升高、室性心动过速、心室颤动等。

（2）对本品过敏者、冠心病及心肌梗死者禁用；脑血管疾病如卒中者、外周血管疾病如局部缺血性肠疾病者、血压未得到控制的高血压患者禁用；偏瘫型或基底动脉型偏头痛患者禁用；有潜在心脏疾病和冠状动脉疾病者、肝肾功能受损者、孕妇及哺乳妇女慎用，18 岁以下人群及 65 岁以上的老年人不宜使用。

（3）不宜与麦角胺和 MAOI 合用。

24. 哌替啶

片剂：25mg/片，50mg/片。

用法：1～2mg/kg。

注射剂：1ml:50mg，2ml:100mg。

用法：每次 25～100mg，皮下或肌内注射，每日 100～400mg，两次用药间隔不宜少于 4 小时。每次最大用量 150mg，每日总量不宜超过 600mg。

不良反应及注意点：

（1）产生轻度欣快感、引起呕吐、抑制胃肠蠕动及增加胆道内压等；对呼吸有明显的抑制作用，程度与剂量有关；有阿托品样作用，增快心率；有奎尼丁样作用，抑制心肌；可因周围血管扩张和组胺释放而致血压下降；大剂量可引起中枢兴奋。

（2）待产妇、颅内压增高、颅脑损伤、肝功能不全、支气管哮喘、慢性阻塞性肺疾病、肺功能差者禁用。

（3）反复使用易产生成瘾性。

25. 泼尼松

片剂：5mg/片。

用法：初始剂量每日 0.5mg/kg，清晨 1 次口服或分 2 次给药，连续 5 日后逐渐减量，至维持头痛不再复发。

不良反应及注意点：

（1）可出现欣快感、激动、不安、谵妄等精神症状，也可表现为抑制；可能引起糖尿病和类库欣综合征症状，并发感染、胃肠道刺激等。可引起肛门生殖区感觉异常和激惹。

（2）对肾上腺皮质激素类药物过敏者、有严重的精神病史、癫痫、角膜溃疡、活动性胃及十二指肠溃疡、新近胃肠吻合术后、肾上腺皮质功能亢进、较严重骨质疏松、严重糖尿病、严重高血压以及未能控制的病毒、细菌、真菌感染者禁用。

（3）心脏病或急性心力衰竭、精神不稳定和有精神病倾向者、高脂血症、糖尿病、高血压、青光眼、骨质疏松、肾功能损害或结石、甲状腺功能减退、胃炎或食管炎、憩室炎、重症肌无力、肾功能损害或结石、儿童、孕妇及哺乳期妇女慎用。

（4）注意药物相互作用，如皮质激素与噻嗪类利尿剂或两性霉素 B 均能促使排钾，合用时注意补钾。

（5）不宜长期使用。

26. 天舒胶囊

胶囊剂：0.34g/粒。

用法：每次 4 粒，饭后口服，每日 3 次。

不良反应及注意点：

（1）偶见胃部不适、头胀、月经量过多等副作用。

（2）孕妇及月经量过多者禁用。

27. 脑安胶囊

胶囊剂：0.4mg/粒。

用法：每次 1 粒，口服，每日 2～3 次。

不良反应及注意点：

（1）无明显副作用。

（2）出血性脑卒中急性期禁用。

【建议】

1. 偏头痛预防治疗除使用药物外，还应避免诱发因素，如精神紧张、睡眠不足、心理压力、喧闹嘈杂、强烈气味和某些食物及饮品如奶酪、巧克力和红酒等。应尽量保持心情舒畅、性情豁达，并注意劳逸结合、戒烟戒酒。

2. 大部分抗偏头痛药物均有恶心、呕吐等副作用，在使用过程中可联合使用甲氧氯普胺，或考虑以舌下、直肠或吸入给药，以减少副反应的发生。

3. 可联合高压氧治疗或吸入混合气体治疗等。

4. 可联合心理治疗，包括放松、生物反馈及认知疗法等。

（罗本燕）

第二节 丛集性头痛

丛集性头痛（cluster headache）又称组胺性头痛、神经痛性偏头痛或 Horner 综合征，是疼痛最剧烈的原发性头痛，以反复密集发作的一侧眼眶周围疼痛为特点。本病可能与下丘脑功能障碍有关，神经内分泌系统、三叉神经血管系统参与了发病过程。极少有家族史，平均发病年龄为25 岁，好发于男性。丛集性头痛有典型的发作期和缓解期，在发作期（通常数周至数月）内头痛一次接一次地密集发作，因而得名。发作期表现为短暂的极剧烈单侧持续的非搏动性头痛，持续数分钟至 2 小时，始终为单侧头痛，并在同侧再发。头痛可从鼻旁烧灼感或眼球后压迫感开始，常伴同侧结膜充血、流泪、流涕和 Horner 征等，可伴头痛侧眼睑下垂。常因吸烟、饮酒或应用血管扩张药诱发，尤其在丛集期。几乎在每日同一时间发作，常在晚上发作，使患者从睡眠中痛醒。常在每年春季和（或）秋季发作一两次，缓解期患者可数月或数年无头痛。

【相关药物】

1. 麦角胺（Ergotamine，甲乃金，贾乃金，酒石酸麦角胺）

有研究表明丛集性头痛发作时，颞浅动脉扩张，颅内外血流量明显增加，缓解期下降至正常。麦角胺制剂有明显的收缩血管作用而缓解头痛发作。用于控制及预防丛集性头痛发作，对夜间发作的患者预防效果更佳。

2. 麦角胺咖啡因（Eogotamine and Caffeine）

麦角胺与咖啡因合用有协同作用，可增加抗头痛的疗效并减少副作用。

3. 舒马曲坦（Sumatriptan，舒马坦，英明格，Imigran）（详见偏头痛一章）

为高度选择性的 5-HT$_1$ 受体激动剂，对丛集性头痛和偏头痛均有疗效。

4. 佐米曲普坦（Zolmitriptan）

是一种选择性 5-HT$_{1B/1D}$受体激动剂。通过激动颅内血管（包括动静脉吻合处）和三叉神经系统交感神经上的 5-HT$_{1B/1D}$受体，引起颅内血管收缩并抑制前炎症神经肽的释放。用于丛集性头痛和偏头痛的治疗。

5. 维拉帕米（Verapamil，异搏定，Isoptin）

为钙通道阻滞剂，可稳定肥大细胞的胞膜，抑制组胺等物质的释放，是目前治疗丛集性头痛最有效的预防性药物。

6. 碳酸锂（Lithium Carbonate）

研究表明丛集性头痛发作时血中组胺增多，推测组胺与丛集性头痛有关。而碳酸锂能加速神经元内组胺的破坏，促进突触前膜对组胺的再摄取，从而减少突触间隙中组胺的含量。加之发作时患者躁动不安，故本品对丛集性头痛有较好的疗效。

7. 利多卡因（Lidocaine，赛罗卡因，Xylocaine，Lignocaine）

利用利多卡因鼻腔滴入法，麻醉蝶腭神经节而达到治疗丛集性头痛的目的。

8. 泼尼松（Prednisone，强的松，去氢可的松）

为中效糖皮质激素，近年来有不少报道发现

头痛发作时糖皮制激素效果佳，可能与其改善因血管扩张而引起的周围组织水肿有关。

9. 托吡酯（Topiramate）

托吡酯可阻断神经细胞中状态依赖的钠通道，可增强抑制性神经递质作用。有研究表明托吡酯可用于丛集性头痛的治疗。

10. 苯噻啶（Pizotifan，新度美安）

研究发现丛集性头痛发作期 5-HT 水平增高，提示局部组织 5-HT 积聚，可能与其发作有关。本品为 5-HT 竞争性拮抗剂，可控制丛集性头痛的发作。

【选择原则】

1. 对于发作期的丛集性头痛，可选用麦角制剂、5-HT 受体激动剂、利多卡因或激素治疗等。

2. 近年来发现头痛发作时用肾上腺皮质激素最为有效，可与麦角胺联合使用。

3. 预防性用药包括锂盐、麦角胺、钙通道阻滞剂和抗癫痫药物等，其中维拉帕米是目前被认为丛集性头痛预防性治疗的首选药物。

4. 碳酸锂可防止丛集性头痛由慢性型向发作型改变。

5. 麦角制剂对夜间发作的丛集性头痛预防效果佳。

【注意事项】

1. 麦角胺

片剂：0.5mg/片，1mg/片。

用法：每次 2mg，口服，一日不超过 6mg，一周不超过 10mg。

注射剂：1ml：0.25mg，1ml：0.5mg。

用法：每次 0.25mg～0.5mg，皮下注射，必要时可每隔 1 小时重复 1 次，24 小时内不宜超过 1mg。

栓剂：2mg/枚。

用法：每次 2mg，直肠给药。如头痛未缓解可每隔 1 小时重复 1 次，每次发作不超过 3 枚栓剂，一周不超过 6 枚栓剂。

气雾剂：50 个剂量/罐。

用法：每次吸入 0.36mg，可每隔 5 分钟吸入 1 次，每次发作最多吸入 6 次。

不良反应及注意点：

（1）常见有恶心、呕吐、上腹部不适、手指、足趾或面部麻木及刺痛感，足部及下肢水肿等副作用，偶见有焦虑、精神错乱、幻觉、血管痉挛、胸痛等。

（2）对本品过敏者、周围血管疾病、闭塞性脉管炎、冠状动脉供血不足、冠心病、甲状腺功能亢进、心绞痛患者、肝肾功能不全者及孕妇、哺乳妇女禁用。

（3）在预计发作时间前 2 小时服用麦角胺，而对于夜间发作的患者，在睡前服用可有效预防发作。

（4）口服效果不及皮下注射，与咖啡因合用有协同作用，可提高疗效，减少不良反应。

2. 麦角胺咖啡因

片剂：每片含酒石酸麦角胺 1mg，咖啡因 100mg。

用法：在发作时即服 2 片，30 分钟后若不缓解可再服 1~2 片，但 24 小时内不超过 6 片，一周内不超过 10 片。

不良反应及注意点：

（1）常见有恶心、呕吐、上腹部不适、手指、足趾或面部麻木及刺痛感，足部及下肢水肿等副作用，偶见有焦虑、精神错乱、幻觉、血管痉挛、胸痛等。

（2）对本品过敏者、周围血管疾病、闭塞性脉管炎、冠状动脉供血不足、冠心病、甲状腺功能亢进、心绞痛患者、肝肾功能不全者及孕妇、哺乳妇女禁用；老年患者慎用。

（3）长期应用有成瘾性。

3. 舒马曲坦

片剂：100mg/片。

用法：每次 100mg，口服。

注射剂：6mg/支。

用法：每次 6mg，皮下注射，必要时可在 1

小时后 24 小时内任何时间再注射 6mg，但 24 小时内最多注射 2 次。

不良反应及注意点：

（1）常见有一过性的注射部位疼痛、面部潮红、眩晕、疲倦、嗜睡等副作用，个别可有恶心、呕吐、血压间歇性升高，偶可出现肝功能异常。

（2）对本品过敏者、冠心病及心肌梗死者禁用；有潜在心脏疾病和冠状动脉疾病者、肝肾功能受损者、孕妇及哺乳妇女慎用。

（3）65 岁以上的老年人不宜使用。

（4）不宜与麦角胺和单胺氧化酶抑制剂合用。

4. 佐米曲普坦

片剂：2.5mg/片。

用法：每次 2.5mg，口服。推荐剂量为 2.5mg。如果 24 小时内症状持续或复发，再次服药仍有效。如需二次服药，时间应与首次服药时间最少相隔 2 小时。服用本品 2.5mg（1 粒），头痛减轻不满意者，在随后的发作中，可用 5mg。通常服药 1 小时内效果最明显。发作期间无论何时服用本品，都同样有效，建议发病后尽早服用。反复发作时，建议 24 小时内服用总量不超过 15mg。不作为预防性药物。

不良反应及注意点：

（1）不良反应很轻微/缓和、短暂，且不需治疗亦能自行缓解。偶见恶心、头晕、嗜睡、温热感、无力、口干。感觉异常或感觉障碍已见报道。咽喉部、颈部、四肢及胸部可能出现沉重感、紧缩感和和压迫感（心电图上没有缺血改变的证据），还可出现肌痛、肌肉无力。

（2）症状性帕金森综合征或患者与其他心脏旁路传导有关的心律失常者不应使用本品。

（3）此类化合物（5-HT$_{1D}$激动剂）与冠状动脉的痉挛有关，因此，临床试验中未包括缺血性心脏病患者。故此类患者不推荐使用本品。

（4）目前尚无肝损害者使用本品的临床或药代动力学的经验，不推荐肝损害者使用。

5. 维拉帕米

片剂：40mg/片。

用法：每次 80～160mg，口服，每日 3 次。

不良反应及注意点：

（1）常见有恶心、呕吐、心悸、心动过缓、房室传导阻滞或低血压等副作用，个别患者可能发生心室停搏、心室颤动等。

（2）房室传导阻滞、心力衰竭、心动过缓、低血压、左束支传导阻滞、病态窦房结综合征，以及预激综合征伴发的前向传导所致的快速室上性心律失常者禁用。

（3）一般不与β受体阻滞剂合用。

6. 碳酸锂

片剂：250mg/片。

用法：发作期治疗，初始用小剂量 125mg，口服，每日 3 次，逐渐增加剂量至 900～2000mg，需坚持服用 2 周。预防治疗，每日用药范围在 300～1500mg，日平均 600～900mg。

不良反应及注意点：

（1）常见有恶心、呕吐、心率加快、视物模糊、震颤、肌束颤动及手足徐动等副作用。

（2）低钠饮食和排钠药物可减少中毒的危险性。

（3）心力衰竭、肾衰竭、急性心肌梗死、重症肌无力、帕金森病、癫痫、小脑疾病、糖尿病、甲状腺功能减退及孕妇、哺乳妇女禁用。

（4）与麦角胺 2～4mg 合用，可提高预防效果。

（5）服药期间需经常监测血锂浓度，当血锂浓度＞1.5mmol/L，会出现不同程度的中毒症状；血锂浓度 1.5～2.0mmol/L 以上危及生命。老年或易感患者，易出现中毒症状，应谨慎。

7. 利多卡因

注射剂:5ml:100mg,10ml:200mg,20ml:400mg。

用法：患者取平卧位，头稍后仰并向痛侧偏转 30°～40°，以 2％利多卡因溶液 1ml 缓慢滴入痛侧鼻腔，并保持该姿势不动数分钟，若 3 分钟未见完全缓解，可重复给药 1 次。

不良反应及注意点：随血液浓度升高，可引起心脏传导速度减慢，房室传导阻滞，以及抑制

36

心肌收缩和心排出量下降。若血药浓度＞5μg/ml时，则出现毒性症状，甚至引起惊厥。

8. 泼尼松

片剂：5mg/片。

用法：初始剂量每日 0.5mg/kg，清晨 1 次口服或分 2 次给药，连续 5 日后逐渐减量，至维持头痛不再复发。

不良反应及注意点：

（1）患者可出现欣快感、激动、不安、谵妄等精神症状，也可表现为抑制；可能引起糖尿病和类库欣综合征症状，并发感染、胃肠道刺激等。可引起肛门生殖区的感觉异常和激惹。

（2）对肾上腺皮质激素类药物过敏者、有严重的精神病史、癫痫、角膜溃疡、活动性胃及十二指肠溃疡、新近胃肠吻合术后、肾上腺皮质功能亢进、较严重骨质疏松、严重糖尿病、严重高血压以及未能控制的病毒、细菌、真菌感染者禁用。

（3）心脏病或急性心力衰竭、精神不稳定和有精神病倾向者、高脂血症、糖尿病、高血压、青光眼、骨质疏松、肾功能损害或结石、甲状腺功能减退、胃炎或食管炎、憩室炎、重症肌无力、肾功能损害或结石、儿童、孕妇及哺乳期妇女慎用。

（4）注意药物相互作用，如皮质激素与噻嗪类利尿剂或两性霉素 B 均能促使排钾，合用时注意补钾。

（5）可与麦角胺合用。

9. 托吡酯

片剂：25mg/片。

用法：推荐从低剂量开始治疗，逐渐加至有效剂量。剂量调整应从每晚口服 25mg 开始，服用 1 周，随后，每周增加剂量 50～100mg，分 2 次服用。剂量应根据临床疗效进行调整。有些患者可能每日服用 1 次即可达到疗效。100mg 是产生疗效的最低剂量，通常的日剂量为 200～400mg，分 2 次服用。

不良反应及注意点：

（1）最常见的不良反应主要为与中枢神经系统相关的症状，包括共济失调、注意力受损、意识模糊、头晕、疲劳、感觉异常、嗜睡和思维异常。

（2）肾功能不全的患者要减少用量。

（3）肝功能不全的患者慎用。

10. 苯噻啶

片剂：0.5mg/片。

用法：每次 0.5～1mg，口服，每日 1～3 次。为减轻嗜睡副作用，可在第 1～3 日每晚服 1 片；第 4～6 日，每日中午和晚上各 1 片；第 7 日起，每日早、中、晚各 1 片。待病情稳定后可酌情递减，每周递减 1 片至适当剂量维持。最大量每日不超过 5mg。

不良反应及注意点：

（1）常见副作用为嗜睡，偶有头昏、口干、体重增加等。嗜睡一般常见于开始服药的 1～2 周内，继续服药后可逐渐减轻或消失。

（2）青光眼、前列腺肥大患者及孕妇禁用。驾驶员、高空或危险作业者慎用；用药期间不宜从事上述作业。

（3）长期使用注意血常规的变化。

【建议】

1. 精神上的应激多可诱发头痛发作，因此应尽可能控制情绪，避免精神紧张和睡眠不足。发作期还应避免饮酒、服用血管扩张剂、吸入有机溶剂等。高山性的低氧血症也可诱发头痛，故于头痛期应避免登高山及乘飞机。

2. 对于急性发作的患者，应置入安静的房间，避免声、光的刺激。

3. 有报道经皮下给予麦角胺并结合吸氧是最有效的缓解症状的方法，一般以 6～15L/min 的速度吸入纯氧 10～15 分钟。

4. 对于一些难治性慢性丛集性头痛患者，同侧下丘脑后下核的脑部深刺激可能改善症状。除此，还可考虑外科手术治疗，如三叉神经切断术、经皮射频消融脊神经根切断术等。

（陆正齐）

第三节　紧张型头痛

紧张型头痛（tension-type headache，TTH）又称紧张性头痛（tension headache）或肌收缩性头痛（muscle contraction headache），是慢性头痛中最常见的一种。大型流行病学研究表明，成年人 TTH 的终身患病率约为 46%，女性多于男性，且发病率随年龄增长而下降。在中国，TTH 年患病率 32.5%，其中频发 45.4%，慢性 20%，高发年龄为 40～49 岁，男女患病率比率为 1∶1.7～1∶2。临床表现主要为双侧枕部或全头部轻中度的压迫性或紧箍性非搏动性头痛，不伴恶心、呕吐，伴或不伴头部肌群痉挛性收缩及压痛。该病的发病机制尚不完全清楚，颅骨周围肌肉和血管的功能障碍、脑内神经生化递质的代谢和中枢疼痛调节机制的异常，在 TTH 尤其是慢性 TTH 的发生发展中具有重要作用。此外，头痛的发生亦受到遗传、环境与心理社会因素等影响。长期 TTH，会继发焦虑、抑郁、妄想等情感障碍，后者进一步加重头痛或成为头痛的诱因，两者形成恶性循环，影响患者生活质量并加重社会经济负担。睡眠不足也可能导致 TTH 患者的疼痛敏感度增高和头痛频率增加。另外，紧张型头痛的治疗药物过量使用或由于其他的器质性疾病也会导致紧张型头痛加重。

37

第八章 头 痛

一、诊断与鉴别诊断

该病的诊断主要根据病史及临床表现。2013年，国际头痛协会修订出版了第三版《头痛疾病的国际分类》（ICHD-Ⅲ beta 版），其根据发作频率和持续时间将紧张型头痛（TTH）分为 4个亚型：①频发性紧张型头痛；②偶发性紧张型头痛；③慢性紧张型头痛；④很可能的紧张型头痛。前 3 个类型主要按照头痛发生的频率进行分类，每个类型又按触诊时有无颅周压痛增强分为2 个亚型，即伴颅周压痛和不伴颅周压痛的紧张型头痛。很可能的紧张型头痛分为 3 个亚型，分述其诊断标准如下：

（1）很可能的偶发性紧张型头痛：①偶发性紧张型头痛诊断标准中 A～D 项仅 1 项不满足；②发作不符合无先兆偏头痛诊断标准；③不符合ICHD-Ⅲ beta 中的其他疾病。

（2）很可能的频发性紧张型头痛：①频发性紧张型头痛诊断标准中 A～D 项仅 1 项不满足；②发作不符合无先兆偏头痛诊断标准；③不符合ICHD-Ⅲ beta 中的其他疾病。

（3）很可能的慢性紧张型头痛：①头痛平均每月发作≥15 天（每年≥180 天），3 个月以上，符合慢性紧张型头痛诊断标准的 B～C 项；②符合以下 2 条：畏光、畏声或轻度恶心 3 项中不超过 1 项，无中到重度恶心和呕吐；③不符合ICHD-Ⅲ beta 中的其他疾病。

表 8-1 归纳了 ICHD-Ⅲ beta 中有关各型紧张型头痛诊断标准中的共同点与不同点，以资鉴别。在诊断过程中，应注意与偏头痛、新发每日持续性头痛、睡眠性头痛、药物过度使用性头痛、颈源性头痛鉴别，并排除脑部、颈部疾病如颅内占位病变、炎症、外伤以及颈椎病等可确诊。

表 8-1 ICHD-Ⅲ beta 中关于各种
紧张型头痛的诊断标准

项目	频发性紧张型头痛	偶发性紧张型头痛	慢性紧张型头痛
频率	A. 每月发作 < 1 天，至少发作 10 次以上（每年 < 12 天）	A. 每月发作 ≥1 天，但 < 15 天；至少发作 10 次以上（每年 ≥12 天，但 < 180 天），至少 3 个月以上	A. 每月发作 ≥ 15 天（每年 ≥ 180 天），3 个月以上
持续时间	B. 30 分钟～7 天	B. 30 分钟～7 天	B. 数小时至持续性不缓解
头痛性质	C. 疼痛至少具有以下 2 个特征：①压迫/紧缩感（非搏动性）；②轻或中度（不影响日常生活）；③双侧性；④日常生活如行走或上楼梯不加重疼痛		
其他	D. 具有以下 1 项：①无恶心和（或）呕吐（可以厌食）；②通常无畏光和畏声，或仅出现其中之一		
	E. 不符合 ICHD-Ⅲ beta 中的其他疾病		

37

二、治疗

目前紧张型头痛的发病机制尚不十分清楚，所以在治疗药物的选择上多采用温和的非麻醉性止痛剂，借此减轻症状，大致分为急性期治疗和预防性治疗。2010 年欧洲神经病学联盟（European Federation of Neurological Societies，EFNS）A 级推荐 TTH 急性期首选单一止痛药或非甾体抗炎药，含咖啡因的复合止痛药作为 B 级推荐。2014 年紧张型头痛诊疗中国专家共识推荐 TTH 急性期首选单一止痛药或非甾体抗炎药。预防用药主要有抗焦虑抑郁药等。一般以口服给药方式为主，并且在短期应用，以免增加药物的毒副作用。

（一）急性期药物治疗

1. 单一止痛药和非甾体抗炎药

TTH 急性发作首选治疗药物为单一止痛药和非甾体抗炎药，含咖啡因的复合止痛药为次要选择。尽量避免复方类止痛药物过度和频繁使用，因其极有可能导致出现止痛药摄入过量性头痛。推荐药物时，须综合考虑药物对不同患者的副反应及有效性，从而确定最有效且患者能够耐受的药物作为最佳选择。

（1）阿司匹林

阿司匹林为水杨酸类药物，是控制 TTH 急性发作的常用药物，临床研究常用标准剂量为

500～650mg，也可以用到 1000mg，但是需要注意胃肠道不良反应。主要通过抑制外周及下丘脑前列腺素和缓激肽的合成而发挥镇痛作用。其不良反应明显，如胃肠道不适、出血和多汗，尤其可加重胃及十二指肠溃疡。

（2）对乙酰氨基酚

对乙酰氨基酚为苯胺类药物，它治疗 TTH 疗效不及阿司匹林，但其胃肠道不良反应相对较轻，故对轻到中度 TTH 是一个较好的药物。急性期治疗的初始剂量为 1000mg，1～2 小时内的重复剂量是 1000mg。

（3）布洛芬

属丙酸类非甾体抗炎药。其镇痛消炎作用比阿司匹林、保泰松或对乙酰氨基酚强。布洛芬用于慢性 TTH 的治疗起效较快，推荐剂量 200～800mg。400mg 布洛芬与 1000mg 对乙酰氨基酚治疗 TTH，布洛芬的止痛作用优于对乙酰氨基酚。200mg 布洛芬的止痛作用与 500mg 阿司匹林相当，均优于安慰剂。TTH 急性期推荐首选布洛芬，首次剂量为 800mg，1～2 小时后复给 400mg。

（4）萘普生钠

萘普生钠可以缓解各种疼痛，维持时间长，早期应用效果好，推荐剂量范围 375～550mg。萘普生钠首次剂量可用到 825mg，1～2 小时后重复给药275mg。不良反应为恶心、胃部不适、疲倦、眩晕、乏力及思睡。

其他控制TTH急性发作的非甾体抗炎药推荐如下：酮洛芬（25mg）、双氯芬酸（12.5～100mg）、安乃近（500～1000mg）及酮咯酸60mg也证明有效。尽管以上药物有效，但是有效率是有限度的。用药治疗2小时后患者头痛缓解率分别如下：对乙酰氨基酚（1000mg）22%～61%，萘普生（375mg）32%，酮洛芬（25mg）28%～70%，安慰剂16%～26%。

2. 肌肉松弛剂

TTH患者多伴有肌肉紧张度增加、压痛和压痛阈值降低，因此理论上松弛颅部肌肉或纠正多突触的中枢神经系统中间神经元的功能失调应该有助于缓解TTH的症状，然而目前还没有循证医学证据证实此类药物的疗效。目前专家推荐的急性期TTH治疗首选的肌松剂为盐酸乙哌立松片（妙纳）一日3次，每次50mg，疗程2～3周。

3. 其他

其他治疗药物有5-HT$_{1B/1D}$受体激动剂，如舒马曲坦（英明格）50～100mg，24小时内最大用药量不超过300mg。有研究认为本品对偶发轻度偏头痛有效，而对发作性TTH无效，因而不推荐用于TTH治疗。临床研究证明，咖啡因及其复方镇痛剂疗效优于单纯止痛剂，咖啡因可能通过抑制磷酸二酯酶活性，进而阻止组胺的释放，最终加强镇痛效果。EFNS 以咖啡因及其复合止痛药作为 B 级推荐，阿片类药物不推荐用于 TTH 的治疗，因其可能导致药物过度使用性头痛。

（二）预防性药物治疗

对于频发性和慢性紧张型头痛，应采用预防性治疗。TTH 预防用药首选阿米替林，这是 EFNS 的 A 级推荐，也是 2014 年紧张型头痛诊疗中国专家共识首选推荐。B 级推荐的药物包括以下几种：米氮平、文拉法辛、氯米帕明、马普替林、米安色林，其中米氮平、文拉法辛为次要选择，氯米帕明、马普替林、米安色林是第三位选择。

1. 抗抑郁药

抗抑郁药是频发性发作性及慢性 TTH 预防性治疗的首选药物，主要包括三环类抗抑郁药、单胺氧化酶抑制剂及 5-羟色胺/去甲肾上腺素再摄取抑制剂。三环类抗抑郁剂阿米替林，通过阻断突触前膜单胺类介质的再摄取，提高受体前的 5-羟色胺浓度达到效果。推荐剂量为每日 25～75mg，一日 1～3 次，每次 25mg。不良反应为嗜睡、口干、便秘、直立性低血压。选择性 5-羟色胺和去甲肾上腺素再摄取抑制剂文拉法辛，推

37

荐剂量为每日 75～150mg，快速起效，对重度抑郁更好。不良反应为血压升高和性功能障碍。其他预防性用抗抑郁剂还有去甲肾上腺素能和特异性 5-羟色胺能抗抑郁剂米氮平，推荐剂量为每日 15～30mg，于睡觉前服下效果更佳。其他抗抑郁药物氯米帕明、马普替林、米安色林等，每日推荐剂量分别为 75～150mg、75mg、30～60mg。

2. 其他

肉毒杆菌毒素 A 可通过阻断胆碱能作用降低肌肉的超敏性，从而减少痛觉传入和颅周肌肉血管的压迫以缓解头痛和颅周疼痛。根据患者头痛的部位及压痛点进行多点颅周肌内注射，每点注射 5U/0.1ml，每次注射剂量为 100U。已有研究报道其对慢性 TTH 具有治疗作用，但是有研究得出相反结论。有研究认为一氧化氮合酶抑制剂 L-单甲基精氨酸对慢性 TTH 有止痛作用，其可能作用机制为 L-单甲基精氨酸可减轻中枢对疼痛的敏感性。美金刚作为兴奋性氨基酸受体拮抗剂，可能通过降低中枢敏感性产生止痛作用，但其临床疗效尚需进一步研究。有研究认为中枢性肌松剂（如替扎尼定）对预防慢性 TTH 有一定作用，但是仍然没有得到临床一致性推荐。此外，中药目前广泛应用于治疗紧张型头痛，但需要进一步的循证医学证据的支持。

（三）非药物治疗

目前紧张型头痛的发病机制尚不十分清楚，可能与多种因素有关，包括心理因素、中枢痛觉超敏、颅周肌肉收缩和肌筋膜炎、神经递质因素等。因此非药物治疗应该被推荐给所有的慢性紧张型头痛患者，首先建立起患者对医生的信任，进行适当的心理疏导，去除诱发因素，鼓励患者建立良好的生活习惯。尽可能采用非药物治疗，其中肌电生物反馈治疗为 A 级推荐，对慢性 TTH 患者具有明显效果。其他如松弛治疗和认知行为心理疗法很可能是有效的（C级推荐），物理治疗及针灸等也是有益的选择（C级推荐）。

1. 生物反馈疗法

本法用理工学的手段把身体内环境的情况，使用测量仪器表示，并根据颜色和声音等形态学变化反馈给机体，使人体发生意识方面的改变，最终使被认为难以制约的血压、脉搏、皮肤温度、肌紧张等发生自律性反应而获得治疗作用。最常用于 TTH 的生物反馈法是肌电生物反馈法，配合松弛疗法效果更好。

2. 认知行为心理治疗

精神因素被认为是引起和加重 TTH 的重要因素，因此对一些患者应进行心理治疗。一般心理治疗以"受容"（倾听患者的主诉，认识理解症状和内容）、"支持"（从外部理解患者的心情，进行精神上支持和建议，帮助解决问题）、"保证"（清楚地说明心身相关，使其理解疾患的产生）为基本的精神疗法。

3. 物理治疗

推拿对慢性 TTH 有效，然而临床研究证实，其作为独立的干预，对发作性 TTH 没有明显的效果。运动、理疗、按摩、针灸等亦可作为辅助治疗手段。

（陆正齐）

37

第九章 神经系统变性疾病

第一节 运动神经元病

运动神经元病是指脑、脑干和脊髓的上、下运动神经元进行性变性，临床上出现以进行性骨骼肌无力、肌萎缩、肌束颤动、延髓麻痹及锥体束征为特征的一组疾病，一般于发病3～5年后因呼吸肌麻痹而死亡。多于中老年起病，高发年龄为55～75岁，男性多于女性。由于受累部位的不同，临床上可分为4个亚型：①肌萎缩侧索硬化症（amyotrophic lateral sclerosis，ALS）：病变累及上、下运动神经元，既有肌肉萎缩无力的症状，又有腱反射亢进、病理反射阳性等上运动神经元受损表现；②进行性脊肌萎缩：相对少见，病变局限于脊髓的下运动神经元而出现肌无力和肌萎缩，但没有锥体束受损表现；③原发性侧索硬化：少见，病变局限于上运动神经元，表现为肌张力增高、腱反射亢进和病理征阳性；④进行性延髓麻痹：病变局限于延髓的运动神经核，使其支配的肌肉如下颌部、舌、咽部等肌肉萎缩，表现为构音障碍和吞咽困难。此类疾病病因及发病机制不清，可能与遗传、重金属中毒、免疫、病毒感染及肿瘤等因素有关。2012年中华医学会神经病学分会的肌电图与临床神经电生理学组和神经肌肉病学组提出了中国肌萎缩侧索硬化的诊断标准：

（1）ALS诊断的基本条件：①病情进行性发展：通过病史、体检或电生理检查，证实临床症状或体征在一个区域内进行性发展，或从一个区域发展到其他区域；②临床、神经电生理或病理检查证实有下运动神经元受累的证据；③临床体检证实有上运动神经元受累的证据；④排除其他疾病。

（2）ALS的诊断分级：①临床确诊ALS：通过临床或神经电生理检查，证实在4个区域中至少有3个区域存在上、下运动神经元同时受累的证据；②临床拟诊ALS：通过临床或神经电生理检查，证实在4个区域中至少有2个区域存在上、下运动神经元同时受累的证据；③临床可能ALS：通过临床或神经电生理检查，证实仅有1个区域存在上、下运动神经元同时受累的证据，或者在2个以上区域仅有上运动神经元受累的证据。已经行影像学和实验室检查排除了其他疾病。

（3）鉴别诊断：在ALS的诊断过程中，根据症状和体征的不同，需要与多种疾病进行鉴别，常见的有颈椎病、腰椎病、多灶性运动神经病、平山病、脊髓性肌萎缩、肯尼迪病、遗传性痉挛性截瘫、副肿瘤综合征等。

【相关药物】

1. 利鲁唑（Riluzole，力如太）

为兴奋性氨基酸拮抗剂，可透过血脑屏障，作用机制包括稳定电压门控钠通道的非激活状态、抑制突触前谷氨酸释放、激活突触后谷氨酸受体以促进谷氨酸的摄取等抑制兴奋性氨基酸——谷氨酸的释放和活性，减少兴奋性神经递质的毒性作用，产生神经保护作用，是目前唯一被证实能够延长 ALS 病程的药物。缺点是价格昂贵且仅能短暂延长寿命。

2. 其他药物

在动物实验中，尽管有多个药物在 ALS 动物模型的治疗中显示出一定的疗效，如肌酸、大剂量维生素 E、辅酶 Q、碳酸锂、睫状神经营养因子、胰岛素样生长因子、拉莫三嗪等，但在针对 ALS 患者的临床研究中均未能证实有效。

【选择原则】

1. 利鲁唑为目前唯一获得批准治疗 ALS 的药物。一旦诊断，符合以下条件，首选该药：①符合 ALS 诊断标准；②病程＜5 年；③用力肺活量在理论正常值 60％ 以上；④未进行气管切开者。当病程晚期患者已经使用有创呼吸机辅助呼吸时，不建议继续服用。

2. 其他药物由于临床研究未能证实其疗效，

不作常规使用。

【注意事项】

利鲁唑

片剂：50mg/片。

用法：成人常规用量每次 50mg，口服，每日 2 次。不建议增加剂量，增加每日剂量并不能显著提高预期益处。

不良反应及注意点：

（1）常见转氨酶增高、恶心、心悸、心动过速、腹泻、呕吐、疲劳、高血压、嗜睡、头痛、头晕、失眠、共济失调、感觉异常、抑郁、粒细胞减少、胰腺炎、胃痛、消化不良、食欲下降、吞咽困难加重、便秘、咳嗽、肌阵挛、关节痛、瘙痒、湿疹及其他过敏反应等副作用。

（2）不推荐儿童使用。孕妇禁用，哺乳期妇女不宜应用。

（3）有肝脏疾病、肾功能不全、高血压、中性粒细胞减少及其他中枢神经系统疾病者慎用。

（4）用药前及用药期间应检测血清转氨酶，在治疗的最初 3 个月应每月测定 1 次，之后每 3 个月测定 1 次。

（5）应注意与其他药物的相互作用：利福平和奥美拉唑可使利鲁唑疗效降低；阿米替林、丙米嗪、氟伏沙明、氯米帕明、环丙沙星、诺氟沙星、氧氟沙星、非那西丁、双氯芬酸、尼麦角林可使本药血药浓度升高，毒性增加。

【建议】

1. 进餐尤其高脂饮食时服药可使本药的生物利用度降低，故应在餐前 1 小时或餐后 2 小时服用，以提高疗效。

2. 对症治疗以保证患者的营养。能够正常进食时，饮食应均衡，保证营养摄入。对于咀嚼和吞咽困难的患者应进软食、半流食，少食多餐。对有吞咽障碍者应给予管饲（鼻饲或胃造瘘），给予足够的水分和营养，积极预防感染，出现感染时应尽早抗感染治疗。应监测肺功能，必要时给予无创通气。当无创通气血氧饱和度仍低于 90%，二氧化碳分压高于 50mmHg，或分泌物过多无法排出时，则需气管切开辅助呼吸。

（陈海波）

第二节　阿尔茨海默病

阿尔茨海默病（Alzheimer's disease，AD）亦称老年性痴呆。1906 年德国的精神科学者 Alzheimer 教授报道了第一例女性痴呆患者，而后命名为 Alzheimer 病。AD 是神经系统退行性病变所致大脑皮质高级精神行为活动功能障碍综合征，是在无意识障碍情况下出现的获得性、全面性、进行性智能障碍。所谓退行性即神经元萎缩，细胞数量减少及体积变小；获得性即智能发育到正常水平后，智能衰退，是后天获得的，而

39

非先天性；全面性即非单一方面，而是认知功能即记忆、语言、定向、计算、注意力、逻辑思维、判断、视空间觉及执行能力的综合衰退；隐袭起病，持续进展且无缓解。AD临床表现早期以近记忆力障碍为突出表现，逐渐进展出现认知全面受损，导致日常生活自理能力的功能下降及包括情绪、人格及行为的精神异常。AD患者的大脑包括额叶、顶叶和前颞叶呈弥漫性萎缩，大脑皮质及海马等部位出现广泛神经元减少、神经炎性斑（又称老年斑）、神经元纤维缠结、神经元内颗粒空泡变性及血管淀粉样变性等组织学变化。AD的病理变化导致神经递质异常：胆碱能神经元中乙酰胆碱转移酶及乙酰胆碱的明显减少，单胺类神经元中去甲肾上腺素、γ-氨基丁酸、5-羟色胺功能下降，氨基酸类递质特别是谷氨酸浓度减低，以及神经中枢胰岛素受体失敏，使神经细胞和突触损伤细胞能量利用障碍，最终导致临床出现AD。近年来，国内外发表了多个AD相关的诊疗指南，特别是2010年欧洲神经病学协会发布的AD诊断和治疗指南、中华医学会2010年发布的痴呆诊断和治疗指南，以及2011年美国国立老化研究所（NIA）和阿尔茨海默病协会（AA）发布的AD诊断标准（NIA-AA标准）。

NIA-AA标准首先确定是否存在痴呆，符合以下5条考虑痴呆：

（1）患者的症状影响到日常工作和生活。

（2）较起病前的认知水平和功能下降。

（3）排除谵妄和其他精神疾病（如抑郁症等）。

（4）基于病史和客观的认知检查，判断患者存在认知损害。

（5）以下认知域和精神症状至少有两项损害：①学习和记忆新信息的能力；②执行功能；③视空间能力；④语言功能；⑤存在人格、行为异常等精神症状。

在明确痴呆的诊断后，需要根据病史、全身体格检查、神经系统检查、神经心理评估、实验室和影像学检查进一步确定引起痴呆的病因，特别要注意排除一些可治性疾病。NIA-AA 标准将 AD 临床诊断分为两个级别：

（1）很可能的 AD。符合上述痴呆标准且符合下述核心临床标准：①起病隐袭，症状在数月至数年内逐渐出现；②患者主观报告或知情者观察得到明确的认知损害的病史；③病史和查体中，起始和最突出的认知域受损常为记忆障碍，此外还应有一个认知域受损；④当有脑血管病、路易体痴呆、额颞叶痴呆等其他疾病的证据时，不应诊断为很可能的 AD 痴呆。

（2）可能的 AD。符合上述痴呆标准且符合以下情况之一时，即诊断为可能的 AD 痴呆：①病程不典型，符合上述核心临床标准中的①和④，但认知障碍可呈突然发作或病史不够详细或客观认知下降的证据不充分；②病因不确定，满足上述 AD 核心临床标准的①～④，但具有脑血管病、路易体痴呆等其他疾病的证据。

目前，尚无行之有效的手段能够治愈 AD，但随着科学的发展，越来越多的药物用于 AD 临床治疗，可部分缓解 AD 症状、延缓 AD 发展。

【相关药物】

(一) 胆碱酯酶抑制剂

1. 多奈哌齐 (Donepezil，安理申)

为高选择性、可逆性胆碱酯酶抑制剂 (AChEI)，通过抑制乙酰胆碱酯酶 (AChE) 对乙酰胆碱 (ACh) 降解，增加受体部位的 ACh 含量来改善 AD 患者的认知等功能；还可激活蛋白激酶 C 减少 Aβ 淀粉样沉淀及过度磷酸化 tau (p-tau) 蛋白生成。

2. 重酒石酸卡巴拉汀 (Rivastigmine，艾斯能)

是一种可逆性、双向胆碱酯酶抑制剂，选择性结合皮质和海马等脑区的 AChE 及丁酰胆碱酯酶 (Butyrylcholinesterase，BuChE)，抑制两者对 ACh 降解。BuChE 浓度随着 AD 病情加重在患者脑中明显升高，并参与降解 ACh。

3. 加兰他敏 (Galantamine)

为可逆性 AChEI，是从石蒜科属植物石蒜的鳞茎中萃取的一种生物碱，使突触前烟碱受体发生变构，减少 ACh 重摄取，增加对 AChE 的抑制作用，其抑制性稍弱于毒扁豆碱，耐受性好，不良反应少，初步研究显示其疗效与他克林相当，但无肝毒性。

4. 石杉碱甲（Huperzine A，哈伯因，双益平）

是中国科学院上海药物研究所从石杉属植物千层塔中分离得到的一种新生物碱，是我国首创的强效可逆性 AChEI，具有促进记忆作用。

（二）N-甲基-D-天门冬氨酸（NMDA）受体拮抗剂

美金刚（Akatinol，Memantine，美金刚胺，盐酸美金刚，易倍申）

是一种电压依赖性、中亲和度、非竞争性 NMDA 受体拮抗剂。在受体水平本药显示出快速结合动力学特性和显著的电压依赖性，具有谷氨酸能神经传递系统调节功能。在谷氨酸突触前释放增多的 AD 病理情况下，本药能阻断 NMDA 受体，抑制谷氨酸的兴奋性毒性作用，防止神经元发生钙离子内流过度，保护神经元，同时降低由于钙离子通过 NMDA 受体内流增加，而产生升高的"背景噪声"信号，使谷氨酸信号恢复至正常生理状态，从而改善学习和记忆。

（三）脑代谢剂

1. 吡拉西坦（脑复康）

是 γ-氨基丁酸的环化衍生物，能促进二磷酸腺苷（ADP）转化为三磷腺苷（ATP），改善脑内能量供应。还能影响胆碱能神经元的兴奋传递。促进乙酰胆碱合成。此外，还可以增加多巴

39

胺的释放。具有对抗物理、化学因素所致的脑功能损害的作用，可改善学习、记忆和回忆及由缺氧引起的逆行性遗忘。

2. 茴拉西坦（阿尼西坦，三乐喜，益灵舒）

为 γ-氨基丁酸环化衍生物，可通过血脑屏障，选择性作用于中枢神经系统，对脑代谢具有激活作用，并对神经细胞有保护作用，能通过影响谷氨酸受体系统而产生促智作用。还可提高皮质抗缺氧能力，保护缺氧引起的智力减退。

3. 奥拉西坦

促进磷酰胆碱和磷酰乙醇胺合成，促进脑代谢，透过血脑屏障对特异中枢神经通路有刺激作用，提高大脑中 ATP/ADP 的比值，使大脑中蛋白质和核酸的合成增加。

4. 尼麦角林（Nicergoline，富路通，凯尔，乐喜林，脑通，思而明）

具有 α 受体阻滞作用和血管扩张作用。能加强脑细胞的能量代谢，增加血氧及葡萄糖的利用，以及促进神经递质多巴胺的转换，加强脑部蛋白质生物合成，从而增强神经传导，改善慢性脑功能不足。能抑制磷酸二酯酶，并刺激腺苷酸环化酶，改善脑缺氧和缺血的能量代谢，增加细胞代谢或细胞膜稳定性。

5. 二氢麦角碱（喜得镇，依舒佳宁，培磊能）

为脑细胞代谢改善药，能抑制 ATP 酶和腺苷酸环化酶的活性，减少 ATP 分解，增加葡萄糖有氧酵解，提高葡萄糖利用，改善脑细胞能量和微循环；可直接兴奋多巴胺和 5-羟色胺受体，增进脑递质水平、脑血流量和对氧的利用，降低血管阻力，促进循环；还可阻断 α 受体，起到缓解血管痉挛的作用。可用于改善记忆和智能。

（四）抗氧化剂

1. 银杏叶提取剂

具有扩张脑血管、改善微循环、增加血流量和去除自由基等作用，可以改善记忆功能。痴呆患者脑血管壁淀粉样蛋白沉积导致血管狭窄，脑缺血加重，而使脑萎缩及神经元功能下降。

2. 维生素 E

为抗氧化剂。一些研究提示有可能延缓 AD 进展，但证据不充分。

3. 褪黑素

具有较强的自由基清除作用。体外研究提示褪黑素可阻止 β 淀粉样蛋白诱导的细胞氧化应激损伤，以及培养的细胞死亡。

（五）钙离子拮抗剂

尼莫地平（Nimodipine，尼达尔、尼立苏、尼膜同）

为钙通道阻滞剂。理论上可阻止钙离子内流，抑制平滑肌收缩，显著减少血管痉挛引起的缺血性神经损伤，促进记忆。但缺乏充足证据。

（六）激素类

尼尔雌醇（维尼安）

属于雌激素。有些研究认为女性雌激素下降

39

与老年认知障碍有关，其机制尚不清楚。雌激素替代疗法是否有预防 AD 的作用，目前尚无定论。

（七）非典型抗精神病药

奥氮平（再普乐）、富马酸喹硫平（思瑞康）和利培酮（维思通）对 5-羟色胺及多巴胺等受体起拮抗作用，可以改善 AD 患者的精神行为症状，如抑郁、焦虑、情感淡漠、幻觉、妄想、思维紊乱、行为障碍、猜疑及敌意等。

【选择原则】

1. 对于明确诊断的轻中度 AD，可选胆碱酯酶抑制剂（多奈哌齐、卡巴拉汀、加兰他敏）治疗。中重度 AD 患者可以选用美金刚或美金刚与多奈哌齐、卡巴拉汀联合治疗。

2. 多奈哌齐 1997 年美国 FDA 批准用于治疗轻中度阿尔茨海默病。2005 年美国 FDA 批准用于治疗重度 AD。对改善 AD 的认知障碍有效。

3. 重酒石酸卡巴拉汀适用于治疗轻、中度阿尔茨海默病。对帕金森病痴呆也有效。

4. 加兰他敏适用于良性记忆障碍及痴呆患者和脑部器质性病变引起的记忆障碍。国外用于轻至中度老年性痴呆。

5. 石杉碱甲适用于良性记忆障碍，提高学习记忆能力。也用于多种痴呆和脑器质性病变。

6. 美金刚适用于中、重度痴呆的一线治疗药物。

7. 轻中度 AD 患者可以选用尼麦角林、尼莫地平、吡拉西坦或奥拉西坦、维生素 E 等作为胆碱酯酶抑制剂、兴奋性氨基酸受体拮抗剂的协同治疗药物。

8. 尼麦角林可用于 AD 伴有血管性认知障碍的患者，可改善脑梗死后遗症引起的感觉迟钝、注意力不集中、记忆力衰退、意念缺乏、忧郁、烦躁不安等。对于考虑有血管性因素参与的 AD 患者的认知障碍可选用银杏叶制剂。

9. 尼莫地平主要用于脑血管疾病及其所致脑功能障碍，可改善记忆力减退、定向力和注意力障碍。对 AD 的疗效不肯定。

10. 奥氮平、富马酸喹硫平、利培酮类药主要适用于精神分裂阳性症状（幻觉、妄想、思维紊乱、行为障碍、猜疑及敌意）和阴性症状（情感淡漠、社会退缩及言语贫乏）。可用于改善 AD 患者的精神行为异常。喹硫平可减轻伴发的抑郁、焦虑及认知障碍症状。利培酮可治疗双向情感障碍的躁狂发作。

11. 尼尔雌醇等雌激素是否有预防 AD 的作用，国际上尚无定论。

【注意事项】

1. 多奈哌齐

片剂：5mg/片，10mg/片。

用法：初始剂量每次 5mg，口服，每日 1 次，晚上睡前服用。至少维持 1 个月，可根据病

39

情酌情调整剂量，推荐最大剂量为每日 10mg。

不良反应及注意点：

（1）常见恶心、呕吐、腹泻、乏力、倦怠、肌肉痉挛、食欲缺乏等。

（2）较少见头晕、头痛、精神紊乱、抑郁、多梦、嗜睡、视力减退、胸痛、关节痛、胃痛、胃肠功能紊乱、皮疹、尿频或无规律。

（3）极少见但有报道可出现晕厥、心动过缓或心律不齐、窦房传导阻滞、房室传导阻滞、心脏杂音、癫痫或黑便。

（4）哮喘或阻塞性肺疾病患者，病窦综合征或室上性传导阻滞者（本药可能引起心动过缓），癫痫发作史者（拟胆碱作用可能引起癫痫大发作），外科大手术患者（麻醉时，本药可增加琥珀酸胆碱型药物的肌肉松弛作用）（国外资料），以及胃肠道疾病活动期或有溃疡病史的患者（国外资料）慎用。

2. 重酒石酸卡巴拉汀

胶囊：1.5mg/粒，3mg/粒，4.5mg/粒，6mg/粒。

用法：AD 患者首剂 1.5mg，口服，每日 2次，与早晚餐同服。1～2 周后每次 3mg，每日 2次，根据患者情况酌情加量，最大剂量每次 6mg，一日 2 次。

不良反应及注意点：

（1）胃肠道：常见恶心、呕吐、腹泻、腹痛、食欲减退、消化不良、体重下降等。

（2）精神神经系统：常见眩晕、头痛、困

倦、疲劳、无力、惊厥、震颤、激动、失眠、精神错乱、抑郁等。

（3）心血管系统：心率减慢、血压下降（如房室传导阻滞）。

（4）泌尿生殖系统：常见泌尿道感染，偶见尿失禁。

（5）呼吸系统：常见上呼吸道感染。

（6）皮肤：常见多汗，还有发生 Stevens-Johnson 综合征的报道。

（7）病窦综合征、室上性心脏传导阻滞者、溃疡和（或）胃肠道出血者、哮喘或阻塞性肺疾病患者、需进行麻醉的患者慎用。

3. 石杉碱甲

片剂：0.05mg/片。

胶囊：0.05mg/粒。

用法：起始剂量每次 0.1～0.2mg，口服，每日 2 次，根据病情和用药后反应 1 周后可调整剂量，每次 0.3mg，每日 2 次。

不良反应及注意点：

（1）胆碱能样副反应：少数会出现头晕、恶心、腹痛、多汗、乏力、肌束颤动，个别可有瞳孔缩小、视力模糊、心率减慢、嗜睡等。

（2）偶有过敏现象。

（3）以下患者慎用：严重心动过缓、低血压和心绞痛者，支气管哮喘者，机械性肠梗阻和尿路梗阻者，肾功能不全者。

4. 加兰他敏

片剂：5mg/片。

用法：起始剂量为 5mg，每日 2 次，1 周后可改为一次 10mg，每日 2 次，餐后服用。

不良反应及注意点：

（1）神经系统：常见疲劳、头晕眼花、头疼、发抖、失眠、梦幻。罕见张力增高、感觉异常、失语等。

（2）消化系统：可见口干、呕吐、腹胀、反胃、腹痛、腹泻、畏食及体重减轻、消化不良。

（3）心血管系统：可见心动过缓、心律不齐；低血压罕见。

（4）血液：可见贫血，偶见血小板减少。

（5）代谢/内分泌系统：偶尔可致血糖增高，曾有低钾血症的报道。

（6）以下患者不宜使用本药：癫痫患者，心绞痛、心动过缓者，严重哮喘或肺功能障碍患者，严重肝、肾功能损害者，机械性肠梗阻患者及青光眼患者。

5. 美金刚

片剂：5mg/片，10mg/片。

用法：用于中重度阿尔茨海默病。推荐的初始剂量为每次 5mg，每日 1 次。剂量以每周 5mg 的幅度递增，先增至每日 10mg（每次 5mg，每日 2 次），再增至每日 15mg（一次 5mg，一次 10mg），最后增至每日 20mg（每次 10mg，每日 2 次）。近来说明书将 20mg 改为每日 1 次服用。

不良反应及注意点：

（1）心血管系统：发生高血压（4%）、心动过速。

（2）精神神经系统：抑郁、失眠、运动活动增强或减退、静坐不能和不激动。可出现头昏、嗜睡、头痛、坐立不安和兴奋过度、幻觉、错觉和谵妄。有个案报道本药使癫痫发作的阈值降低。

（3）代谢/内分泌系统：可引起体重增加、体重降低和出汗。

（4）胃肠道：恶心、呕吐、腹泻、便秘、唾液增多、食欲减退和口干。

（5）严重精神错乱和正使用其他中枢神经系统药物的患者、癫痫病史者及肾功能不全者慎用。对美金刚及金刚烷胺过敏者禁用。

6. 银杏叶制剂

片剂：40mg/片，9.6mg/片，19.2mg/片。

用法：每次 1 片，每日 3 次。

注射液：5ml/支。

用法：每日 20ml，用 5% 葡萄糖注射液稀释 250ml 或 500ml 后静脉滴注，或遵医嘱。

不良反应及注意点：偶有过敏。

7. 吡拉西坦

片剂：0.4g/片。

静脉注射：10ml:1g，20ml:4g，50ml:10g。

用法：①口服：每次 0.8～1.6g，一日 3 次；②静脉滴注：每次 4～8g，用 5% 葡萄糖注射液或氯化钠注射液 250ml 稀释后静脉滴注。

不良反应及注意点：

（1）中枢神经系统：头晕、头痛、兴奋、焦虑不安。

（2）胃肠道：偶有口干、胃纳减退、失眠、荨麻疹、呕吐等。

（3）偶见皮疹。

8. 茴拉西坦

片剂：0.1g/片。

胶囊：0.1g/粒。

颗粒：0.1g/袋。

口服液：10ml:0.1g。

用法：每次 0.2g，口服，每日 3 次，1～2 个月为一疗程。

不良反应及注意点：

（1）可有轻度白细胞、血小板和血红蛋白改变。

（2）偶有头昏、兴奋，也可出现轻微嗜睡现象。

（3）消化道症状，如口干、食欲减退、便秘，停药后可消失。

（4）偶有过敏反应。

（5）肝、肾功能障碍者慎用。

（6）亨廷顿舞蹈病患者症状可加重。

9. 奥拉西坦

胶囊：0.4g/粒。

用法：每次 0.8g，口服，每日 2～3 次。

不良反应及注意点：

（1）不良反应少见，少数患者出现精神兴奋和睡眠异常。

（2）肾功能不全者应慎用，必须使用本品时，应降低剂量。

（3）患者出现精神兴奋和睡眠异常表现时，应减量。

10. 甲磺酸二氢麦角碱

片剂：1mg/片，2.5mg/片。

用法：每次 1～2mg，口服，每日 3 次；或每次 2.5mg，每日 2 次。

不良反应及注意点：

（1）偶见恶心、呕吐、眩晕、皮疹等。

（2）急慢性精神病、低血压、心肾功能损害者和孕妇禁用。

11. 尼麦角林

片剂：5mg/片，10mg/片，30mg/片。

胶囊：15mg/粒。

用法：每次 10～20mg，口服，每日 3 次。

不良反应及注意点：

（1）少数可有轻微不良反应，一般为恶心、呕吐、食欲缺乏、胃痛、腹泻、面部潮红、潮热、头晕、失眠、低血压、耳鸣、倦怠等。

（2）高尿酸血症或有痛风史的患者慎用。

12. 尼莫地平

片剂：20mg/片，30mg/片。

胶囊：30mg/粒。

用法：每日 30～120mg，分 3 次服用。

不良反应及注意点：

（1）心血管系统：可引起血压下降，尤其是基础血压增高者。可有心动过缓，偶有心动过速。

（2）精神神经系统：可出现头晕、头痛、头昏眼花、虚弱、嗜睡。部分患者可有中枢兴奋症状，如多动、失眠、兴奋、攻击倾向、多汗等。偶见运动功能亢进、抑郁及神经退化。

（3）胃肠道：可出现食欲减退、恶心、呕吐、腹泻、胃肠不适、胃肠出血，偶有肠梗阻（肠麻痹所致肠排空障碍），表现为腹胀、肠鸣音减弱。

（4）呼吸系统：可出现呼吸困难、喘息。

（5）皮肤：可出现皮疹、皮肤发红、温热感、瘙痒、痤疮、皮肤刺痛等。

（6）肝脏：可出现肝功能异常。

13. 奥氮平、富马酸喹硫平、利培酮

片剂：①奥氮平：2.5mg/片，5mg/片，10mg/片；②喹硫平：25mg/片，100mg/片，200mg/片；③利培酮：1mg/片，2mg/片，3mg/片。

用法：AD 患者推荐剂量为首剂 1/4～1/2片（以奥氮平 2.5mg/片，喹硫平 25mg/片，利培酮 1mg/片计），口服，睡前 1 次。

不良反应及注意点：

（1）喹硫平和奥氮平可有头晕、嗜睡、直立性低血压、口干、心悸及食欲减退等。

（2）利培酮可出现焦虑、激越、头晕、头痛及口干。

（3）锥体外系症状，喹硫平偶见，利培酮较其他两种易出现。

（4）利培酮和奥氮平可出现迟发性运动障碍。

（5）奥氮平和利培酮可偶发粒细胞减少。

【建议】

1. 乙酰胆碱酯酶抑制剂转换治疗：应用一种 AChEI 治疗出现副反应或疗效不明显时，可转换其他 AChEI 进行治疗。如 AD 患者使用多奈哌齐治疗无效或不能耐受副作用停药的患者，换用卡巴拉汀继续治疗，约 56.2％患者仍可获得较好疗效。

2. 对不适用或不能耐受胆碱酯酶抑制剂的患者可转换美金刚治疗。

3. 已用胆碱酯酶抑制剂疗效不显著者可联合应用美金刚。

4. 美金刚对有行为障碍的患者较为有效；减少激惹/攻击性、易怒、妄想，延缓激惹/攻击性的出现。

5. AD 患者有明显的精神行为异常，服药及

39

护理依从性差，可辅助应用非典型抗精神病药，但注意小量、间断用药。

6. AD需综合治疗，对伴有血管因素者在应用AChEI和（或）谷氨酸受体调节剂（美金刚）时，可同时应用脑细胞代谢剂、银杏叶提取物、抗氧化、钙通道拮抗剂及对症改善精神行为药物。

（陈海波）

39

第十章 神经系统
遗传性疾病

第一节 遗传性痉挛性截瘫

遗传性痉挛性截瘫（hereditary spastic para-plegia，HSP）又称遗传性侧索硬化，由 Seelig-muller 首先报道，可呈常染色体显性、常染色体隐性或 X 连锁隐性遗传，患病率为（2～10）/10 万。本病多在儿童或青春期发病，男性略多于女性，临床表现为缓慢进展的双下肢痉挛性肌无力，肌张力增高，腱反射活跃，膝、踝阵挛及病理征阳性，剪刀步态等，亦可伴有视神经萎缩、视网膜色素变性、锥体外系症状、共济失调、肌肉萎缩、痴呆、皮肤病变等。按临床表现可分为单纯型和复杂型：单纯型较多见，病理改变主要为脊髓锥体束变性，而脊髓小脑束、后索改变不明显；复杂型临床较少见，除痉挛性截瘫外，常伴有脊髓病损外的伴发症状体征，遗传异质性更明显。HSP 患者下肢体感诱发电位示后索神经纤维传导速度减慢，而上肢却是正常的，或仅有轻度减慢，皮质运动诱发电位示皮质脊髓束传导速度显著减慢。肌电图可有失神经改变，但周围神经传导速度正常。某些病例头颅 MRI 可表现出胼胝体发育不良，大脑、小脑萎缩，颈段或胸段脊髓 MRI 可显示脊髓萎缩。目前，基因诊断已成为可能，但仅限于已克隆的疾病基因突变检测。肌肉活检有助于 HSP-7 型的诊断。

【相关药物】

1. 胞磷胆碱（Citicoline，胞二磷胆碱，尼可林）

为核苷衍生物，是合成卵磷脂的辅酶，提高乙酰胆碱浓度而促进脑细胞代谢，还能改善脑循环，增强锥体系统的功能，可促进受损的运动功能恢复，改善运动障碍。

2. 加兰他敏（Galanthamine，强肌片，瓦尼林）

为可逆性乙酰胆碱酯酶抑制剂，抑制强度稍弱于毒扁豆碱，较易通过血脑屏障，故对中枢神经系统作用比较强，并可改善神经肌肉传导和各种末梢型神经肌肉障碍的麻痹状态。

3. 巴氯芬（Baclofen，氯苯氨丁酸，郝智，枢芬）

作用于脊髓部位的肌肉松弛剂，它可抑制突触兴奋传递，并可刺激 γ-氨基丁酸 β 受体而抑制兴奋性氨基酸释放，从而降低兴奋性，抑制神经细胞冲动的发放，有效地解除痉挛，但对正常的神经肌肉接头处传递无影响。

4. 乙哌立松（Myonal，妙纳）

作用于中枢神经系统，缓解骨骼肌紧张状态。用于脑卒中等患者痉挛性麻痹病例时，可改善 Cybex 的转矩曲线以及肌电图，在不降低痉挛性肌肉肌力的情况下，使上下肢的伸展、曲折动作轻快顺利，随意运动自如。

5. 左旋多巴（Levopoda）

左旋多巴为体内合成多巴胺（DA）的直接前体，可通过血脑屏障，脱羧成为 DA 转而刺激纹状体中 DA 受体，继而改善随意神经冲动传导至运动皮层的调节，使肌张力降低。

6. 替扎尼定

替扎尼定为中枢性 α_2 肾上腺素受体激动剂，可能通过增强运动神经元的突触前抑制作用而改善强直性痉挛状态。临床应用于脑和脊髓疾病导致的中枢性肌强直，以及颈肩腰疼痛综合征所导致的疼痛性肌痉挛。

7. 丹曲林（Dantrolene，硝苯呋海因，丹曲洛林）

直接作用于骨骼肌，不影响神经肌肉接头处冲动传递，不改变肌细胞膜的特性，但可影响兴奋-收缩耦联。最近的研究表明该药可抑制肌浆网中钙离子的释放，还可阻滞由刺激肌梭运动纤维而产生的肌梭放电现象。

8. 苯海索（Antane，安坦）

对中枢纹状体胆碱受体有阻断作用而降低肌张力。可以缓解帕金森病症状及药物诱发的锥体外系症状，但对迟发性多动症无改善作用。小剂

40

425

量时可抑制中枢神经系统，大剂量则为兴奋作用。

9. 银杏叶提取物注射液

为银杏叶提取物，具有调节血管系统使收缩的血管扩张、改善血流动力学，拮抗血小板活化因子，改善脑代谢，调节神经递质紊乱的作用。

10. 小牛血去蛋白提取物（Actovegin，爱维治）

本品为不含蛋白质的小牛血液提取物，含有低分子肽和核酸衍生物。本品能改善氧和葡萄糖的吸收及利用，从而提高 ATP 的周转，为细胞提供较高的能量。在脑功能下降（低血氧）和能量需求增加（修复、再生）等情况下，本品可增进与能量有关的功能代谢，维持细胞功能，增加供血量。

11. 腺苷钴胺（Cobamaide）

本品是氰钴型维生素 B_{12} 的同类物，为细胞合成核苷酸的重要辅酶，参与三羧酸循环，对神经髓鞘中脂蛋白的形成非常重要，可使疏基酶处于活性状态，从而参与广泛的蛋白质及脂肪代谢，本品能促进红细胞的发育与成熟，为形成完整神经鞘脊髓纤维所必需的物质。

【选择原则】

1. 主要是对症治疗，以降低肌张力为主，首选左旋多巴、巴氯酚、乙哌立松。

2. 巴氯酚、乙哌立松、丹曲林用药期间应禁酒，不宜驾驶车辆或操作机械。

3. 目前多使用左旋多巴的复方制剂，如美多巴、复方卡比多巴片等。

4. 糖尿病患者可选用银杏叶注射液。

5. 胞二磷胆碱与 ATP 合用可增强疗效。

【注意事项】

1. 胞磷胆碱

胶囊剂：0.1g/粒。

片剂：0.2g/片。

用法：每次 0.1～0.2g，口服，每日 3 次，温开水兑服。

注射剂：2ml:200mg，2ml:250mg。

用法：①每次 250～500mg 加入 5％或 10％葡萄糖注射液 250ml，静脉滴注，每日 1 次，5～10 日为一疗程；②每次 100～200mg 加入 50％葡萄糖注射 40ml，静脉推注，每日 1 次，5～10 日为一疗程；③每日 100～300mg，分 1～2 次，肌内注射。

不良反应及注意点：

（1）不良反应有一过性的低血压、头晕、头痛、失眠、惊厥，一过性复视、热感、脑卒中患者瘫痪肢体出现麻木感或麻木感加重，过敏反应和皮疹，恶心、呕吐、食欲不振、胃烧灼感及肝功能异常等。

（2）重复疗程中应间隔 10～14 日；不可与含甲氯芬酯的药物合用。与 ATP 合用可增强

40

疗效。

（3）静脉滴注速度宜缓慢；仅在静脉滴注或静脉推注困难时才做肌内注射，宜在小剂量范围内使用，应常更换注射部位。

（4）儿童慎用，严重颅脑损伤和活动性颅内出血者慎用，有严重脑水肿，需要同时应用脱水降颅内压药物。

2. 加兰他敏

片剂：5mg/片。

用法：开始每次 5mg，口服，每日 4 次；3 天后可改为每次 10mg，每日 4 次，连续 2～6 周。

注射剂：1ml:1mg，1ml:2.5mg，1ml:5mg。

用法：每次 2.5～10mg，皮下或肌内注射，每日 1 次，连续 2～6 周。

不良反应及注意点：

（1）偶有敏感性增高或过量时出现流涎、心动过缓、头晕、恶心、呕吐、腹痛、腹泻等症状。

（2）癫痫、机械性肠梗阻、心绞痛、心动过缓、支气管哮喘者禁用。

（3）使用本品时剂量应由小逐渐增大，以避免不良反应，发现患者敏感性增高时，药量即应减少。

（4）不良反应严重或出现中毒症状时，可皮下注射阿托品缓解。

3. 巴氯芬

片剂：10mg/片。

用法：成人初始剂量每次 5mg，口服，每日 3 次，每 3 日增加 5mg，直到最理想的效果，最大剂量为 80mg/d，停药应逐量递减。儿童初始剂量 0.3mg/kg，维持剂量 0.75～2mg/(kg·d)。对于 10 岁以上儿童，最大剂量≤2.5mg/(kg·d)；通常开始治疗时每次 2.5mg，每日 4 次，每 3 日小心增加剂量，直至到达个体需要。

不良反应及注意点：

（1）不良反应有镇静，嗜睡，运动功能失调，呼吸及心血管抑制（血压及心功能下降），虚弱，疲劳，眩晕，轻度胃肠道紊乱（便秘或腹泻）。

（2）可加强乙醇或其他中枢抑制剂的作用；可加强降压药物的降压作用。

（3）12 岁以下的儿童及孕妇慎用。

（4）本药可影响机械操作能力。

（5）长期使用突然停药可引起停药综合征，如幻觉、焦虑、癫痫或原有痉挛症状加重等，故除非发生严重的不良反应，应通过逐渐减量(1～2 周以上) 而终止用药。

4. 乙哌立松

片剂：50mg/片。

用法：每次 50mg，饭后口服，每日 3 次，可视年龄、症状酌情增减。

不良反应及注意点：详见紧张型头痛章节。

5. 左旋多巴

片剂：0.25g/片。

用法：开始一次 250mg，每日 2～4 次。以后视患者耐受情况，每隔 3～7 日增加 125～750mg，直至最理想的效果。成人每日最大剂量可用至 6g，分 4～6 次服用。

不良反应及注意点：详见帕金森病章节。

6. 替扎尼定

片剂：2mg/片，4mg/片。

用法：用于本病及其他原因所致的中枢性肌强直，治疗初始剂量不应超过 6mg/d，口服，分 3 次服用，并可每隔半周或 1 周逐渐增加 2～4mg，通常 12～24mg/d（分 3～4 次服用）可获得良好的疗效，最大量 36mg/d。用于疼痛性肌痉挛，一次 2mg，一日 3 次。

不良反应及注意点：

（1）应用低剂量治疗疼痛性肌痉挛时，不良反应较少，包括嗜睡、疲乏、头昏、口干、恶心、胃肠道功能紊乱以及血压轻度降低。应用高剂量治疗中枢性肌强直时，上述不良反应较常见且明显，并可能出现发热、出汗、皮疹、腹痛、腹泻、肌无力、背痛、抑郁、焦虑、感觉异常等不良反应。

（2）对本品过敏者禁用；肾功能损害者慎用，应用时酌情减量。

（3）本品可能引起心动过缓、低血压、肝功能损害，应定期检测心电、血压及肝功能。可出现镇静作用并影响机械操作。可能出现致幻和精神样作用。

（4）服药期间禁止饮酒，禁止与氟伏沙明或环丙沙星（细胞色素氧化酶 P_{450} IA2 抑制剂）及其他中枢神经系统抑制剂同时使用。

（5）不同剂型的药物存在药代动力学差异，食物可能对该药物代谢有复杂影响。

7. 丹曲林

胶囊剂：25mg/粒。

用法：起始剂量 25mg，口服，每日 1 次，以后每周逐渐增加，最大剂量至 50mg，一日 3 次。

不良反应及注意点：

（1）有肌无力、嗜睡和头晕、眩晕、疲劳不适、恶心、呕吐、厌食、便秘或腹泻、胃肠道出血、皮疹、发热、视力模糊、忧郁、惊厥，尿中偶有血尿和管型，可出现肝肾功能损害、呼吸抑制、癫痫发作。长期应用也有淋巴瘤的报道。应用本品时应严密随访肝肾功能。

（2）有心血管、呼吸系统疾病及肝病史者慎用。

（3）对本品过敏、肝肾功能不全、功能性痉挛患者，关节病变及外伤后肌萎缩患者，35 岁以上及应用雌激素的妇女、孕妇、哺乳期妇女、5 岁以下儿童禁用。

（4）服药期间禁酒和禁止与中枢神经系统抑制药合用。

8. 苯海索

片剂：2mg/片。

用法：起始剂量为 1～3mg，分 2～3 次口服，以后每 3～5 日增加 2mg 至疗效最好而又不出现严重副作用为止，最大剂量一般不超过每日 10mg。

不良反应及注意点：详见帕金森病章节。

9. 银杏叶提取物注射液

注射剂：5ml：17.5mg。

用法：①每次 5ml，肌内注射，每日 1 次或隔日 1 次；②每次 10～20ml 加入 5％葡萄糖注射液 250ml 或 500ml，静脉滴注，每日 1～2 次。

不良反应及注意点：

（1）本品耐受性良好，个别患者会出现静脉发红、胃肠道不适、头痛、过敏反应等现象，停药半小时后即可缓解。

（2）银杏叶提取物不影响糖代谢，故可以用于糖尿病患者。

（3）对妊娠期使用的报道不多，基于安全性考虑，妊娠期不建议使用。

（4）对银杏过敏体质者不建议使用。

（5）对高乳酸血症、甲醇中毒者、果糖山梨醇耐受性不佳者、1,6 二磷酸果糖酶缺乏者每次剂量不可超过 25ml，尽量避免和其他针剂混合使用。

10. 小牛血去蛋白提取物

片剂：200mg/片。

用法：每次 2 片，整片吞服，每日 3 次，4～6

周为一疗程。

注射剂：5ml：200mg，10ml：400mg。

用法：每次 20～50ml 加入 5％葡萄糖注射液或生理盐水 250ml 中，缓慢静脉滴注（滴注速度小于 2ml/min），每日 1 次，2 周为一疗程。

不良反应及注意点：

（1）偶见过敏反应，较大剂量可引起胃部不适，应立即停药并给予一般抗过敏治疗。

（2）多次使用注射液后要注意检测电解质和体液平衡。

（3）糖尿病患者慎用，对本品或同类物质过敏者禁用。

（4）本品输液不应与其他药物配伍。

11. 腺苷钴胺

片剂：0.25mg/片。

用法：每次 0.25～0.5mg，口服，每日 1～3 次。

注射剂：1ml：0.5mg。

用法：每次 0.5mg，肌内注射，每日 1 次。

不良反应及注意点：

（1）尚未见有关不良反应。

（2）本品遇光易分解，溶解后要尽快使用。

（3）治疗后期可能出现缺铁性贫血，应补充铁剂。

（4）不宜与氯丙嗪、维生素 C、维生素 K 等混装于同一容器中。

（5）氯霉素减少其吸收，考来烯胺可结合维生素 B$_{12}$减少其吸收。

（6）与葡萄糖液有配伍禁忌，与对氨基水杨酸钠不能并用。

【建议】

1. 目前缺乏特异性治疗方法，但对肢体痉挛状态的治疗是可行的。

2. 其他除药物治疗外，肌腱松解术、按摩、理疗、针灸等方法可以减轻痉挛，改善行走困难。

3. 对预后不良者，开展遗传咨询和产前诊断以防止患儿出生。

（江　泓）

第二节　腓骨肌萎缩症

腓骨肌萎缩症（perineal muscular atrophy），该病由法国的 Charcot 和 Marie 以及英国的 Tooth 在 1886 年首先系统描述，故称为 Charcot-Marie-Tooth 病（CMT），又称遗传性运动感觉性周围神经病（HMSN），是遗传性周围神经病中最常见的类型，患病率约为 1/2500。多呈常染色体显性遗传，少数呈常染色体隐性遗传，X-连锁显性遗传或 X-连锁隐性遗传。临床特征为儿童期或青少年期起病，主要表现为进行性四肢远端肌无力和肌萎缩，严重者甚至可以出现"鹤腿"及弓形足，伴有轻到中度感觉减退，腱反射减弱或消失，多呈对称性受累及缓慢进展。根据电生理和病理特征将腓骨肌萎缩症分为两型：CMT1（脱髓鞘型），其正中神经运动传导速度显著减慢（正中神经 MNCV＜38m/s），神经活检示广泛节段性脱髓鞘和髓鞘增生，形成洋葱球样结构；CMT2（轴索型），其正中神经运动传导速度正常或轻度减慢（正中神经 MNCV ＞38m/s），神经活检示轴突变性而极少有脱髓鞘改变。

【相关药物】

1. 维生素 B_1（Vitamin B_1，盐酸硫胺，Thiamine）

在体内与焦磷酸结合成辅酶参与体内糖代谢过程，维持神经传导，脂肪、糖和能量代谢。

2. 维生素 B_6（Vitamin B_6，吡多辛）

其代谢产物是多种氨基酸转氨酶的辅酶，能催化氨基酸与 α-酮酸之间的氨基转化，参与神经递质的合成。

3. 甲钴胺（Mecobalamine，钴宾酰胺，弥可保）

甲基化维生素 B_{12} 是维生素 B_{12} 的钴胺酰胺制剂，由于甲基的存在，参与了生物转甲基的作用，并参与核酸、蛋白质的合成，对周围神经损伤后的修复有促进作用。与其他维生素 B_{12} 相比，本品在神经组织中的传递性良好，并能加快轴浆的运输，促进髓鞘形成以及轴索的再生，从而可以改善患者肌无力症状，加快神经传导速度。

4. 复方维生素 B（Compound Vitamin B）

由以下药物组成：维生素 B_1，维生素 B_2，维生素 B_6，泛酸钙，烟酰胺。对促进病变神经纤维再生及功能恢复有帮助。

5. 注射用复合辅酶（Coenzyme Complex for Injection）

其中辅酶 A、辅酶 I、还原型谷胱苷肽等成分大都是人体内乙酰化反应、氧化还原反应、转甲基反应和能量代谢的重要酶的辅酶，对体内糖、蛋白质、脂肪及能量代谢起着重要的作用，并有利于维持或恢复细胞的正常功能。

6. 三磷腺苷（Adenosine Triphosphate，ATP）

为一种辅酶，是体内能量的主要来源，能促进神经和肌肉组织的代谢，改善肌肉的营养状态，部分患者疗效较好，可以使 CMT 患者临床症状减轻，肌力增加。

7. 肌苷（Inosine）

参与体内能量代谢和蛋白质合成。

8. 单唾液酸四己糖神经节苷脂钠（Mono-sialotertrahexosylglioside，GM1，申捷）

GM1 是人类神经细胞膜的组成成分，能透过血脑屏障，对神经组织具有较大的亲和力，与神经细胞膜结合后，能促进"神经重塑"（包括神经细胞的生存、轴突和突触生长），促进神经损伤后修复、再生，从而促进神经功能的恢复。

9. 灵孢多糖注射液（肌生注射液）

由灵芝孢子粉有效物质提取物精制而成；临床用于治疗各种肌肉疾病、中枢及周围神经脱髓鞘疾病、自身免疫疾病、神经系统疾病、脑动脉硬化症与脑卒中后遗症，均取得较好效果；对多种神经系统疾病，可达到激素的疗效而无激素所造成的一些如反跳等副作用。

10. 加兰他敏（Galanthamine，强肌片，瓦尼林）

为可逆性乙酰胆碱酯酶抑制剂，抑制强度稍弱于毒扁豆碱，较易通过血脑屏障，故对中枢神经系统作用比较强，并可改善神经肌肉传导和各种末梢神经肌肉障碍的麻痹状态。

11. 注射用鼠神经生长因子（恩经复）

活性成分为鼠神经生长因子（mNGF），成品中含有 5% 甘露醇和 1% 人血白蛋白作为保护剂，具有促进损伤神经恢复的作用。

【选择原则】

1. 目前尚无特殊治疗，多选用维生素类、神经肌肉营养药与神经营养因子联合应用，以对症、支持治疗。

2. 维生素类药物副作用小，经济实惠，临床应用较多，但效果不是很理想。

3. 肌生注射液长期使用未见任何副作用，无成瘾性、无耐药性，且局部吸收良好，可长期使用。

4. 神经营养因子如重组甲二磺酰人类脑源性神经营养因子（BDNF）及人重组胰岛素样生长因子（IGF）价格昂贵，药源困难，目前国内很少用。

5. 神经生长因子（NGF）如注射用鼠神经生长因子等是目前唯一被纯化并搞清其分子结构的营养因子，副作用少，临床应用较多。根据病情轻重可多疗程连续给药。

【注意事项】

1. 维生素 B_1

片剂：5mg/片，10mg/片。

用法：每次 10mg，餐后口服，每日 3 次。

注射剂：2ml:50mg，2ml:100mg。

用法：每次 100mg，肌内注射，每日 1 次。

不良反应及注意点：详见多发性神经病章节。

2. 维生素 B_6

片剂：10mg/片。

用法：每次 10mg，口服，每日 3 次。

注射剂：1ml:25mg，1ml:50mg，2ml:100mg。

用法：每次 100mg，皮下注射、肌内或静脉注射，每日 1 次。

不良反应及注意点：详见多发性神经病章节。

3. 甲钴胺

片剂：500μg/片。

用法：每次 500μg，口服，每日 3 次。

注射剂：1ml：500μg。

用法：每次 500μg，肌内注射或静脉推注，每日 1 次。

不良反应及注意点：详见多发性神经病章节。

4. 复方维生素 B

片剂：每片含维生素 B_1 3mg，维生素 B_2 1.5mg，维生素 B_6 0.2mg，烟酸 10mg，泛酸钙 1mg。

用法：成人每次 1～3 片，儿童每次 1～2 片，口服，每日 3 次。

注射剂：2ml。

用法：每次 2ml，肌内或皮下注射，每日 1 次。

不良反应及注意点：

（1）大剂量应用可见烦躁、疲倦、食欲减退，偶见皮肤潮红、瘙痒、腹痛、头痛、头晕。

（2）肝肾功能不全者慎用，尽量不与甲氧氯普胺合用。

（3）可干扰某些实验室检查结果，如尿胆原实验呈假阳性。

5. 注射用复合辅酶

注射剂：①辅酶 A 100u，辅酶 I 0.1mg；②辅酶 A 200u，辅酶 I 0.2mg

用法：①1～2 支加入 2ml 0.9%氯化钠注射液，肌内注射，每日 1 次；②1～2 支加入 5%葡萄糖注射液，静脉滴注，每日 1 次。

不良反应及注意点：

（1）静脉滴注速度过快可引起短暂性低血压，眩晕、颜面潮红、胸闷、气促。

（2）对本品过敏者、孕妇、脑出血初期及房室传导阻滞患者禁用。

（3）严禁静脉推注。

6. 三磷腺苷

片剂：20mg/片。

用法：每次 20～40mg，口服，每日 3 次，可根据年龄酌情增减用量。

注射剂：1ml：10mg，2ml：20mg。

用法：每次 10～20mg，肌内或静脉注射，每日总量10～40mg。

粉针剂：20mg/支。

用法：①每次 20mg 加入 10～20ml 5％或 10％葡萄糖针，肌内或静脉注射，每日 1 次；②每次 40mg 加入 250ml 或 500ml 5％或 10％葡萄糖注射液，静脉滴注，每日 1 次。

不良反应及注意点：详见多发性神经病章节。

7. 肌苷

片剂：200mg/片。

用法：成人每次 200～600mg，儿童每次 200mg，口服，每日 3 次。

注射剂：1ml：100mg，5ml：200mg。

用法：①每次 100～200mg，肌内注射，每日 1～2 次；②每次 200mg 加入 5%～10%葡萄糖溶液，静脉滴注，每日 1～2 次。

不良反应及注意点：

（1）不良反应有药热，静脉注射可有恶心、颜面潮红。

（2）不能与氯霉素、双嘧达莫、硫喷妥钠等注射液配伍。

8. 神经节苷脂

注射剂：2ml:20mg,5ml:100mg。

用法：①每次 20～40mg，肌内注射，每日 1 次，6 周为一疗程；②每次 20～40mg，静脉滴注，每日 1 次，连续 2 周后，改为 20mg，肌内注射，每日 1 次，连用 10～14 日。

不良反应及注意点：

（1）不良反应少，少数患者出现皮疹样反应，如出现建议停药。

（2）对本品成分过敏者、遗传性糖脂代谢异常、肝肾功能严重障碍者禁用。

9. 灵孢多糖注射液

注射剂：2ml:400mg。

用法：每次 2ml，肌内注射，每日 1 次，连用 30 日。

不良反应及注意点：个别患者有过敏反应；目前禁忌证尚不明确。

10. 加兰他敏

片剂：5mg/片。

用法：开始每次 5mg，口服，每日 4 次；3

日后可改为每次 10mg，每日 4 次，连续 2～6 周。

注射剂：1ml:1mg，1ml:2.5mg，1ml:5mg。

用法：每次 2.5～10mg，皮下注射或肌内注射，每日 1 次，连续 2～6 周。

不良反应及注意点：详见痉挛性截瘫章节。

11. 注射用鼠神经生长因子

粉针剂：18μg/支（≥9000AU）。

用法：2ml 注射用水加 18μg 注射用鼠神经生长因子，肌内注射，每日 1 次，4 周为一疗程。

不良反应及注意点：

（1）用药后常见注射部位疼痛或注射侧下肢疼痛，一般不需处理，个别症状较重者口服镇痛剂即可缓解。偶见头晕、失眠等症状，个别出现一过性转氨酶升高。

（2）本品加注射用水振荡后即可完全溶解，如有不溶沉淀、混浊或絮状物时不可使用。

（3）对本品过敏者禁用。

（4）孕妇及哺乳期妇女慎用，儿童及老年人用药目前不明确。

【建议】

目前尚无特殊治疗，主要是对症治疗和支持疗法。

1. 针灸、理疗及肌肉和跟腱锻炼、按摩可以增强其收缩功能。

2. 纠正足下垂可以穿矫形鞋，踝关节挛缩严重者可行手术松解术或肌腱移植术。

3. 勿过度劳累，注意保暖。

4. 预防应首先进行基因诊断，确定先证者的基因型，然后利用胎儿绒毛、羊水或脐带血分析胎儿基因型以建立产前诊断，终止妊娠。

5. 因病程进展缓慢，预后尚好。大多数患者发病后仍可存活数十年，对症处理可提高患者的生活质量。

（江　泓）

第十一章 神经肌肉
接头和肌肉疾病

第一节 重症肌无力

重症肌无力（myasthenia gravis，MG）是乙酰胆碱受体抗体（AchR-Ab）介导的一种神经-肌肉接头处传递障碍的自身免疫性疾病。临床上以部分或全身骨骼肌波动性无力为特征，肌无力症状活动后加重、休息后减轻、晨轻暮重。为了便于治疗和预后判断，常采用 Osserman 临床分型：Ⅰ型：眼肌型，仅眼肌受累；ⅡA型：轻度全身型，进展缓慢，无危象，可合并眼肌受累，对药物敏感；ⅡB型：中度全身型，骨骼肌和延髓肌严重受累，但无危象，药物敏感性欠佳；Ⅲ型：重症急进型，症状危重，进展迅速，在数周至数月内达高峰，胸腺瘤高发，可发生呼吸危象，药效差，常需气管切开或辅助呼吸，死亡率高；Ⅳ型：迟发重症型，症状同Ⅲ型，但多从Ⅰ型发展为ⅡA型、ⅡB型，经 2 年以上的进展期逐渐发展而来。MG 是神经内科常见病，因常出现呼吸困难又属神经内科急症，其治疗和抢救备受临床医生重视。MG 的诊断主要依据波动性肌无力、抗胆碱酯酶药物的良好反应、神经重复频率电刺激出现的低频和高频均递减和高浓度的抗乙酰胆碱受体抗体（AChR-Ab）等。需鉴别的疾病主要包括 Lambert-Eaton 综合征、眼咽型肌营养不良、进行性延髓麻痹、线粒体脑肌病中的慢性进行性眼外肌麻痹、脂质沉积性肌病、神经症、甲状腺功能亢进性肌病等和肉毒杆菌中毒、有机磷农药中毒、蛇咬伤引起的神经-肌肉传递障碍。

【相关药物】

1. 溴吡斯的明（Pyridostigmine Bromide，吡啶斯的明），溴化新斯的明（Neostigmine Bromide）

为抗胆碱酯酶药。通过抑制神经-肌肉接头间隙中的胆碱酯酶活性，使间隙中乙酰胆碱破坏减少，促进乙酰胆碱与乙酰胆碱受体结合，从而增强骨骼肌收缩。

2. 甲泼尼龙（Methylprednisolone，甲基强的松龙，甲强龙，泼尼松龙），泼尼松（Prednison，强的松）

为糖皮质激素类药物，通过抑制自身免疫反应起效。

3. 大剂量静脉免疫球蛋白（Massive dose intravenous immunoglobulins，IVIG，低 pH 静脉注射用人血丙种球蛋白，静脉大剂量 γ-球蛋白）。

445

治疗机制尚不完全清楚，可能与免疫抑制和免疫调节双重作用有关。

【选择原则】

1. 抗胆碱酯酶药

重症肌无力的治疗近年虽有很大发展（包括血浆置换、胸腺切除及免疫抑制剂），但仍是首选的治疗方法，一般在诊断确定后即可使用，甚至可以作为试验性治疗，以协助确立诊断。其中溴吡斯的明具有起效温和、平稳、作用时间较长（6～8 小时）、逐渐减效和不良反应较小等特点，且对延髓肌无力疗效较好，常为治疗首选。溴化新斯的明对肢体无力效果较好，口服约 15 分钟起效，30～60 分钟达高峰，持续 3～4 小时，其后迅速失效，为短效抗胆碱酯酶药，单独使用已较少，在进食前或特殊体力劳动前 15～30 分钟有时可临时口服，对某些病例可与溴吡斯的明合用，一般白天和晚上用溴吡斯的明而早晨用溴化新斯的明。

2. 肾上腺糖皮质激素

适用于各种类型重症肌无力，用药方法及疗程应根据患者具体情况而定。糖皮质激素用药方法：①甲泼尼龙冲击治疗：适用于住院危重病例，已用气管切开或呼吸机者；②泼尼松口服递减法：适用于住院危重病例；③泼尼松口服递增法。

3. 大剂量静脉免疫球蛋白

主要用于治疗各种重症肌无力危象或在胸腺

切除术的围术期使用。

【注意事项】

（一）抗胆碱酯酶药

1. 溴吡斯的明

片剂：60mg/片。

用法：常规剂量为 60mg，口服，每 6～8 小时 1 次。根据疗效，剂量可增减，每日 120～720mg，但一次量不宜超过 120mg，间隔时间不小于 2 小时。

2. 溴化新斯的明

片剂：15mg/片。

用法：每次用量和间隔时间因人而异，常用量每日22.5～180mg，分次服用。根据临床反应调整剂量，疲劳感觉较重的时段可给予较大剂量。

不良反应及注意点：

（1）毒蕈碱样副作用：包括腹痛、腹泻、恶心、呕吐、流涎、支气管分泌物增多、流泪、瞳孔缩小、出汗、心动过缓、血压下降等。严重者可因心搏骤停、血压骤降而致死亡。故在治疗过程中，一般不宜用 M 胆碱系拮抗剂（阿托品等），因为轻度毒蕈碱样副作用可能是严重副作用的先兆，应引起患者和医生警惕。

（2）烟碱样副作用：过量时表现为肌束震颤，严重者出现意识障碍。

（3）过量可能出现胆碱能危象：表现为肌无

力加重，伴肌束震颤、苍白、多汗、恶心、呕吐、流涎、腹绞痛和瞳孔缩小等。

（4）机械性肠道梗阻及尿路梗阻者禁用。心血管病患者慎用。

（二）糖皮质激素

1. 甲泼尼龙

针剂：500mg/支。

用法：主张大剂量冲击疗法。首剂甲泼尼龙1000mg 静脉滴注，每日 1 次，连用 3～5 日，随后地塞米松 10～20mg 静脉滴注，每日 1 次，连用 7～10 日。待症状稳定改善后，停地塞米松，改为泼尼松 60～80mg 隔日顿服。当症状基本消失后，逐渐减量至 5--15mg 长期维持至少 1 年以上。若病情波动，随时调整剂量。

2. 泼尼松

片剂：5mg/片。

用法：可用口服递减冲击疗法，开始口服泼尼松片每日 60～80mg，症状好转逐渐减至维持量（隔日5～15mg），通常 1 个月内改善，数月后达高峰。

不良反应及注意点：

（1）包括 Cushing 综合征、高血压、糖尿病、胃溃疡、白内障、胃肠道反应、电解质紊乱、伤口愈合不良、骨质疏松、戒断综合征、诱发感染和加重感染等。为减轻副作用，糖皮质激素口服主张整日剂量清晨一次顿服，并同时常规补钾、补钙、服用胃黏膜保护剂。

（2）在用药第 1 周，约 10% 患者可能出现短暂严重的肌无力加重，甚至出现呼吸麻痹，故患者最初用药时应住院治疗。

（3）糖皮质激素疗效可能逐渐出现或出现较晚。

（4）减量时注意避免过早、过快、过大。

（5）全身性真菌感染和已知对甲泼尼龙过敏者禁用。

（6）儿童、糖尿病患者、高血压患者、有精神病史者、有明显感染者慎用。

（7）孕妇及肝功能不全者不宜使用泼尼松，可考虑用甲泼尼龙。

（8）甲泼尼龙注射液在紫外线和荧光下易分解破坏，故应避光。

（三）大剂量静脉免疫球蛋白

注射液：5g/瓶，2.5g/瓶。

用法：常规每日 0.4g/kg 静脉滴注，连续 5 日为一疗程。

不良反应及注意点：

（1）个别患者输注时可出现头痛、心慌、恶心、感冒样症状，输注全程要定时观察，必要时可减慢或暂停输注。个别患者输注结束后可出现上述反应，一般 24 小时内均自行恢复。

（2）本品专供静脉注射，应严格单独输注，禁止与其他药物混合。

（3）2～8℃避光保存及运输，严禁冰冻。

（4）有严重酸碱代谢紊乱的患者慎用。

（5）对人免疫球蛋白过敏或有其他严重过敏者禁用。

（6）有 IgA 选择性缺乏者禁用，因为严重的 IgA 缺乏者使用后可发生重症过敏反应，故实施免疫球蛋白治疗前必要时应检查 IgA 浓度，尤其是那些可能有免疫功能不全的患者。

（7）多数患者于注射后第 10～15 日病情开始明显好转，作用可持续约 60 日。

【建议】

1. 以下患者可考虑胸腺切除术：伴胸腺肥大和高 AChR 抗体效价者；伴胸腺瘤者；年轻女性全身型 MG 者；对抗胆碱酯酶药治疗反应不满意者。约 70％术后症状缓解或治愈。对于不适于胸腺切除者，可考虑胸腺放射治疗。

2. 血浆置换用于重症肌无力病情急骤恶化或肌无力危象患者可暂时改善症状，或胸腺切除术前处理，避免术后呼吸危象。疗效持续数日或数月。该法相对比较安全，但费用昂贵。

3. 对糖皮质激素疗效不佳，不能耐受或存在禁忌证者可试用或合用免疫抑制剂，其中硫唑嘌呤（Azathioprine）常用，需注意骨髓抑制和易感染等不良反应。

4. 对重症肌无力危象，在进行药物治疗的同时，必须进行 ICU 监护，必要时行气管切开，呼吸机辅助呼吸；积极治疗潜在的疾病或诱因，如感染。

5. 应避免使用吗啡和镇静剂等呼吸抑制剂，避免使用肌肉松弛剂（箭毒和D-筒箭毒）、去极化药物（十甲季胺、丁二酰胆碱）、氨基糖苷类抗生素（链霉素、卡那霉素、庆大霉素等）、膜稳定剂（乙内酰脲类、奎宁、奎宁丁、普鲁卡因胺）、β受体阻滞剂、乙酰胆碱产生和释放抑制剂等影响神经-肌肉传递功能的药物。

6. 避免过劳、感冒和情绪过于波动。

7. 灌肠可能致重症肌无力患者猝死，其机制不详，因此应尽量避免灌肠。

（蒲传强）

43

第二节 周期性瘫痪

周期性瘫痪（periodic paralysis）是以反复发作的骨骼肌弛缓性瘫痪为特征的一组离子通道病，发作时常伴血钾水平异常，发作间歇期肌力正常。根据发作时血钾水平，可分为低钾型、高钾型和正常钾型3种类型，其中低钾型最常见。

低钾型周期性瘫痪是女性外显率较低的常染色体显性遗传性钙通道病，男女比率为3∶1～4∶1，我国多为散发，饱餐和剧烈运动后休息最易诱发，其他诱因包括酗酒、过劳、寒冷、感染、创伤、情绪激动、焦虑和月经，以及注射胰岛素、肾上腺素、皮质类固醇或大量输入葡萄糖等。高钾型周期性瘫痪为常染色体显性遗传的钠通道病，多在10岁前发病，临床上少见，基本上限于北欧国家，饥饿、寒冷、剧烈运动和摄入钾可诱发。正常钾型周期性瘫痪又称钠反应性正常钾性周期性瘫痪，也为钠通道病，常染色体显性遗传或遗传方式未定，多在 10 岁前发病，临床上罕见，发作时间较上述两型长，通常在 10 日以上。本型患者常极度嗜盐，限制食盐摄入或补钾可诱发。诊断低钾型周期性瘫痪常需排除原发性醛固酮增多症、肾小管中毒、应用噻嗪类利尿剂和皮质类固醇等引起的反复低血钾。高钾型周期性瘫痪应与醛固酮缺乏症、肾功能不全、肾上腺皮质功能低下和过量服用氨苯蝶啶、螺内酯等引起的高血钾性瘫痪相鉴别。

【相关药物】

1. 低钾型周期性瘫痪

（1）10％氯化钾或 10％枸橼酸钾（10％ Potassium Chloride，10％ KCl；10％ Potassium Citrate）

为钾离子补充剂。

（2）乙酰唑胺（Acetazolamide，醋氮酰胺）

为碳酸酐酶抑制剂，使器官和组织中形成的 HCO_3^- 和 H^+ 减少。在低钾型周期性瘫痪的作用机制不明，可能与该药诱导的轻度代谢性酸中毒有关。

（3）螺内酯（Spironolactone）

为醛固酮竞争性拮抗剂，作用于远端肾小管。增加氯化钠和水的排泄，减少钾离子和氢离子的排泄。

2. 高钾型周期性瘫痪

（1）10％葡萄糖酸钙（10％ Calcium Gluconate）

为钙离子补充剂，与钾离子相拮抗，具有降低血钾作用。

（2）胰岛素（Insulin）

具有促进细胞内糖原的合成和血钾向细胞内转移的作用。

3. 正常钾型周期性瘫痪

（1）生理盐水（Normal Saline，0.9％ NaCl）

具有补充钠离子的作用。

（2）10％葡萄糖酸钙（10％ Calcium Gluconate）

为钙离子补充剂，具有降低血钾作用。

（3）乙酰唑胺（Acetazolamide，醋氮酰胺）

为碳酸酐酶抑制剂，在正常钾型周期性瘫痪的作用机制不明。

【选择原则】

1. 低钾型周期性瘫痪

发作时首选 10％氯化钾或 10％枸橼酸钾口服。发作频繁者，发作间期可长期口服钾盐，口服乙酰唑胺或螺内酯预防发作。

2. 高钾型周期性瘫痪

严重发作可用 10％葡萄糖酸钙静脉注射或

葡萄糖加胰岛素静脉滴注，也可用呋塞米排钾。

3. 正常钾型周期性瘫痪

发作时首选大量生理盐水静脉滴注，10%葡萄糖酸钙静脉注射也有效。预防发作可在间歇期给予氟氢可的松和乙酰唑胺。

【注意事项】

（一）低钾型周期性瘫痪

1. 10%氯化钾或 10%枸橼酸钾

口服液：120ml/瓶。

用法：低钾型周期性瘫痪发作时 40～50ml顿服，24 小时内再分次口服，总量为 10g。如仍不愈，可继续每日 30～60ml 口服，直到好转。

2. 乙酰唑胺

片剂：250mg/片。

用法：每次 250mg，口服，每日 1～4 次。

3. 螺内酯

片剂：20mg/片。

用法：每次 200mg，口服，每日 1～2 次。

（二）高钾型周期性瘫痪

1. 10%葡萄糖酸钙

针剂：10ml/支。

用法：每次 10～20ml，静脉注射。

2. 胰岛素

针剂：400u/支。

用法：10%葡萄糖 500ml 加胰岛素 10～20u静脉滴注。

（三）正常钾型周期性瘫痪

1. 生理盐水

注射液：500ml/瓶。

用法：1000～2000ml 静脉滴注。

2.10％葡萄糖酸钙

针剂：10ml/支。

用法：10～20ml 静脉注射。

3. 乙酰唑胺

针剂：250mg/片。

用法：每次 250mg 口服，每日 2 次～每周 2 次。

不良反应及注意点：

（1）10％氯化钾和 10％枸橼酸钾的主要副作用是胃肠反应，严重者可诱发频繁呕吐。

（2）乙酰唑胺的副作用主要有疲劳、头痛、头晕、恶心、腹泻、耳鸣、听力减退、胆汁淤积性黄疸、粒细胞减少、再生障碍性贫血、肾结石、高血氨性酸中毒。肝性昏迷、肾衰竭、肾上腺皮质功能不全、代谢性酸中毒、肺源性心脏病、肾结石、痛风、妊娠期妇女禁用乙酰唑胺。

（3）螺内酯的主要副作用有嗜睡、意识混乱、斑丘疹、红斑、恶心呕吐、高钾血症。老年人、肝肾功能不全者、低钠血症者、乳房增大或月经失调、存在高钾血症和酸中毒危险患者、糖尿病患者慎用螺内酯。

【建议】

1. 低钾型周期性瘫痪患者平时应少食多餐，限制钠盐摄入，采用高钾低钠饮食，避免过饱、受寒、酗酒和过劳等。甲状腺功能亢进性周期性瘫痪应积极进行甲状腺功能亢进治疗。

2. 高钾型周期性瘫痪大部分患者发作时症状轻，不需要特殊治疗。为预防发作可给予高碳水化合物饮食，勿饥饿、过度劳累，避免寒冷刺激。

3. 正常钾型周期性瘫痪患者平时应高碳水化合物低钾饮食，避免疲劳、重体力活动，避免寒冷条件下长时间活动。

（蒲传强）

第三节　多发性肌炎

多发性肌炎（polymyositis，PM）是多种病因导致的以骨骼肌间质性炎症浸润和肌纤维变性、坏死为特征的临床综合征，为炎性肌病中最常见类型。如同时累及皮肤称为皮肌炎。其具体病因不明，目前主要认为是细胞免疫介导的自身免疫障碍，尚与遗传、病毒感染、癌症等因素相关。主要临床表现为亚急性或慢性起病的四肢近端肌无力和肌萎缩，严重者因呼吸肌受累出现呼吸困难，常伴肌痛和触痛，绝大多数血清磷酸激酶显著升高，肌电图表现以肌源性损害为主，肌肉活检通常显示肌纤维变性、坏死、再生，肌间质炎性细胞浸润。需鉴别诊断的疾病包括包涵体肌炎、代谢性肌病和肌营养不良等。由于多发性肌炎使用皮质类固醇治疗多数有效，且需长期治疗，因此其诊治备受临床医生关注。

【相关药物】

1. 甲泼尼龙（Methylprednisolone，甲基强的松龙，甲强龙，泼尼松龙），泼尼松（Prednisone，强的松）

为糖皮质激素类药物，通过抑制自身免疫反应起效。

2. 甲氨蝶呤（Methiotrexate，MTX，甲氨蝶呤），环磷酰胺（Cyclophosphamide，CTX），环孢素A（Ciclosporin A，环孢素），硫唑嘌呤（Azathioprine）

为免疫抑制剂，也是通过抑制自身免疫反应起效。

【选择原则】

1. 糖皮质激素是多发性肌炎患者的首选药物，常选用泼尼松大剂量递减疗法；急性或重症患者首选甲泼尼龙大剂量冲击治疗，之后再行泼尼松大剂量递减疗法。

2. 当大剂量糖皮质激素治疗6～8周后无效时可考虑为糖皮质激素无效，此时可加用免疫抑制剂。首选甲氨蝶呤，其次为硫唑嘌呤、环磷酰胺、环孢素 A、他克莫司等。环磷酰胺对皮肌炎治疗有效，但对治疗多发性肌炎效果较差。环孢素 A 在难治性病例中可能有效，但价格昂贵。对于免疫抑制剂疗效仍欠佳者，可考虑选用生物制剂（如利妥昔单抗等）或 IVIG。

【注意事项】

（一）糖皮质激素

1. 甲泼尼龙

针剂：500mg/支。

用法：采用大剂量冲击疗法，1000mg 稀释后静脉滴注，2 小时内滴完，每日 1 次，连用 3～5 日，之后逐渐加量，改口服泼尼松。

2. 泼尼松

片剂：5mg/片。

用法：采取大剂量递减疗法，开始以大剂量，成人每日 60～80mg，青少年每日 2mg/kg，治疗 6～8 周病情好转后可逐渐减量，一般每4～8 周减量 2.5～5mg，最后达到维持量维持 1～2 年，大多数主张在第 1 年的维持量为每日 10～15mg，第 2 年可少于每日 10mg，50%～70%的患者可改为隔日疗法，总疗程一般需 2～3 年。

不良反应及注意点：

（1）不良反应包括 Cushing 综合征、高血压、糖尿病、胃溃疡、白内障、胃肠道反应、电解质紊乱、伤口愈合不良、骨质疏松、戒断综合征、诱发感染和加重感染等。为减轻副作用，糖皮质激素口服主张整日剂量清晨一次顿服，并同时常规补钾、补钙、服用胃黏膜保护剂。

（2）糖皮质激素治疗期间，应定期进行肌力检查和血清肌酶测定，以便制定下一步用药方案。有效的患者，在肌无力缓解之前出现肌酶水平下降；复发的患者，在肌无力发生之前即出现肌酶水平升高。如肌酶水平保持大致正常，而肌无力进行性加重，应高度怀疑合并类固醇肌病。

（3）减量时注意避免过早、过快、过大。

（4）全身性真菌感染和已知对甲泼尼龙过敏者禁用。

（5）儿童、糖尿病患者、高血压患者、有精神病史者、有明显感染者慎用。

（6）孕妇及肝功能不全者不宜使用泼尼松，可考虑用甲泼尼龙。

（7）甲泼尼龙注射液在紫外线和荧光下易分解破坏，故应避光。

（二）免疫抑制剂

1. 甲氨蝶呤

片剂：2.5mg/片，5mg/片，10mg/片。

用法：初始剂量为每周5～10mg，分3次口服，之后每周增加2.5mg，使总剂量达到每周20mg。

2. 环磷酰胺

片剂：50mg/片。

用法：常用剂量为每日2～3mg/kg。

3. 环孢素A

胶囊：25mg/粒。

用法：每日 4～5mg/kg，分 2 次服用。

4. 硫唑嘌呤

片剂：25mg/片，50mg/片。

用法：初始剂量为每日 50mg，数周内缓慢增加，维持量为每日 2～3mg/kg。

不良反应及注意点：详见多发性硬化。

【建议】

1. 对重症患者急性治疗可试用大剂量免疫球蛋白静脉滴注，每日 0.4g/kg，连用 5 日，可每月 1 次，4 个月为一疗程。

2. 血浆置换疗法日前认为对多发性肌炎患者无效。

3. 难治性多发性肌炎可试用放疗或淋巴结照射，以抑制 T 细胞免疫活性。

4. 支持治疗包括适当休息、高蛋白及高维生素饮食、适当活动和理疗等。重症卧床患者可床上肢体被动活动，以防关节挛缩及失用性肌萎缩。恢复期患者尤应加强康复治疗和对症治疗。

（蒲传强）

第四节　肌强直性肌病

肌强直（myotonia）是肌肉高度兴奋的一种状态。1952 年 Landau 首先描述了肌强直，表现为骨骼肌收缩后不能立即放松，电刺激、机械刺激时肌肉兴奋性增高，重复骨骼肌收缩或重复电刺激后骨骼肌松弛，症状消失；寒冷环境中强直加重，温暖后减轻；肌电图呈连续的高频后放电现象。肌强直性肌病主要包括强直性肌营养不良症、先天性肌强直、先天性副肌强直和钾恶化性肌强直。强直性肌营养不良症（myotonic dystrophy，MD）又称 Steiner 病，为常染色体显性遗传病，分为两型。MD 1 型与染色体 19q13.3 上 *DMPK* 基因的 CTG 三核苷酸重复序列扩增有关，患病率为（3～5）/10 万，临床表现为肌强直、肌萎缩、肌无力，伴有晶状体、皮肤、心脏、内分泌和生殖系统等多系统损害。MD 2 型与染色体 3q21.3 上 *ZNF9* 基因的 CCTG 四核苷酸重复序列扩增有关，表现为肌强直、近端为主的肌无力和白内障，症状不如 MD 1 型严重。先天性肌强直（myotonic congenita）又称 Thomsen 病，为常染色体显性遗传病，由染色体 7q35 氯通道基因突变所致，患病率（0.3～0.6）/10 万。临床表现为肌强直和肌肥大，无肌萎缩、肌无力。先天性副肌强直症（paramyotonia congenita）又名 Eulenburg 病，为常染色体显性遗传病，致病基因为染色体 17q23 上编码骨骼肌钠通道 α 亚单位的基因 *SCN4A*，突出表现为寒冷时诱发的肌强直和全身肌无力，转入温暖环境后症状立即改善。随年龄增长可逐步好转。钾恶化性肌强直也为 *SCN4A* 的突变所致，表现为严重而持久的肌强直或波动性肌肉僵硬，食用含钾丰富的食物可诱发肌强直，但无肌无力。

【相关药物】

1. 卡马西平（Carbamazepine，酰胺咪嗪，氨甲酰苯，痛痉宁，叉癫宁，卡巴米嗪，得理多，TEGRETOL）

为钠离子通道阻滞剂，临床用于抗癫痫，治疗外周神经痛，如三叉神经痛、舌咽神经痛等，治疗神经源性尿崩症，预防或治疗躁狂抑郁症，也具有抗心律失常作用；可用于改善肌强直的症状。

2. 苯妥英钠（Phenytoin sodium，大仓丁，二苯乙内酰脲，Diphenylhydantoin，DILANTIN）

为钠离子通道阻滞剂，临床用于抗癫痫，抗心律失常，治疗三叉神经痛及坐骨神经痛、发作性舞蹈手足徐动症、发作性控制障碍、隐性营养不良性大疱性表皮松解，也可治疗肌强直。

3. 普鲁卡因胺（Procainamide，普鲁卡因酰胺）

为钠离子通道阻滞剂，属Ⅰa类抗心律失常药，临床用于治疗阵发性心动过速、频发期前收缩、心房颤动和心房扑动，亦可用于治疗肌强直。

4. 美西律（Mexiletine，慢心律，脉律定，脉舒律，MEXITIL，K-1173）

为钠离子通道阻滞剂，属于Ⅰb类抗心律失

45

常药，具有抗心律失常、抗惊厥及局部麻醉作用。临床用于治疗急慢性室性心律失常，如室性期前收缩、室性心动过速、心室颤动及洋地黄毒苷中毒引起的心律失常；也可用于治疗肌强直。

5. 乙酰唑胺（Acetazolamide，醋氮酰胺，醋唑磺胺，DIAMOX）

为碳酸酐酶抑制剂，临床用于治疗青光眼、心脏性水肿、脑水肿、癫痫小发作，亦用于治疗肌强直。

【选择原则】

1. 无论何种类型的肌强直性肌病均可应用卡马西平、苯妥英钠、普鲁卡因胺、美西律及乙酰唑胺口服治疗，此类药物能促进钠泵活动，降低膜内钠离子浓度以提高静息电位，改善肌强直状态。

2. 肌强直性肌营养不良和先天性肌强直是由氯离子通道异常引起的，目前没有开放氯离子通道的药物，因此应用钠离子通道阻滞剂卡马西平、苯妥英钠、普鲁卡因胺及美西律改善运动迟缓症状。碳酸酐酶抑制剂乙酰唑胺可能通过激活骨骼肌的氯离子通道而改善肌强直症状。

3. 先天性副肌强直为钠离子通道异常引起的，天气寒冷时应用卡马西平、苯妥英钠、普鲁卡因胺、美西律或者乙酰唑胺改善症状，天气温暖时无须用药治疗。

45

【注意事项】

1. 卡马西平

片剂：100mg/片，200mg/片，400mg/片。

缓释片：200mg/片，400mg/片。

咀嚼片：100mg/片，200mg/片。

胶囊剂：200mg/粒。

糖浆：20mg/ml。

栓剂：125mg/粒，250mg/粒。

用法：每次 100～200mg，口服，每日 3～4 次。

不良反应及注意点：详见三叉神经痛章节。

2. 苯妥英钠

片剂：50mg/片，100mg/片。

针剂：100mg/支，250mg/支

用法：每次 100mg，口服，每日 3 次。

不良反应及注意点：详见三叉神经痛章节。

3. 普鲁卡因胺

片剂：0.125g/片，0.25g/片。

针剂：0.1g/支，0.2g/支，0.5g/支，1g/支。

用法：每次 0.5～1.0g，口服，每日 3 次。

不良反应及注意点：

（1）常见的不良反应：①心血管：剂量过大可产生心脏停搏、室内传导阻滞、室性期前收缩、多形性室性心动过速及室性颤动等；②胃肠道反应：大剂量较易引起厌食、恶心、呕吐、腹泻、口苦、肝大、转氨酶升高等。

(2) 少见的不良反应：①神经精神障碍：少数人可有头晕、幻视、幻听、抑郁等精神症状；②血液系统损害：溶血性或再生不良性贫血、粒细胞减少、嗜酸性细胞增多、血小板减少及骨髓肉芽肿，血浆凝血酶原时间及部分凝血活酶时间延长；③肝肾：偶可产生肉芽肿性肝炎、肾病综合征；④肌病：偶可出现进行性肌病及 Sjögren 综合征。

(3) 过敏反应：少数人可有荨麻疹、瘙痒、血管神经性水肿、斑丘疹；长期服药者可发生红斑狼疮样综合征，如发热、寒战、关节痛、皮肤损害、腹痛等。

(4) 下列情况应慎用：①过敏患者，尤以对普鲁卡因及有关药物过敏者；②支气管哮喘；③肝功能或肾功能障碍；④低血压；⑤心脏收缩功能明显降低者。

(5) 下列情况应禁用：①病态窦房结综合征（除非已安装起搏器）；②Ⅱ或Ⅲ度房室传导阻滞（除非已安装起搏器）；③对本品过敏者；④红斑狼疮（包括有既往史者）；⑤低钾血症；⑥重症肌无力。

4. 美西律

片剂：50mg/片，100mg/片，250mg/片。

胶囊剂：50mg/粒，100mg/粒，400mg/粒。

针剂：100mg/支。

用法：每次 75～150mg，每日 3 次。

不良反应及注意点：

45

（1）不良反应：可有恶心、呕吐、嗜睡、心动过缓、低血压、震颤、头晕、眩晕等。大剂量可引起低血压、心动过缓、传导阻滞等。

（2）下列情况应慎用：①室内传导阻滞；②严重窦性心动过缓；③严重充血性心力衰竭或低血压；④严重肝或肾功能障碍，肝血流量减低；⑤癫痫。

（3）下列情况应禁用：①心源性休克；②Ⅱ或Ⅲ度房室传导阻滞及双束支阻滞（已安装起搏器除外）。

5. 乙酰唑胺

片剂：0.25g/片。

针剂：0.5g/支。

用法：0.25g/次，口服，每日2～3次。

不良反应及注意点：详见周期性瘫痪。

【建议】

1. 目前对肌强直性肌病尚无有效的治疗方法，仅能对症治疗，药物的治疗可以改善症状，但是对于整个疾病的进展无修饰作用。

2. 对于肌无力的治疗尚缺乏有效的药物，康复治疗对保持肌肉功能有益；合并其他系统症状者应予对症治疗。

3. 患者应注意保暖，避免寒冷，可进行温水浴、按摩及适当的体育锻炼，剧烈活动后先放松，然后再休息，对肌无力和肌强直有预防作用。

4. 钾恶化性肌强直适宜低钾饮食。

5. 本病属于良性，但病期较长，须耐心治疗。

（张宝荣）

第五节　线粒体肌病及线粒体脑肌病

线粒体肌病与脑肌病系指一组因线粒体DNA 或核 DNA 缺陷导致线粒体代谢障碍、ATP 生成不足而引起的多系统疾病。如以骨骼肌受侵为主称为线粒体肌病（mitochondrial myopathy），如同时侵犯中枢神经系统则称为线粒体脑肌病（mitochondrial encephalomyopathy）。自从 Luft（1962 年）报道第 1 例线粒体肌病患者，并经生化证实本病为氧化磷酸化脱耦联所致以来，此类疾病才逐渐被认为是一组独立的疾病实体。线粒体肌病可分为原发性和继发性。临床上以骨骼肌极度不能耐受疲劳为主要特征，表现为轻微活动后即感疲乏，休息后好转，常伴有肌肉酸痛及压痛。肌肉酶组织化学染色显示破碎红纤维（RRF）。线粒体脑肌病主要包括：①慢性进行性眼外肌瘫痪（CPEO）；②Kearns Sayre 综合征（KSS）；③线粒体肌病伴高乳酸血症和卒中样发作（MELAS）综合征；④肌阵挛性癫痫伴肌肉破碎红纤维（MERRF）综合征。

1. 慢性进行性眼外肌瘫痪（CPEO）

多在儿童期起病，首发症状为上睑下垂，缓

慢进展为全眼外肌瘫痪，眼球运动障碍，因两侧的眼外肌对称受累，复视并不常见，部分患者可有咽部肌肉和四肢肌肉无力。

2. Kearns Sayre综合征（KSS）

20岁前起病，以 CPEO、视网膜色素变性为特征。常伴有心脏传导阻滞、小脑性共济失调、脑脊液蛋白增高、神经性耳聋和智能减退等。病情进展较快，多在20岁前死于心脏病。

3. 线粒体肌病伴高乳酸血症和卒中样发作（MELAS）综合征

青少年期发病，也可至中老年发病，临床表现为突发卒中样表现，如偏瘫、偏盲或皮质盲、反复癫痫发作、偏头痛和呕吐等，病情逐渐进展。多伴有身材矮小和神经性耳聋。发作时 CT 和 MRI 可见沿脑回分布的皮质和皮质下"层状坏死"，血和脑脊液乳酸含量增高。

4. 肌阵挛性癫痫伴肌肉破碎红纤维（MER-RF）综合征

多在儿童期发病，主要特征为肌阵挛性癫痫发作、小脑性共济失调和四肢近端无力，有的家系伴发多发性对称性脂肪瘤。肌肉活检提示有 RRF。

【相关药物】

1. 三磷腺苷（Adenosine Triphosphate，三磷酸腺苷，腺三磷，ATRIPHOS，ATP）

三磷腺苷是一种辅酶，为核苷酸衍生物，参

与体内脂肪、蛋白质、糖、核酸以及核苷酸的代谢。当体内吸收、分泌、肌肉收缩及进行生化合成反应等需要能量时，三磷腺苷即分解成二磷腺苷及磷酸基，同时释放出能量。适用于因细胞损伤后细胞酶减退引起的疾病。临床上主要用于治疗心力衰竭、心肌炎、心肌梗死、冠状动脉硬化、心绞痛、快速型室上性心律失常、脑动脉硬化、急性脊髓灰质炎、进行性肌萎缩、肝炎、肾炎、视疲劳、眼肌麻痹、视网膜出血、中心性视网膜炎、视神经炎、视神经萎缩等。亦用于治疗线粒体肌病和线粒体脑肌病。

2. 辅酶 A（Coenzyme A，CoA）

辅酶 A 是体内乙酰化反应的辅酶，参与三羧酸循环、肝糖原积存、乙酰胆碱合成、降低胆固醇含量、调节血脂含量等，对糖、脂肪及蛋白质的代谢起重要作用。主要用于白细胞减少症、原发性血小板减少性紫癜、功能性低热、线粒体肌病和脑肌病等疾病的治疗。对脂肪肝、肝性脑病、急慢性肝炎、冠状动脉硬化、慢性动脉炎、心肌梗死、慢性肾功能减退引起的肾病综合征、尿毒症等，可作为辅助治疗药。

3. 辅酶 Q_{10}（Coenzyme Q_{10}，泛癸利酮，癸烯醌，Ubiquinone，Ubidecarenone，CoQ_{10}）

辅酶 Q_{10} 是生物体内广泛存在的脂溶性醌类化合物，在呼吸链中质子移位及电子传递中起重要作用，是细胞呼吸和细胞代谢的激活剂，也是重要的抗氧化剂和非特异性免疫增强剂，具有促

46

进氧化磷酸化反应和保护生物膜结构完整性的功能。主要药理作用有：①抗冠心病作用，可减轻急性缺血时的心肌收缩力减弱、磷酸肌酸与三磷腺苷含量减少，保持缺血心肌细胞线粒体的形态结构，对缺血心肌有一定保护作用；②抗心力衰竭作用，增加心输出量，降低外周阻力，还能抑制醛固酮的合成与分泌，阻断其对肾小管的效应；③抗心律失常作用；④降压作用，使外周血管阻力下降，并有抗醛固酮作用。此外，还有抗阿霉素的心脏毒性作用及保肝等作用。

本品可作为充血性心力衰竭、冠心病、高血压、心律不齐的辅助治疗药物，亦适用于原发性和继发性醛固酮增多症、颈部外伤后遗症、脑血管障碍、出血性休克及肝炎等。辅酶 Q_{10} 能增加机体 ATP 的产生，亦可用于治疗线粒体肌病和线粒体脑肌病。

4. 维生素 B_1（Vitamin B_1，硫胺，维生素乙 1，Thiamine）

维生素 B_1 在体内与焦磷酸结合成辅酶酸，参与糖代谢中丙酮酸和 α 酮戊二酸的氧化脱羧反应，是糖类代谢所必需；作为呼吸链的底物，可以促进 NADH 的产生，降低乳酸和丙酮酸的含量。本品主要用于维生素 B_1 缺乏的预防和治疗，如脚气病或 Wernicke 脑病；亦用于周围神经炎、消化不良等的辅助治疗，全胃肠道外营养或摄入不足引起的营养不良时维生素 B_1 的补充；还可用于改善遗传性酶缺陷病的症状，如亚急性坏死性脑脊髓病、支链氨基酸病、乳酸性酸中毒、间歇性小脑共济失调，线粒体肌病及线粒体脑肌病。

5. 维生素 B_2（Vitamin B_2，核黄素，乳黄素，维生素乙 2，Riboflavin，Vitamin G）

维生素 B_2 是体内黄酶类辅基的组成部分（黄酶在生物氧化还原中发挥递氢作用），是黄素单磷和黄素腺嘌呤二核苷酸的前体，后者分别是复合物Ⅰ和复合物Ⅱ的辅因子。本品主要用于：①防治口角炎、唇干裂、舌炎、阴囊炎、角膜血管化、结膜炎、脂溢性皮炎等维生素 B_2 缺乏症；②全胃肠道外营养及因摄入不足所致营养不良、进行性体重下降时应补充维生素 B_2；③改善线粒体肌病及线粒体脑肌病的症状。

6. 左卡尼汀（Levocarnitine，L-carnitine，左旋肉毒碱）

左卡尼汀是肌肉细胞尤其是心肌细胞的主要能量来源，其主要功能是促进脂类代谢。在缺氧、缺血时，脂酰辅酶 A 堆积，ATP 水平下降，细胞膜和亚细胞膜通透性升高，堆积的脂酰辅酶 A 可致膜结构改变，膜相崩解而导致细胞死亡。足够量的游离卡尼汀可使堆积的脂酰辅酶 A 进入线粒体内，减少其对腺嘌呤核苷酸转位酶的抑制，使氧化磷酸化得以顺利进行。卡尼汀还能增加 NADH 细胞色素 C 还原酶、细胞色素氧化酶的活性，加速 ATP 的产生。本品主要用于防治左卡尼汀缺乏，尤其是尿毒症终末期慢性维持性

46

血透继发的左卡尼汀缺乏症；也可用于改善线粒体肌病和线粒体脑肌病的症状。

【选择原则】

1. 目前治疗方法主要是建立代谢旁路，增加机体 ATP 的产生。此类药物包括 ATP、辅酶 A、辅酶 Q_{10}、B 族维生素及左卡尼汀等。

2. ATP 80～120mg，辅酶 A 100～200u 静脉滴注，每日 1 次，持续 10～20 日，症状缓解以后改为 ATP 40mg 口服。

3. 辅酶 Q_{10} 和大剂量 B 族维生素可使血乳酸和丙酮酸水平降低，用于治疗线粒体病的 B 族维生素包括维生素 B_1 和维生素 B_2。

4. 左卡尼汀可以促进脂类代谢、改善能量代谢，成人 1～3g/d，分 2～3 次口服，儿童50～100mg/(kg·d)，每日最大剂量不超过 3g。

【注意事项】

1. 三磷腺苷
片剂：20mg/片。
针剂：20mg/支。
用法：每次 80～120mg，静脉滴注，每日 1 次；或者每次 40mg，口服，每日 3 次。
不良反应及注意点：详见多发性神经病章节。

2. 辅酶 A
针剂：50u/支，100u/支。

用法：静脉滴注：每次 50～100u，每日 1～2 次或隔日 1 次，临用前用 0.9% 的氯化钠注射液或 5% 葡萄糖注射液 500ml 溶解后静脉滴注。肌内注射：每次 50～100u，每日 1 次，临用前用氯化钠注射液 2ml 溶解后注射。

不良反应及注意点：

（1）急性心肌梗死患者禁用。

（2）对本品过敏者禁用。

3. 辅酶 Q_{10}

片剂：5mg/片。

胶囊剂：5mg/粒，10mg/粒，15mg/粒。

用法：每次 10～15mg，口服，每日 3 次，连续服用 6 个月。

不良反应及注意点：

（1）可出现胃部不适、食欲减退、恶心、腹泻。

（2）偶见皮疹及一过性心悸。

（3）对本品过敏者禁用。

4. 维生素 B_1

片剂：5mg/片，10mg/片。

针剂：10mg/支，25mg/支，50mg/支，100mg/支。

用法：大剂量的维生素 B_1 口服，可达到每日 300mg。

不良反应及注意点：详见多发性神经病章节。

5. 维生素 B_2

片剂：5mg/片，10mg/片。

46

针剂：1mg/支，5mg/支，10mg/支。

用法：每日 100mg 口服。

不良反应及注意点：详见多发性神经病章节。

6. 左卡尼汀

溶液剂：1g/支，2g/支

针剂：0.5g/支，1g/支，2g/支

用法：①成人：每日 1～3g，分 2～3 次口服；②儿童：按体重，50～100mg/kg，每日最大剂量不超过 3g。

不良反应及注意点：

（1）不良反应：偶有口干、胃肠道轻度不适，停药后可自行消失。

（2）用胰岛素或口服降糖药物治疗的糖尿病患者，由于改善葡萄糖的利用，在服用本品时，可能引起低血糖现象。

（3）对本品过敏者禁用。

【建议】

1. 线粒体肌病和线粒体脑肌病的治疗可以从 3 个方面进行：建立代谢旁路、肌细胞移植和基因治疗，但后两者至今仅见极少数个案报道。

2. 有偏瘫和肌无力的患者，应该重视功能锻炼；但过度的体育锻炼可以促使无氧酵解，加重酸中毒，因此体育锻炼应当适度。

3. 线粒体病卒中的治疗应用常规的抗血小板、抗凝和溶栓疗法无效，因为病因不是血管缺血，而是局部 ATP 的缺乏。

4. 丙酮酸羧化酶缺失的患者推荐高蛋白、高碳水化合物和低脂肪饮食。

（张宝荣）

第十二章　自主神经疾病

第一节　雷　诺　病

雷诺病是因四肢末端小血管痉挛性或功能性闭塞而引起的局部缺血现象。多认为由于血管交感神经功能紊乱而引起。多见于青年女性。常因寒冷刺激或情绪激动等因素影响而发病，以阵发性四肢末端（手指为主）对称的间歇发白与发绀和潮红的改变，伴有指（趾）疼痛。一般以上肢较重，偶见于下肢。如找到病因的称继发性雷诺现象，可见于风湿性疾病、硬皮病、类风湿关节炎、皮肌炎等。治疗原则主要是对症处理，以改善肢端微循环为主，要注意保暖、防寒、戒烟、避免精神紧张或创伤，以减少或终止发作。

【相关药物】

1. 硝苯地平（Nifedipine，拜心同，心痛定）

为钙通道拮抗剂，通过降低肌细胞膜上钙离子贮存部位的贮钙能力或与钙结合能力，使动作电位形成和平滑肌收缩受阻，能扩张周围血管，可使指端血管痉挛的发作次数明显减少，个别患者发作可完全消失。临床研究表明可明显改善

476

中、重度雷诺综合征的临床症状。

2. **盐酸地尔硫䓬**（Diltiazem Hydrochloride，艾克朗，恬尔心，合心爽，合贝爽）

为钙通道拮抗剂，可以使血管平滑肌松弛，周围血管阻力下降，扩张周围血管。

3. **草酸萘呋胺**（Nafronyl Oxalate，克拉瑞啶）

本品为5-羟色胺（5-HT）受体拮抗剂，是一种外周血管扩张药，具有较轻的周围血管扩张作用，可缩短发作持续时间及减轻疼痛。可选择性地拮抗位于血管平滑肌细胞上5-HT_2受体，对抗5-HT及缓激肽等物质释放，因此具有缓解疼痛和抵抗血管痉挛的作用。还可抑制肾上腺素、ADP及5-HT介导的血小板聚集，增强红细胞变形性，降低血液黏滞度，防止血管痉挛，改善微循环。经过长期的实践研究证明，对外周或脑等组织局部缺血，本品能扩张血管，改善器官灌注，具有恢复病理状态下血供的作用，但对正常区域的血流量无作用。因其不作用于肾上腺受体，不影响血压，可保证重要生命器官的血液供应。

4. **烟酸肌醇酯**（Inositol Nicotinate，烟肌酯，Hexanicotol，Hexanicit，Hexopal）

本品为温和的周围血管扩张剂，在体内逐渐水解为烟酸和肌醇，故具有烟酸和肌醇二者的药理作用，具降脂作用。其血管扩张作用较烟酸缓和而持久，没有服用烟酸后的潮红和胃部不适等

47

副作用。本品可选择性地使病变部位和受寒冷刺激的敏感部位的血管扩张，而对正常血管的扩张作用则较弱。此外有溶解血栓、抗凝、抗脂肪肝、降低毛细血管脆性等作用。本品可用于高脂血症、动脉粥样硬化、各种末梢血管障碍性疾病（如闭塞性动脉硬化症，肢端动脉痉挛症、冻伤、血管性偏头痛等）的辅助治疗。可缩短肢端动脉痉挛发作持续时间及减少发作次数。

5. 盐酸妥拉唑林（Tolazoline Hydrochloride，妥拉苏林，Priscoline）

为短效 α 肾上腺素受体阻滞剂，本药通过阻断 α 肾上腺素受体以及直接舒张血管而起到血管扩张作用，能使周围血管舒张而降低血压，但降压作用不稳定。临床上主要用于血管痉挛性疾病，如肢端动脉痉挛症、手足发绀、闭塞性血栓静脉炎等。本药有拟胆碱作用，可使胃肠道平滑肌兴奋，促进唾液和胆汁分泌；也有组胺样作用，可引起胃酸分泌增加，皮肤潮红等。

6. 甲基多巴（Methyldopa，Aldomet，Dopamet）

其作用主要是抑制交感神经中枢内去甲肾上腺素的生成。多巴经芳香氨基酸脱羧酶的作用分解为多巴胺，再经 β 羟化酶的作用合成去甲肾上腺素。甲基多巴为芳香氨酸脱羧酶抑制剂，能竞争性阻滞去甲肾上腺素合成过程中多巴向多巴胺转化的脱羧作用，阻止去甲肾上腺素的合成，属于中枢性交感神经抑制药。

7. 前列地尔（Alprostadil，Prostaglandin E1，PGE$_1$，Caverject，前列腺素 E$_1$，凯时，凯威捷）

前列地尔是人体各组织细胞均能合成的具有调节细胞功能作用的物质，作用广，活性强。直接作用于血管平滑肌，扩张血管提高血流量，改善末梢循环，可抑制血小板聚集和血栓素 A$_2$ 生成，防止血栓的形成，保护血小板，延长细胞寿命。具有较强的血管扩张和抗血小板聚集作用。1973 年 Cardson 首次将 PGE$_1$ 用于治疗周围血管疾病。目前认为，PGE$_1$ 对周围血管疾病引起的休息时疼痛、坏疽、溃疡以及促使截肢术后皮瓣愈合有效。对难治者或手指感染坏疽的雷诺综合征疗效满意。

8. 复方丹参（compound Salvia Miltiorrhiza lnjection）、丹红注射液、毛冬青（Pubescent Holly Root）等中成药治疗

主要作用有清除自由基、改善血液流变性，具有活血化瘀、理气止痛、活血通经的功效。

9. 通心络

是由人参、水蛭、赤芍等组成的中药复方制剂，其功能为益气、活血、通络止痛。可用于治疗雷诺病等四肢血管病。

【选择原则】

1. 钙通道拮抗剂为目前最常用的首选药物。

2. 草酸萘呋胺、烟酸肌醇酯、盐酸妥拉唑

林、甲基多巴等血管扩张剂类的药物，长期以来一直作为治疗用药的主要选择，对病情较重的患者疗效较差，对原发性者疗效较好，其中甲基多巴可用于痉挛明显或踝部水肿者。

3. 前列腺素制剂对难治者疗效较好，但因需静脉用药且不稳定，应用受到限制，目前作为治疗的次选。

【注意事项】

1. 硝苯地平

片剂/胶囊：5mg，10mg/片。

用法：每次 20mg，口服，每日 3 次，疗程 2 周～3 个月。

缓释片：10mg/片，20mg/片。

用法：每次 10～20mg，口服，每日 1～2 次。

控释片：30mg/片，60mg/片。

用法：每次 30mg，口服，每日 1 次。

不良反应及注意点：

（1）常见的不良反应是面部发红、发热、头痛、踝部水肿、心动过速等。可使用缓释剂以减轻不良反应。

（2）对钙离子拮抗剂过敏者、不稳定型心绞痛者、严重主动脉狭窄患者、低血压者禁用。

（3）若因不良反应不能使用硝苯地平缓释剂时，可用氨氯地平。

2. 地尔硫䓬

片剂：30mg/片。

用法：每次 30～60mg，餐前服用，每日 3～4 次，自小量开始，逐渐增量，连用 2 周。最大量每日 360mg。

缓释片：30mg/片，60mg/片，90mg/片。

用法：每次 90～120mg，口服，每日 1～2 次。

针剂：10mg/支，50mg/支。

用法：每次 0.1～0.25mg/kg，静脉注射，2～3 分钟内注完。15 分钟后可重复，也可按体重每分钟 5～15μg/kg 静脉滴注。

不良反应及注意点：

（1）不良反应轻，可有皮疹、头痛、头晕、皮肤潮红、窦性心动过缓、房室传导阻滞、低血压、足肿、胃肠不适等，偶见谷丙转氨酶（ALT）、碱性磷酸酶（AKP）增高。

（2）病窦综合征、严重房室传导阻滞、心房颤动、心房扑动伴预激综合征、低血压、对本品过敏者、孕妇及哺乳期妇女忌用。

（3）停药时应逐渐减量，不能突然停药，以避免发生高血压反跳、心绞痛。

3. 草酸萘呋胺

胶囊剂：100mg/粒。

用法：每次 0.2g，口服，每日 3 次，疗程 1～3 个月。

注射剂：40mg/支。

用法：每次 160mg，加入 250～500ml 生理

盐水中，静脉滴注，每日 1～2 次；或每次 40～80mg，肌内注射，每日 1～2 次。一日极量为600mg，10 日为一疗程。

不良反应及注意点：

（1）克拉瑞啶按推荐剂量服用，一般耐受性良好，偶见恶心、上腹部疼痛和皮疹。

（2）一旦大剂量误用，可引起心脏传导阻滞及惊厥。口服过量应洗胃，惊厥可用地西泮治疗，心脏传导阻滞可注射异丙肾上腺素或电起搏处理。

（3）房室传导阻滞的患者禁用。

（4）由于静脉内使用本药有较严重的心脏毒性，且易导致血栓性静脉炎，因此国外已取消了本药的静脉制剂。

4. 烟酸肌醇酯

片剂：0.2g/片。

用法：每次 0.2～0.6g，口服，每日 3 次，连续服用 1～3 个月。服药 3 个月后疗效才明显。

不良反应及注意点：

（1）服药后可有轻度恶心、发汗、瘙痒感等反应。

（2）胃酸缺乏者应同时服用稀盐酸或柠檬汁以减少不良反应。

（3）对本品或其他烟酸类药物过敏者禁用。活动性肝病、不明原因转氨酶升高等肝功能异常者禁用。活动性溃疡病、有出血倾向者禁用。

（4）烟酸可从乳汁中分泌，有可能造成乳儿不良反应，应考虑停药或停止哺乳。

（5）老年患者肝、肾功能减退，服用本品应谨慎，应监测肝、肾功能，调整用药剂量。

（6）如发生药物过量，应针对中毒症状采取相应支持疗法。

5. 盐酸妥拉唑林

片剂：25mg/片。

用法：每次 25～50mg，饭后口服，每日 3次。局部疼痛剧烈或形成溃疡的，用药后无不良反应可加至每次 50～100mg，每日 2～4 次。

针剂：1ml:25mg。

用法：每次 25～100mg，肌内注射，每日 1次。

不良反应及注意点：

（1）副作用较多，常见有胃肠道出血、低氯性碱中毒（继发于胃的高分泌状态）、急性肾功能不全、血小板减少、直立性低血压、心动过速等。较少见为皮肤潮红、寒冷感、反射性心动过速、恶心、上腹部疼痛、腹泻、增加竖毛活动而引起鸡皮现象等。

（2）曾有心律失常和心肌梗死的报道。

（3）动脉内注射可引起注射肢体有烧灼感。

（4）使用本药前服用抗酸药可预防胃肠道出血。

（5）继发于胃的高分泌状态而致低氯性碱中毒时，应停用本药并补充氯化钾。

6. 甲基多巴

片剂：0.25g/片。

用法：每日剂量为 1～2g。从小剂量开始，成人每次 0.25g，口服，每日 2～3 次。每日最高不超过 2g，分 4 次口服。

不良反应及注意点：

（1）常见的副作用有嗜睡、眩晕、心动过缓，口干、腹胀、腹泻等。

（2）偶尔可致粒细胞减少及溶血性贫血。

（3）急性肝病和嗜铬细胞瘤患者禁用，肝、肾功能不全患者慎用。

（4）用药时需注意血压。

7. 前列地尔

针剂：20μg/支。

用法：每分钟 0.5～2μg/kg，静脉滴注，持续 6 小时，每日 1 次，3～5 日为一疗程。

不良反应及注意点：

（1）有头痛、食欲减退、腹泻、低血压、心动过速；针刺部位局部肿胀、疼痛、发红及发热等。

（2）妊娠期及哺乳期妇女禁用。

（3）药液必须新鲜配制。

8. 复方丹参

成人口服给药：片剂，一次 3 片，一日 3 次。丸剂，一次 5 丸，一日 3 次，疗程 4 周。滴丸，一次 10 丸，一日 3 次，疗程 4 周。软胶囊，一次 3 粒，一日 3 次。颗粒，冲服，一次 6～10g，一日 3～5 次。口服液，一次 10ml，一日

3 次。

舌下给药：滴丸，含服，剂量同口服给药。

吸入给药：一次喷 3～5 下，一日 3 次。

针剂：2ml：3g。

用法：10～20ml 加入 5％～10％葡萄糖注射液 100～500ml 内，静脉滴注。也可加入 50％葡萄糖溶液 20ml 中，静脉推注，一次 4ml。肌内注射，每次 2ml，每日 1～2 次。一般以 2～4 周为一疗程。

不良反应及注意点：

（1）复方丹参注射液临床应用很少出现不良反应，偶有静脉滴注引起过敏反应。

（2）不宜与抗癌药如环磷酰胺等合用，也不宜与细胞色素 C 配伍使用。

9. 毛冬青

针剂：制剂规格不一，用法各异，一般采用毛冬青根二层皮或毛冬青叶提取的有效成分，每毫升含毛冬青根二层皮 1g 或毛冬青叶 3g。

用法：每次 2～4ml，加 10％葡萄糖液 20ml，静脉推注，每日 1 次，30 日为一疗程，间隔 7～10 日后再进行第 2 个疗程；或动脉推注，每次 2～4ml，加 10％葡萄糖液 20ml，隔日 1 次，共注射 5～10 次；也可行肌内注射，每次 2～4ml，每日 1～2 次，30 日为一疗程。

片剂：0.1g/片。

用法：每次 4～5 片，口服，每日 3 次。

不良反应及注意点：

47

（1）未发现严重副作用。

（2）少数病例显示凝血时间和凝血酶原时间延长，部分有出血倾向，如流鼻血、齿龈渗血、皮肤出现淤斑、淤点，月经量增多、大便潜血等。

（3）口服毛冬青后部分病例感到胃胀、食欲不振、口干、恶心呕吐、大便干燥或稀薄等。

（4）孕妇禁用。

10. 通心络

胶囊：0.38g/粒。

用法：每次 2～4 粒，口服，每日 3 次，4周为一疗程。

不良反应及注意点：不良反应少，有少数出现上腹不适，轻微恶心，可自行缓解。

【建议】

1. 在保暖、戒烟、避免诱因（精神紧张、情绪激动）等一般治疗无效，血管痉挛发作影响患者日常生活或工作，以及出现指（趾）营养性病变时应考虑药物治疗。

2. 严重坏疽继发感染者，应配合抗生素治疗。

3. 对有雷诺现象的患者，查找到原发病者，则重点放在原发基础疾病的治疗上。

4. 极罕见的情况下，重症病例可考虑做交感神经切除术。

（胡 波）

第二节 红斑性肢痛症

红斑性肢痛症（erythermalgia，EMA）为一种少见的阵发性血管扩张性疾病。其特征为皮肤潮红、肿胀，产生剧烈灼热痛，皮肤温度增高和发红，尤以足底、足趾为甚，手部较少见。环境温度增高时，则灼痛加剧。红斑性肢痛症病因未明，可能是由于中枢神经、自主神经紊乱，使末梢血管运动功能失调，肢端小动脉极度扩张，造成局部血管功能障碍。由于应用 5-羟色胺拮抗剂治疗本病获得良效，因而认为本症可能是一种末梢性 5-羟色胺被激活的疾病；亦有人认为本症是前列腺素代谢障碍性疾病，其皮肤潮红、灼热及阿司匹林治疗有效，皆可能与之相关。营养不良与严寒气候均是主要的诱因。红斑性肢痛症分为红斑性肢痛（erythromelalgia，EMA）或称血小板增高的红斑性肢痛（erythromelalgia in thrombocythemia）、原发性红热痛（primary erythermalgia，PETA）和继发性红热痛（secondary erythermalgia，SETA）3 种不同临床实体。该病原发性多见，继发性可发生于骨髓增殖异常、高血压病、静脉功能不全、糖尿病、系统性红斑狼疮、类风湿关节炎、硬化萎缩性苔藓、痛风、脊髓病变和多发性硬化等患者。

【相关药物】

1. 阿司匹林（Aspirin，乙酰水杨酸，Acetylsalicy Acid）

属于解热镇痛抗炎药，解热镇痛作用温和确实，其镇痛作用主要是通过抑制前列腺素及其他能使痛觉对机械性或化学性刺激敏感的物质（如缓激肽、组胺）的合成而发挥镇痛作用，属于外周性镇痛药，但不能排除中枢镇痛（可能作用于下视丘）的可能性。

2. 文拉法辛（Venlafaxine，万拉法新，Effexor）

为苯乙胺类化合物，是新型 5-羟色胺、去甲肾上腺素再吸收抑制药物。低剂量时主要抑制 5-羟色胺的再摄取，高剂量时对去甲肾上腺素的重摄取抑制占主导地位。

3. 前列腺素

参见雷诺病章节。

4. 尼莫地平（Nimodipine，尼莫同）

一种 Ca^{2+} 通道阻滞剂。正常情况下，平滑肌的收缩依赖于 Ca^{2+} 进入细胞内，引起跨膜电流的去极化。尼莫地平通过有效地阻止 Ca^{2+} 进入细胞内，抑制平滑肌收缩，达到解除血管痉挛之目的。

5. 普萘洛尔（Propranolol）

属于非选择性肾上腺素 β 受体阻滞剂，既可抑制心脏收缩力和收缩速度，而减慢心率；同时又通过抑制血管平滑肌的 β_2 受体，从而使周围血管收缩，血流量减少而减轻症状。近些年来，国内外都有报道普萘洛尔治疗原发性红斑肢痛症取得较好效果，如与利血平、氯丙嗪合用，疗效更好。

6. 加巴喷丁（Gabapentin）

为人工合成的 γ-氨基丁酸（GABA）衍生物，有报道某些难治性患者联合使用加巴喷丁与米索前列醇或丙米嗪获得极大的缓解。研究均显示，用加巴喷丁可治疗神经性疼痛综合征。加巴喷丁是一种新的抗惊厥药物，它对突触后背角神经元依赖电压的 Ca^{2+} 通道电流具有独特的作用，因此，加巴喷丁可以中断导致神经性疼痛的整个过程，而不只是其中的一个环节。20 世纪 90 年代美国 Warner Lanbert 公司首先开发成功，于 1993 年首次在英国上市。我国于 2004 年仿制成功，国家药监局正式批准生产，现其已成为世界上第一个被批准用于治疗所有神经性疼痛疾病的药物。

7. 氯硝西泮（Clonazepam，Clonopin，氯硝安定，氯硝基安定，氯安定）

为苯二氮䓬类药物，该药作用于中枢神经系统的苯二氮䓬受体（BZR），加强中枢抑制性神经递质 GABA 与 GABAA 受体的结合，促进氯离子通道开放，细胞过极化，增强 GABA 能神经元所介导的突触抑制，使神经元的兴奋性降低。

【选择原则】

应根据 EMA 不同分类进行治疗：

1. EMA 可用阿司匹林等治疗。

2. 对 PETA 的有效治疗可选择组胺及 5-羟色胺的拮抗剂或行局部神经阻滞。

3. 对于 SETA 应消除或干预其继发的原因或疾病，如药物所致者停药，高血压或糖尿病所致者应控制好原发病。

【注意事项】

1. 阿司匹林

缓释片剂：50mg/片。

用法：50～100mg，每日 1 次。

肠溶片剂：25mg/片，40mg/片。

用法：一般每日在 100mg 以下。

不良反应及注意点：详见第三章脑血管疾病。

2. 文拉法辛

片剂：25mg/片，37.5mg/片，50mg/片，75mg/片，100mg/片。

用法：每次 18.75～75mg，每日 2 次。

不良反应及注意点：

（1）常见副作用包括胃肠道不适、中枢神经系统异常、视觉异常、打哈欠、出汗和性功能异常。偶见无力、震颤、激动、腹泻、鼻炎。副作用在治疗初始阶段发生，随着治疗的进行，这些症状逐渐减轻。无明显的药物依赖性。

（2）有心脏病、高血压及甲状腺疾病、血液病患者应慎用本品，有躁狂史和癫痫的患者应慎用本品。癫痫发作应停用本品。

（3）用药期间避免饮酒。

（4）停药时应逐渐减小剂量，已应用本品6周或更长时间，应在2周内逐渐减量。

（5）动物研究表明，本品无任何致畸性，也无胚胎毒性，但妊娠期服用本品的安全性尚未确定。因此妊娠期或哺乳期妇女不宜服用。

（6）本品与单胺氧化酶抑制剂合用将产生严重的甚至是致命的副作用。使用单胺氧化酶抑制剂的患者需停药14日后方可使用本品，使用本品的患者需停药7日后方可使用单胺氧化酶抑制剂。

（7）本品与西咪替丁合用，可使文拉法辛清除率降低。本品对细胞色素 P_{450} Ⅱ D6 酶有弱的抑制作用，因此有和其他通过此酶代谢的药物发生相互作用的可能。

（8）三环类抗抑郁药与文法拉辛合用会竞争性抑制对方的代谢，增加三环类抗抑郁药的毒性（口干、镇静、尿潴留）和文法拉辛的毒性（嗜睡）。

3. 前列腺素

参见雷诺病章节。

4. 尼莫地平

片剂/胶囊：20mg/片（粒），30mg/片（粒）。

用法：每次 20mg，口服，每日 3 次，15 日为一疗程。

不良反应及注意点：

（1）最常见的不良反应有血压下降（血压下降的程度与药物剂量有关）、肝炎、皮肤刺痛、胃肠道出血及血小板减少。

（2）偶见一过性头晕、头痛、面潮红、呕吐、胃肠不适等。

（3）此外，口服尼莫地平以后，个别患者可发生碱性磷酸酶（ALP）、乳酸脱氢酶（LDH）的升高，血糖升高以及血小板数的升高。

（4）应避免与 β 受体阻滞剂或其他钙拮抗剂合用。

5. 普萘洛尔

片剂：10mg/片。

用法：每次 20～40mg，口服，每日 3 次，可使大部分患者疼痛减轻，部分停止发作。但有心源性休克、心脏传导阻滞、重度心力衰竭、支气管哮喘或慢性阻塞性肺疾病者禁用。

不良反应及注意点：

（1）心血管系统的不良反应有心力衰竭、外周血管痉挛、缓脉、低血压、心脏传导阻滞等。

（2）哮喘、鼻塞或流涕。

（3）头痛、疲倦多梦、失眠、神志模糊、精神抑郁等，偶见幻觉和抑郁症。

（4）偶尔恶心、呕吐、便秘、腹泻等，但不严重，很少影响用药。

（5）可诱发肌无力，重症肌无力患者及各种肌病患者慎用。

（6）少见的不良反应尚有皮疹、腹膜后纤维变性、血小板减少症、肌肉疲劳、过敏反应等，过量可引起中毒。

6. 加巴喷丁

胶囊：100mg/粒，300mg/粒，400mg/粒。

用法：第1次睡前服300mg。以后每日增加100mg，用量可以高达每日3600mg，上述剂量需分3次服用。

不良反应及注意点：

（1）较常见的副作用有嗜睡、头晕、共济失调、站立不稳、眼球震颤、疲劳感。较少见的有遗忘、忧郁、易激动及其他情绪和精神方面的改变。这些副作用常见于用药早期。只要从小剂量开始，缓慢地增加剂量，多数人能耐受。

（2）罕见粒细胞减少症，一般没有症状，偶有发热、咳嗽、下部背痛及排尿困难等。过量的症状为严重腹泻、复视、严重的头昏、嗜睡和严重构音障碍、口齿不清，严重者致死。

（3）儿童偶尔会急躁易怒，停药以后会消失。

（4）如换药或停药应逐渐减量，至少在 1 周内逐步进行。

（5）最好不与抗酸药合用。

7. 氯硝西泮

片剂：0.5mg/片，2mg/片。

用法：每次 1～3mg，每日 3 次。疗程应不超过 3～6 个月。

不良反应及注意点：

（1）常见的不良反应：嗜睡、头昏、共济失调、行为紊乱、异常兴奋、神经过敏易激惹（反常反应）、肌力减退。

（2）较少发生的不良反应：行为障碍、思维不能集中、易暴怒（儿童多见）、精神错乱、幻觉、精神抑郁；皮疹或过敏、咽痛、发热或出血异常、瘀斑或极度疲乏、乏力（血细胞减少）。

（3）需注意的不良反应：行动不灵活、行走不稳、嗜睡，开始严重，会逐渐消失；视力模糊、便秘、腹泻、眩晕或头晕、头痛、气管分泌增多、恶心、排尿障碍、语言不清。

（4）孕妇、妊娠期妇女禁用：在妊娠 3 个月内，本药有增加胎儿致畸的危险，妊娠后期用药影响新生儿中枢神经活动，分娩前及分娩时用药可导致新生儿肌张力较弱，因此孕妇应禁用；可分泌入乳汁，哺乳期妇女应禁用。

（5）儿童，尤其幼儿，长期应用有可能对躯体和神经发育有影响，应慎用；在新生儿可产生持续性中枢神经系统抑制，应禁用。

（6）老年人中枢神经系统对本品较敏感，用药易产生呼吸困难、低血压、心动过缓甚至心跳停止，应慎用。

（7）避免长期大量使用而成瘾，如长期使用应逐渐减量，不宜骤停。

【建议】

1. 寒冷季节，注意肢端保温，鞋袜保持干燥；长时间乘车、站立、步行时，宜及时更换姿势，定期下车活动，可预防或减少发作，或减轻症状。

2. 急性期应卧床休息，避免久站，可抬高患肢，局部宜行冷敷或冷水浸泡，避免过热及其他各种引起患部血管扩张的刺激。

3. 调节自主神经及维生素类药物，如谷维素、维生素 C、维生素 B_1 及维生素 B_{12} 等对症状缓解有益。

4. 对症治疗中亦可用卡马西平辅助止痛。

5. 可予糖皮质激素短期内应用或冲击治疗，有可能控制或减轻原发性红热痛的症状。

6. 某些青少年红斑肢痛症对阿司匹林无效，但对静脉用硝普钠的治疗十分敏感。

7. 局部神经阻滞治疗法，可选择踝上做环状封闭，或于骶部硬膜外封闭（骶管麻醉）或行腰交感神经节阻滞疗法，可用 0.25% 布比卡因

5ml加2%利多卡因10ml，加醋酸泼尼松龙注射液2ml，再加维生素B_{12} 200μg。

8. 少数患者各种治疗无效，采取交感神经切除术或局部神经切除术（如踝部的神经）可起到缓解或根除症状的作用。

（胡 波）

第十三章 神经系统疾病伴发的精神障碍

第一节 抑 郁

抑郁症是以心境低落为主要特征的一种精神障碍，伴有焦虑、激越、无价值感、自杀观念、意志减退、精神运动性迟滞和各种躯体症状和生理功能障碍。随着医学模式的转变，心理健康受到重视，临床发现很多神经系统疾病，除了其本身的症状和体征外，常会并发抑郁症状。研究发现，脑卒中后抑郁总体患病率为 31%，伴发抑郁可以增加患者患心脑血管病的危险性，使卒中患者主动康复的愿望降低，影响神经功能康复。情绪障碍是帕金森病重要的非运动症状，帕金森病患者抑郁障碍多达 40%～50%。癫痫患者抑郁障碍终身患病率为 13%，而且抑郁的严重程度与癫痫病程显著相关。抑郁是痴呆发生的风险因素之一，痴呆患者抑郁患病率可高达 80%。此外，多发性硬化、脑肿瘤、脑外伤患者也常伴有抑郁症状。抑郁症状严重影响神经系统疾病的预后。明确从躯体疾病中区分出抑郁障碍的症状和临床特点，并积极治疗，对患者的治疗和恢复具有重要意义。

目前抑郁症治疗的主要措施是药物治疗，早期规范的药物治疗可以取得良好的效果。传统的抗抑郁药物包括三环类（如阿米替林、盐酸丙咪嗪等）、四环类抗抑郁药（如米胺色林、马普替林等）和单胺氧化酶（MAO）抑制剂（如吗氯贝胺）。这些药物价格低廉，以前使用较广泛，但由于不良反应较大，同时新型抗抑郁药物的出现，现临床应用逐渐减少。新型抗抑郁药物常见的有选择性 5-羟色胺（5-HT）再摄取抑制剂（SSRIs，如氟西汀、帕罗西汀、舍曲林、氟伏沙明、西酞普兰和艾司西酞普兰），5-HT 和去甲肾上腺素（NE）再摄取抑制剂（SNRIs，如文拉法辛、度洛西汀），NE 和特异性 5-HT 能抗抑郁药（NaSSA，如米氮平）等。

【相关药物】

1. 舍曲林（Sertraline，左洛复，郁乐复）

为 SSRIs 类抗抑郁药，能高度选择性抑制突触前膜对 5-HT 的再摄取，对 NE 的再摄取影响很小。抗抑郁疗效与三环类相似，而抗胆碱能及心血管副反应则比三环类小得多，耐受性好。用于治疗各种类型的抑郁障碍，也可用于强迫症、焦虑症、社交恐惧症、惊恐障碍、慢性疲劳综合征、肠道激惹综合征的治疗。舍曲林因其对心血管副作用较小，适合于老年性抑郁患者使用。

2. 帕罗西汀（Paroxetine，赛乐特）

为 SSRIs 类抗抑郁药，适用于各型抑郁症，还可用于强迫症、恐惧症、惊恐发作、社交焦虑障碍等。该药物具有较强的抗焦虑作用，适合于合并焦虑的抑郁症患者。

3. 氟西汀（Fluoxetine，百忧解）

为 SSRIs 类抗抑郁药，适用于各型抑郁症，还可用于强迫症、恐惧症、惊恐发作、神经性贪食症。氟西汀对情绪低落患者较为适用。

4. 氟伏沙明（Fluvoxamine，兰释）

为 SSRIs 类抗抑郁药，适用于持久性抑郁症状及自杀风险大的患者，对其他类型的抑郁症也有效，此外还可治疗强迫症和心身性疾病。

5. 西酞普兰（Citalopram，喜普妙）

为 SSRIs 类抗抑郁药，主要用于抑郁性精神障碍（内源性及非内源性抑郁）、抑郁症及焦虑症的治疗。

6. 艾司西酞普兰（Escitalopram，来士普）

为 SSRIs 类抗抑郁药，主要用于抑郁症和焦虑症的治疗，对合并躯体症状较多的患者效果明显。

7. 文拉法辛（Venlafaxine，博乐欣，万拉法新）

为 SNRIs 类新型结构的抗抑郁药，通过抑制 5-HT 和 NE 的再摄取而发挥抗抑郁作用。同时对多巴胺的重摄取也有轻微抑制作用。用于治疗各种抑郁症，包括各种疾病伴发的抑郁状态、焦虑症、恐惧症、慢性疲劳综合征及慢性疼痛、失眠等。

8. 度洛西汀（Duloxetine，欣百达）

为 SNRIs 类新型结构的抗抑郁药，具有较强的抗抑郁效果，可用于治疗各种抑郁。较适合于重度抑郁、难治性抑郁以及合并躯体症状较为突出的焦虑患者。

9. 阿米替林（Amitriptyline，阿密替林）

为三环类抗抑郁药，能选择性地抑制中枢突触前膜对 NE、5-HT 的再摄取，具有抗抑郁和抗焦虑作用，较强的镇静、催眠作用及抗胆碱作用。适用于治疗各型抑郁症或抑郁状态，对更年期抑郁症、反应性抑郁症及神经官能症的抑郁状态均有效。亦可用于焦虑障碍的治疗。

10. 盐酸丙咪嗪（Imipramine Hydrochloride，丙咪嗪，托弗尼尔）

为三环类抗抑郁药（TCAs），丙咪嗪主要作用是能阻滞 NE 和 5-HT 的再摄取，增加突触间隙中 NE 和 5-HT 含量。具有较强的抗抑郁、抗胆碱能作用，镇静作用较弱。主要用于治疗各种抑郁症，尤以情感性障碍抑郁症疗效显著。

11. 米胺色林（Mianserin，咪色林，脱尔烦，米安舍林）

为四环类抗抑郁药，对突触前 α_2 肾上腺素受体有阻断作用，通过抑制负反馈而使突触前 NE 释放增多。除了具有抗抑郁作用外，还兼有镇静及抗焦虑作用。该药抗胆碱能副作用轻，也不产生明显的心血管系统反应。

12. 马普替林（Maprotiline，路滴美，马普替林，吗丙啶）

为四环类抗抑郁药，能阻止中枢神经突触前膜对 NE 的再摄取，从而达到抗抑郁的效果。有较强的抗抑郁、中度的抗胆碱及镇静安定作用。小剂量有轻度兴奋作用，表现为自发活动增多。对心血管影响很小。用于治疗各型（内因性、反应性及更年期）抑郁症。也可用于疾病或精神因素引起的焦虑、抑郁症（如产后抑郁、脑动脉硬化伴发抑郁、精神分裂症伴有抑郁）以及伴有抑郁、激越行为障碍的儿童及夜尿者。

13. 米氮平（Mirtazapine，瑞美隆）

为 NaSSA 类抗抑郁药，主要通过阻断突触前 α_2 肾上腺素受体增加 NE 的传导。它通过与中枢的 5-HT 受体（$5\text{-}HT_2$，$5\text{-}HT_3$）相互作用起调节 5-HT 的功能。米氮平的抗组胺受体（H_1）的特性起着镇静作用，适合于伴有失眠的抑郁症患者。该药有较好的耐受性，几乎无抗胆碱能作用，对心血管系统无影响。

14. 氟哌噻吨/美利曲辛（Flupentixil/Melitracen，黛力新）

该药为复方制剂，每片含 0.5mg 氟哌噻吨以及 10mg 美利曲辛，氟哌噻吨是一种抗精神病药物，小剂量具有抗焦虑和抗抑郁作用，美利曲辛是一种抗抑郁药，低剂量应用时具有兴奋性。因此，黛力新具有抗抑郁、抗焦虑作用，适用于轻、中度的抑郁症，尤其是心因性抑郁、躯体疾

49

病伴发抑郁或焦虑等症状。因该药起效快，能迅速缓解抑郁或焦虑伴发的躯体症状，目前在综合性医院使用较多，但不适合用于重度抑郁症的治疗。

15. 瑞波西汀（Reboxetine，久保乐，叶洛抒）

为第一个选择性 NE 再摄取抑制药（NRIs），该药抑制神经元突触前膜对 NE 再摄取，增强中枢神经系统 NE 功能而发挥抗抑郁作用，对 5-HT 或多巴胺（DA）再摄取没有明显效应，不抑制 MAO。对毒蕈碱、组胺或肾上腺素受体几乎无亲和作用。本品在改善某些社会功能方面优于氟西汀，但抗胆碱的副作用比氟西汀高。用于治疗抑郁症。

16. 圣·约翰草提取物（路优泰）

为一种天然药物，可同时抑制突触前膜对 NE、5-HT 和 DA 的重吸收，使突触间隙内 3 种神经递质的浓度增加。同时还有轻度抑制 MAO 和儿茶酚氧位甲基转移酶（COMT）的作用，从而抑制神经递质的过多破坏。对轻中度抑郁有良好疗效，同时能改善失眠及焦虑。由于该药为天然药物，不良反应轻，但需注意光敏反应。用于抑郁症、焦虑或烦躁不安。

【选择原则】

1. MAOI 类药物对抑郁有一定疗效，但由于其副作用较多，目前提出仅作为二线用药。

2. TCAs 类药物价格低廉，疗效肯定。但它对多种神经递质有不同作用，副反应可能使患者依从性下降，影响治疗。在使用过程中，尤其老年青光眼患者慎用；老年患者有引起尿潴留等副作用。

3. 新型抗抑郁药物如 SSRIs、SNRIs、NRIs 和 NaSSA 的疗效与 TCAs 类似，但有较高的受体选择性，副作用小，起效快，可改善患者的依从性，特别适用于老年抑郁症患者。目前已成为抑郁症治疗的一线药物。另外，与 TCAs 相比，SSRIs 的过量安全范围更广。该类药物的主要缺点是价格较高，在近年的应用过程中还发现一些特殊的不良反应，如 SSRIs 引起的性功能障碍，米氮平增加体重等。

4. 一般来说，抗抑郁剂从开始治疗至症状有一定程度的缓解，多在充分剂量治疗的 $1 \sim 2$ 周后。一部分疗效（即症状减少 $40\% \sim 50\%$）发生在第 $4 \sim 6$ 周，而且药物的充分治疗反应即症状完全或几乎完全缓解（恢复或缓解）通常是在第 $10 \sim 12$ 周。所有患者在缓解期后，可继续接受同种药物相同剂量治疗 $4 \sim 9$ 个月。对复发高危的患者，可提供长期维持治疗（预防治疗），通常指 5 年或更长的时间。

【注意事项】

1. 舍曲林
片剂：50mg/片，100mg/片。

用法：开始每日每次 50mg，早饭后服，每日1次。数周后增至每日 100～200mg。常用剂量为每日 50～100mg，最大剂量为每日 150～200mg（此量不得连续应用 8 周以上）。需长期应用者，需用最低有效量。

不良反应及注意点：

（1）可有胃肠道不适，如恶心、厌食、腹泻等。亦可出现头痛、不安、无力、嗜睡、失眠、头晕或震颤等。少见不良反应有过敏性皮疹及性功能减退。大剂量时可能诱发癫痫。突然停药可有撤药综合征，如失眠、焦虑、恶心、出汗、震颤、眩晕或感觉异常等。

（2）闭角型青光眼、癫痫病、严重心脏病患者慎用。肝肾功能不全者慎用或减少用量。孕妇、哺乳期妇女、儿童不宜使用。

（3）不宜与 MAOIs 合用。在停用 MAOIs 14 日内，不能服用本药；停用本药 14 日以上才能开始 MAOIs 的治疗。

（4）出现转向躁狂发作倾向时应立即停药。用药期间不宜饮酒、驾驶车辆、操作机械或高空作业。

2. 帕罗西汀

片剂：20mg/片，30mg/片。

用法：开始每日 10mg，早餐时顿服，如患者白天嗜睡可改在晚上服药。服用 2～3 周后根据患者的反应，每周以 10mg（半片）量递增。每日最大量可达 50mg。老年人不宜超过 40mg。

不良反应及注意点：详见头痛章节。

3. 氟西汀

片剂：10mg/片。

胶囊剂：10mg/粒，20mg/粒。

用法：开始每日 10～20mg，可渐增至每日 80mg，早晨服用为宜。

不良反应及注意点：详见头痛章节。

4. 氟伏沙明

片剂：50mg/片，100mg/片。

用法：口服，每日 50～200mg，分次服用。最大剂量为每日 300mg。用于预防抑郁症复发的推荐剂量为每日 100mg。

不良反应及注意点：

（1）恶心、呕吐、嗜睡、便秘、焦虑不安、厌食、震颤、运动减少、疲乏等。偶见一过性肝功能改变，停药后可恢复。

（2）服用 MAOIs 的患者禁用。孕妇、有不正常出血史者、服用影响血小板功能药物者、肝肾功能不全及癫痫患者慎用。

5. 西酞普兰

片剂：20mg/片。

用法：每日服用 1 次。开始剂量每日 20mg，如临床需要，可增加至每日 40mg 或最高剂量每日 60mg，超过 65 岁的患者剂量减半，即每日 10～30mg。

不良反应及注意点：同其他 SSRIs 类抗抑郁药物。

6. 艾司西酞普兰

片剂：5mg/片，10mg/片。

用法：起始剂量每日 1 次 10mg，1 周后可以增至每日 1 次 20mg，早晨或晚上口服。老年患者或肝功能不全者建议每日 1 次 10mg。

不良反应及注意点：同其他 SSRIs 类抗抑郁药物。

7. 文拉法辛

胶囊：25mg/粒，12.5mg/粒。

用法：口服，开始剂量为每日 75mg。根据病情和耐受性逐渐增至每日 75～200mg，分 2～3 次服用。增加的剂量达每日 75mg，至少应间隔 4 日。最高量为每日 375mg。有自杀倾向者应迅速加大剂量至每日 200mg 以上。

不良反应及注意点：详见红斑肢痛症章节。

8. 度洛西汀

片剂：20mg/片。

胶囊：30mg/片，60mg/片。

用法：口服，起始剂量为每日 40mg（每次 20mg，每日 2 次）至每日 60mg（每日 1 次，或每次 30mg，每日 2 次）。

不良反应及注意点：

（1）在治疗过程中患者可能出现焦虑、激越、惊恐发作、失眠、易怒、敌视、攻击、冲动、静坐不能（精神运动性不安）、轻躁狂、躁狂、行为异常改变、抑郁加重、轻生观念，尤其是在抗抑服药治疗早期和上调或下调剂量时。由于这些改变常突然发生，应告诫患者家属和照料者每天观察这些症状。尤其是当这些症状极其严重、突然发生或不是患者平时的症状表现时。对可能导致自杀观念和行为风险升高的这些症状需要密切监测，甚至可能改变治疗。

（2）禁止与 MAOIs 联用。

（3）未经治疗的闭角型青光眼患者应避免使用度洛西汀。

9. 阿米替林

片剂：25mg/片。

用法：初始剂量每次 25mg，然后根据病情和耐受情况增至每日 50～250mg，分次服用。最高量每日不超过 300mg，维持量每日 50～150mg。

不良反应及注意点：

（1）抗胆碱能反应，如多汗、口干、视物模糊、排尿困难、便秘等。心血管方面可有心动过速、直立性低血压、心电图改变。中枢神经系统不良反应可出现嗜睡、震颤、眩晕。可发生直立性低血压。偶见癫痫发作、骨髓抑制及中毒性肝损害等。

（2）严重心脏病、近期有心肌梗死发作史、癫痫、青光眼、尿潴留、甲状腺功能亢进、肝功能损害及对三环类药物过敏者禁用。6 岁以下儿童禁用。肝、肾功能严重不全、前列腺肥大、老年或心血管疾患者慎用。使用期间应监测心电图。孕妇慎用。哺乳期妇女使用期间应停止哺乳。

（3）不宜与MAOIs合用，应在停用MAOIs后14日，才能使用本品。

（4）不宜与抗胆碱能药合用。患者有转向躁狂倾向时应立即停药。用药期间不宜驾驶车辆、操作机械或高空作业。

10. 丙咪嗪

片剂：25mg/片。

用法：口服，成人常用量为开始一次25～50mg，每日2～4次，以后渐增至每日总量100～300mg。老年患者每日总量30～40mg，分次服用。须根据耐受情况调整用量。

不良反应及注意点：

（1）常见震颤、头晕、失眠、口干、心动过速、视力模糊、眩晕，有时出现定向障碍、记忆障碍、便秘、失眠、胃肠道反应、荨麻疹、心肌损害、直立性低血压，偶见白细胞减少。

（2）服药期间忌用升压药。高血压、动脉硬化、青光眼患者慎用。癫痫患者及孕妇忌用。

（3）用量较大及长期用药者宜做白细胞计数及肝功能检查。

11. 米胺色林

片剂：10mg/片，30mg/片，60mg/片。

用法：开始每日30mg，口服，根据临床反应可调整至每日30～90mg。维持量每日60mg。老年人开始剂量不宜超过30mg，增量宜缓慢。

不良反应及注意点：

（1）不良反应有口干、便秘、困倦，一般能耐受，长期使用可逐渐减少。偶见转氨酶一过性增高。少数老年人可能出现心电图 T 波改变和 ST 段降低。

（2）青光眼、排尿困难、脑部器质性病变、有癫痫史及未控制糖尿病患者慎用。躁狂者禁用。老年人、儿童、孕妇慎用。

（3）能加强乙醇对中枢神经的抑制作用。不能与可乐定、甲基多巴、胍乙啶、普萘洛尔合用，如需合用应严密监测血压。不宜与 MAOIs 合用，若要应用，须在 MAOIs 停用 2 周后方可使用。服药期间避免从事驾驶等危险工作。

12. 马普替林

片剂：10mg/片，25mg/片。

用法：开始每日 75mg，分 2～3 次服用，以后渐增至每日 150～225mg，分 2～3 次服用。维持量为每日 75～150mg。60 岁以上的老年患者开始每日 75mg，逐渐增至每日 150mg。

注射液：2ml：25mg。

用法：静脉滴注，每日 50～200mg，2 周为一疗程，尽可能改为口服。

不良反应及注意点：

（1）口干、便秘、眩晕、视力模糊等抗胆碱能症状较为常见，但较三环类抗抑郁药为轻，且多见于治疗初期，过后逐渐减轻；中枢神经系统不良反应可出现嗜睡、失眠或激动，用药早期可能增加患者自杀的危险性。少数患者偶见皮疹、心动过速或低血压。

（2）癫痫、尿潴留、近期有心肌梗死发作史者禁用。肝肾功能不全、青光眼、心血管疾病及前列腺肥大患者慎用。孕妇及哺乳期妇女慎用。老年或心血管患者使用较高剂量时，应注意心功能监测，定期做心电图检查，并应注意防止出现谵妄。

（3）不得与MAOIs合用，应在停用MAOIs后14日，才能使用本品。使用本品初期，对有自杀倾向的患者应密切监护。患者有转向躁狂倾向时应立即停药。

13. 米氮平

片剂：15mg/片，30mg/片，45mg/片。

用法：成人治疗起始剂量应为每日15mg，逐渐加大剂量至获最佳疗效，有效剂量通常为15～45mg。但若剂量增加2～4周后仍无作用，应停止使用该药。以睡前单次晚间给药为佳，也可以将日量均分，于早晚各一次给药。

不良反应及注意点：

（1）骨髓抑制通常表现为粒细胞减少或粒细胞缺乏，在多数抗抑郁剂治疗中都有报道。这种情况大多发生在治疗的4～6周，一般在终止治疗后会逆转。如果出现发热、咽喉痛、口腔炎或其他的感染体征类症状，应停止治疗，并进行血常规检查。

（2）前列腺增生、急性闭角型青光眼和眼内压增高、糖尿病、低血压、心脏疾病、癫痫和器质性脑综合征、肝肾功能不全患者慎用。如果出现黄疸，应停止治疗。孕妇、哺乳期妇女、儿童不宜使用。

（3）长期服用后突然停药有可能引起恶心、头疼及不适。

（4）避免从事需要保持较好注意力和机动性的操作活动。

14. 氟哌噻吨/美利曲辛

片剂：每片含氟哌噻吨 0.5mg，美利曲辛 10mg。

用法：常用剂量为每天 2 片，早晨、中午各 1 片，严重病例早晨剂量可以加至 2 片。

注意事项及副作用：

（1）常见副作用有口干、头昏、不安和失眠，长期使用可能出现锥体外系反应。

（2）大剂量使用突然撤药会引起撤药症状。

（3）禁与 MAOIs 类药物同时使用。

（4）伴有器质性脑损伤、惊厥抽搐、尿潴留、甲状腺功能亢进、帕金森综合征、重症肌无力、肝脏疾病晚期、心血管及其他循环系统疾病患者慎用。

（5）由于其兴奋特性，不推荐激越和过度活跃的患者服用本品。

（6）患有闭角型青光眼、前房变浅的患者，使用本品会刺激瞳孔扩大，导致青光眼急性发作。

15. 瑞波西汀

片剂：4mg/粒。

用法：口服，一次 1 粒，一日 2 次。2～3 周逐渐起效。用药 3～4 周后视需要可增至一日 3 粒，分 3 次服用。每日最大剂量不超过 12mg。

不良反应及注意点：

（1）口干、便秘、多汗、失眠、勃起困难、排尿困难、尿潴留、心率加快、静坐不能、眩晕或直立性低血压。

（2）妊娠、分娩、哺乳期妇女，肝、肾功能不全患者，有惊厥史者如癫痫患者，青光眼患者，前列腺增生引起的排尿困难者，血压过低（低血压）患者以及心脏病患者如近期发生心血管意外事件的患者禁用。老年患者慎用。

（3）本品停用 7 日以内不宜使用 MAOIs；停用 MAOIs 不足 2 周者，亦不宜使用本品。

16. 圣·约翰草提取物

片剂：300mg/片。

用法：口服，成人和 12 岁以上儿童，每次 300mg，每日 2～3 次，每日剂量不超过 1800mg，维持剂量为每日 300～600mg，疗程为 3～6 个月。

不良反应及注意点：

（1）可有胃肠道反应、头晕、疲劳、镇静、过敏反应（如皮肤红、肿、痒）。由于圣·约翰草提取物片可能引起皮肤对光的敏感性增加，故暴露在强阳光下可能出现类似晒伤的反应，特别是皮肤有过敏素质者较为明显。

（2）有光敏性皮肤的患者慎用。严重肝肾功能不全者慎用或减量。妊娠期和哺乳妇女慎用。12岁以下儿童禁用。

（3）可能使环孢素或香豆素类抗凝药（如华法林、苯丙羟基香豆素）治疗效果下降。在个别病例中，合用口服避孕药可导致患者皮下出血。在HIV（人免疫缺陷病毒）治疗期间，圣·约翰草提取物片应避免与茚地那韦（Indinavir）和其他蛋白酶抑制剂同时服用，因为圣·约翰草提取物片可能会降低蛋白酶抑制剂的血药浓度。

【建议】

1. 对抑郁障碍的治疗应规范化，针对原发疾病提供适当的药物，最终达到临床治愈和完全康复的目的。对于初次治疗的患者，原则上应采取单一药物治疗，若疗效不佳则可更换为其他抗抑郁药物或加用非抗抑郁药物、合并两种抗抑郁药或与心理治疗联合。定期评估患者的症状严重程度和功能改善情况，监测副反应和生活质量，有助于医师制定恰当的治疗方案。

2. 神经系统疾病的治疗推荐

痴呆患者对药物的抗胆碱作用（影响记忆力和注意力）尤其敏感，应接受抗胆碱作用小的药物治疗，如氟西汀、舍曲林等。卒中后抑郁可选用舍曲林、西酞普兰等SSRIs类药物。SSRIs、TCAs等多种抗抑郁药有降低惊厥发作阈值、诱发癫痫的作用，应避免用于不稳定的癫痫发作患者。帕金森病一般选用舍曲林、艾司西酞普兰及文拉法辛等治疗抑郁症状，较多证据表明 TCAs 和 SNRIs 能有效预防偏头痛。

（汪　凯）

第二节　焦　虑

焦虑障碍是指以广泛和持续性焦虑或反复发作的惊恐不安为主要特征，常伴有头晕、胸闷、心悸、呼吸急促、口干、尿频、尿急、出汗、震颤等自主神经症状和运动性紧张，临床分为广泛性焦虑和惊恐障碍两种主要形式。患者的焦虑情绪并非由实际威胁或危险所引起，或其紧张不安与恐慌程度与现实处境很不相称。女性患病率明显高于男性。多数的焦虑症是继发的，如躯体疾病或社会心理应激。因此治疗时应尽可能去除原发因素。研究发现很多神经系统疾病，在疾病初期和恢复期均伴有明显的情绪障碍，特别是焦虑障碍，而神经系统疾病继发的情绪障碍也已经被越来越多的神经内科医师重视。但目前对于焦虑的病理生理机制至今尚未完全阐明。由于焦虑患者常常伴有交感神经兴奋症状，因此被认为可能与肾上腺素功能异常有关。药物治疗对该病有明显疗效，但心理治疗亦有减轻焦虑的作用，一般应在药物控制焦虑的基础上适当配合心理治疗。常用的药物包括三环类药物、苯二氮䓬类以及新一代抗焦虑药物等。

【相关药物】

1. 苯二氮䓬类抗焦虑药物

又称为安定类药物，此类药物常用的有阿普唑仑、劳拉西泮、氯硝西泮等。此类药物起效快，抗焦虑效果明显，具有一定的镇静作用，大剂量使用有轻度的肌松作用和呼吸抑制，长期使用有一定的成瘾性。目前多与 SSRIs 或 SNRIs 早期联合使用。

（1）阿普唑仑（Alprazolam，佳乐定）

用于治疗焦虑症、抑郁症、失眠。可作为抗惊恐药。具有一定的镇静作用，适用于焦虑伴有睡眠障碍患者。

（2）劳拉西泮（Lorazepam，氯羟安定）

适用于焦虑障碍的治疗或用于缓解焦虑症状及与抑郁症状相关的焦虑的短期治疗。

2. SSRIs 或 SNRIs 抗焦虑药物

此两类新型抗抑郁药物，大多具有较强的抗焦虑作用，副作用小，能改善焦虑及躯体症状，目前使用广泛，包括艾司西酞普兰、帕罗西汀、舍曲林、度洛西汀、文拉法辛。详见本章第一节。

3. 丁螺环酮（Buspirone，布斯派隆）

非苯二氮䓬类新型抗焦虑药物，对 5-HT$_{1A}$ 的受体有选择性亲和力，对 5-HT$_{2A}$ 受体亲和力较弱，对 DA 受体亦有一定的亲和力，可以阻断突触前膜 DA 受体，对 DA 突触后膜受体的作用如何，目前尚不清楚，具有抗焦虑和抗抑郁作用。

4. 三环类抗焦虑药物

三环类抗抑郁药物，同时具有抗焦虑作用，目前使用较少，常用的有阿米替林及多塞平。详见本章第一节。

5. 氟哌噻吨/美利曲辛（黛力新）

氟哌噻吨/美利曲辛因同时具有抗焦虑、抗抑郁和兴奋特性，适用于轻、中度的焦虑及伴发抑郁患者。

【选择原则】

1. 苯二氮䓬类抗焦虑药物具有起效快，同时改善失眠症状，但由于长期使用可能出现戒断症状，目前一般用于焦虑治疗早期与新型抗焦虑药联合使用，待症状改善，逐渐停用苯二氮䓬类药物。

2. 丁螺环酮口服吸收良好，大部分在肝脏代谢半衰期为2～11小时。常规剂量下没有明显的镇静、催眠作用，长期服用也无明显的依赖性。主要用于广泛性焦虑，还可用于伴有焦虑症状的强迫症、乙醇依赖以及抑郁症，对惊恐发作疗效不如三环类抗抑郁药。与其他镇静药物、乙醇没有明显的相互作用。

3. 多塞平为三环类药物，口服吸收良好，代谢迅速，半衰期为8～12小时，适用于广泛性焦虑、抑郁症、慢性乙醇中毒性精神病。抗焦虑作用多在 1 周内显效，而抗抑郁作用约 7～10 日或更长时间显效。

4. 目前新型抗焦虑药物疗效确切，副作用小，应作为抗焦虑的首选药物。

【注意事项】

1. 阿普唑仑

片剂：0.4mg/片。

用法：用于治疗焦虑的剂量为每日 0.4～2.4mg，可于睡前使用，如白天症状明显患者可每日分 3 次使用。该药一般在焦虑治疗的早期联合 SSRIs 或 SNRIs 使用，待症状缓解逐渐停用该药。

不良反应及注意点：

（1）常见不良反应有倦乏、头晕、口干、恶心、便秘、视力模糊、精神不集中等。

（2）久用后停药有戒断症状，应避免长期使用。

（3）合并有重症肌无力患者慎用。

（4）严重慢性阻塞性肺部疾病者，可加重呼吸衰竭；外科或长期卧床患者，咳嗽反射可受到抑制。

（5）肾功能损害者，可延长消除期。

2. 劳拉西泮

片剂：0.5mg/片，1mg/片，2mg/片。

焦虑症：用于治疗焦虑的剂量为每日 2～6mg，分 2～4 次口服。

不良反应及注意点：见阿普唑仑。

3. 艾司西酞普兰、帕罗西汀、舍曲林、西酞普兰、文拉法辛、度洛西汀等，详见本章第一节。

4. 丁螺环酮

片剂：5mg/片，10mg/片。

用法：每次 20～60mg，口服，每日 1 次或分次服用，成人初始剂量为每次 5mg，每日 3 次，此后逐渐增量，老年人一般不超过每日 15mg。

不良反应及注意点：

（1）无嗜睡副反应。少数患者出现眩晕、头痛、头晕、腹泻、出汗、胃肠功能紊乱等，服药后不宜驾车和操作机器。

（2）对苯二氮䓬类药物影响较小，未发现有反跳现象和依赖性。

（3）对本品过敏、严重肝肾功能不全、青光眼、重症肌无力患者以及分娩期妇女禁用。

（4）不宜与乙醇、中枢神经系统抑制药以及单胺氧化酶抑制剂合用。

5. 多塞平（Doxepin，多虑平，凯舒）

片剂：25mg/片。

用法：每次 25mg，口服，每日 1～3 次，然后逐渐增至每日 150～300mg。

注射剂：1ml:25mg。

用法：每次 12.5～25mg，肌内注射，每日 1～3 次。

不良反应及注意点：

（1）副作用较轻，常见有口干、视力模糊、便秘、嗜睡等，减量或停药后均可消除。

（2）药物相互作用与丙米嗪等三环类药物相似。

（3）青光眼患者、对三环类抗抑郁药物过敏者、心肌梗死恢复期患者禁用。

（4）前列腺增生者、肝肾功能不全者、孕妇以及儿童慎用。

6. 氟哌噻吨/美利曲辛

详见本章第一节。

【建议】

1. 由于上述药物起效需 2～3 周，认为药物无效前，应足量治疗 3～4 周后观察。

2. 对于新一代抗焦虑药物，治疗焦虑症初期，特别是伴有失眠的患者，可加用小剂量的苯二氮䓬类药物，但不宜长期服用。

3. 对于老年人或伴有躯体疾病的焦虑症患者，宜选择新一代副作用较小的抗焦虑药物。SSRIs、SNRIs、NaSSA 均被证实对躯体形式障碍患者有显著疗效。针对躯体合并症多的患者，应优先考虑艾司西酞普兰、度洛西汀、米氮平等。

4. 由于抗焦虑药物的半衰期都相对较长，在更换药物或停药后，应注意药物的相互作用。

（汪　凯）

第三节　睡眠障碍

睡眠是人类不可缺少的生理过程，人的一生约1/3的时间在睡眠中度过，睡眠是机体复原、整合和巩固记忆的重要环节，在维持人体健康中不可缺少，它的生理重要性仅次于呼吸和心跳。然而世界卫生组织的研究表明，睡眠障碍在世界上是一个没有得到充分重视和良好解决的公共卫生问题，全球约有27％的人群有睡眠困难。睡眠障碍不仅会引起夜间睡眠困难，而且会导致白日的疲乏、无力和困倦，或是在夜间会发生异常事件。目前睡眠障碍的分类主要包括世界卫生组织-国际疾病分类第10版（ICD-10），美国精神病学会-疾病诊断与统计手册第5版（DSM-V），美国睡眠医学研究院-国际睡眠障碍分类第3版（ICSD-3）和中国精神障碍分类与诊断标准第3版（CCMD-3）。这些分类方法有交叉重叠，也有差异。本书为了方便临床应用，将参考ICSD-3及CCMD-3分类，就临床较常见睡眠障碍的用药进行简要介绍。

一、失眠

失眠（insomnia）是最为常见的睡眠障碍，通常指入睡困难或维持睡眠障碍（易醒、早醒和再入睡困难），导致睡眠时间减少或质量下降而不能满足个体生理需要，明显影响日间社会功能和生活质量。引起失眠的原因基本可用"5P"来表示，即躯体（physique）、生理（physiology）、心理（psychology）、精神（psychiatry）及药物（pharmacology）性等。根据失眠的原因和临床表现，失眠症可分为原发性失眠和继发性失眠。根据美国睡眠医学研究院-国际睡眠障碍分类第3版（ICSD-3）及中国精神障碍分类与诊断标准第3版（CCMD-3）失眠症的诊断标准：①原发性失眠：几乎以失眠为唯一的症状；具有失眠和极度关注失眠结果的优势观念；对睡眠数量、质量的不满，引起明显的苦恼或社会功能受损；至少每周发生3次，并至少已达1个月；排除躯体疾病或精神障碍症状导致的情况。原发性失眠在临床上相当常见，通常从20～30岁开始发病，中年以后急剧增加，40～50岁时发病率达到高峰。男性比女性多发。②继发性失眠：由药物、疼痛、焦虑、抑郁或其他可查证因素引起的失眠。根据病程和病情的不同，失眠症还可分为短暂失眠、短期失眠、长期失眠三大类。失眠的治疗首先应采用非药物治疗，包括睡眠卫生（规律的作息时间、舒适的睡眠环境等）、心理治疗（行为治疗、时相治疗）等，其次考虑采用药物治疗。一般根据失眠的类型来选择合适的催眠药。

【相关药物】

1. 地西泮（片剂）（Diazepam，安定，苯甲

二氮䓬，Valium)

为长效苯二氮䓬类药物，是此类药物的典型代表。本品通过加强或易化抑制性神经递质 γ-氨基丁酸（GABA）的作用，可引起中枢神经系统不同部位的抑制，从而产生镇静、催眠和抗焦虑作用，并具有中枢性肌肉松弛作用。此外还有一定的抗惊厥和遗忘作用。用于焦虑、失眠（尤其对焦虑性失眠疗效极佳），还可用于抗癫痫和抗惊厥；缓解炎症引起的反射性肌肉痉挛；治疗惊恐症、肌紧张型头痛和家族性、老年性和特发性震颤。

2. 三唑仑（Triazolam，海乐神，Halcion，三唑苯二氮䓬）

为超短效苯二氮䓬类药。作用机制与地西泮相似，具有显著的镇静催眠作用。主要用于失眠症，尤其适用于入睡困难、觉醒频繁和（或）早醒等睡眠障碍。

3. 咪达唑仑（Midazolam，马来酸咪达唑仑，多美康，速眠安）

为超短效苯二氮䓬类药，具有典型的苯二氮䓬类药理活性。具有较强的镇静催眠作用及诱导麻醉作用，可产生抗焦虑、抗惊厥及肌肉松弛作用。用于失眠症，对入睡困难及早醒者效果尤佳。

4. 唑吡坦（Stilnox，思诺思，唑吡坦泮酒石酸盐）

选择性 GABA 受体亚型激活剂，为超短效非苯二氮䓬类镇静催眠药。适用于一过性失眠、短期失眠、慢性失眠的短期治疗。

5. 佐匹克隆（Zopiclone，吡嗪哌酯，忆梦返）

为超短效非苯二氮䓬类药物，具有镇静、催眠、抗焦虑、抗惊厥和肌肉松弛作用，次晨残余作用低。用于各种因素引起的失眠症，包括时差、工作导致失眠及手术前焦虑导致失眠等。

6. 溴替唑仑（Brotizolam，溴噻二氮䓬）

为短效苯二氮䓬类药，具有镇静、催眠作用，此外还有抗惊厥、抗焦虑、肌肉松弛作用。用于各种失眠及术前镇静、催眠。

7. 阿普唑仑（Alprazolam，佳静安定，甲基三唑安定，佳乐定）

为苯二氮䓬类药物，用于焦虑症、抑郁症和失眠。

8. 艾司唑仑（Estazolam，舒乐安定，三唑氮，三唑氯安定）

为中效苯二氮䓬类抗焦虑药，具有较强的抗焦虑、镇静、催眠作用，有一定的抗惊厥作用。主要用于抗焦虑、失眠，也用于紧张、恐惧、抗癫痫和抗惊厥。

9. 硝西泮（Nitrazepam，硝基安定）

为中效苯二氮䓬类药物，有安定、镇静及显著催眠作用，无明显后遗效应。主要用于各种失眠症，也用于抗癫痫、抗惊厥及焦虑症。

10. 氟西泮（Flurazepam，氟安定，盐酸氟

苯安定，妥眠多，妥眠灵）

为长效苯二氮䓬类衍生物。具有较好的催眠作用，可缩短入睡时间，延长总睡眠时间及减少觉醒次数。用于各型失眠，尤其适用于因焦虑而产生的失眠和对其他催眠药不能耐受的患者。

11. 水合氯醛（Chloral Hydrate，含水氯醛，水化氯醛）

为非苯二氮䓬类长效作用催眠药。用于镇静、催眠、抗惊厥，尤其是入睡困难突出者；也用于神经性失眠、伴有显著兴奋的精神病及破伤风痉挛、士的宁中毒等。

12. 氯米帕明（Clomipramine，氯丙米嗪，安拿芬尼，海地芬）

为三环为抗抑郁药，其通过抑制神经元对去甲肾上腺素（NE）和5-羟色胺（5-HT）的再摄取而产生抗抑郁作用，同时还有抗焦虑与镇静作用。适用于内源性、反应性、神经症性、隐匿性抑郁症及各种抑郁状态；伴有抑郁症的精神分裂症；强迫症、恐惧症；多种疼痛等。

13. 丙米嗪（Imipramine，米帕明，托弗尼尔，Tofranil）

为三环类抗抑郁药，适用于各种类型的抑郁症，也用于小儿遗尿症。

14. 阿米替林（Amitriptyline）

为临床最常用的三环类抗抑郁药，其抗抑郁作用类似于丙米嗪。适用于治疗各型抑郁症或抑郁状态，本品的镇静作用较强，对治疗焦虑性或激动性抑郁症疗效优于丙米嗪。

15. 米安色林（Mianserin，甲庚吡嗪）

为四环类抗抑郁药，它能选择性地阻断突触前膜 α_2 肾上腺素受体，使突触间隙 NE 浓度增高，与三环类抗抑郁药相比，其心血管毒性小，抗胆碱能作用轻，起效快，具有较强的催眠、镇静作用。适用于各种类型的抑郁症，尤其适用于门诊治疗和患有心血管疾病及老年患者。

16. 文拉法辛（Venlafaxine，万拉法新，凡拉克辛）

本品是一种不同于其他抗抑郁药物的具有独特化学结构和神经药理学作用的新型抗抑郁药，用于各种抑郁症，包括神经衰弱症、各种疾病伴发的抑郁状态、焦虑症、失眠等。

17. 度洛西汀（Duloxetine）

是一种选择性的 5-HT 与 NE 再摄取抑制剂（SNRIs）。度洛西汀抗抑郁与中枢镇痛作用的确切机制尚未明确，但认为与其增强中枢神经系统 5-HT 能与 NE 能功能有关。本品内容物为白色或类白色球状肠溶颗粒，用于治疗抑郁症和广泛性焦虑障碍。

18. 曲唑酮（Trazodone，盐酸曲唑酮）

为选择性 5-HT 再摄取抑制剂，三唑砒啶的一种衍生物，非典型的四环类抗抑郁药。主要用于抑郁症的治疗。对伴有或不伴有焦虑症状的患者均有效。小剂量的曲唑酮具有镇静效果，对入睡困难、早醒、睡眠维持困难患者亦有疗效。

51

19. 米氮平（Mirtazapine，瑞美隆，米塔扎平）

为选择性 5-HT 再摄取抑制剂。适用于抑郁症的发作，对症状如快感缺乏，精神运动性抑制，睡眠欠佳（早醒）等亦有疗效。

20. 盐酸氯丙嗪（Chlorpromazine Hydrochloride，盐酸冬眠灵，可乐静）

为吩噻嗪类强安定药，主要用于治疗精神分裂症、躁狂忧郁性精神病、反应性精神病、呕吐、顽固性呃逆；也可用于人工冬眠、低温麻醉和强化麻醉等；对焦虑、失眠、紧张也有一定疗效。

21. 奋乃静（Perphenazine，羟哌氯丙嗪）

为吩噻嗪类强安定药，药理作用与氯丙嗪相似。用于精神分裂症、躁狂症，可消除幻觉妄想、冷漠退缩及解除木僵作用，以及各种原因所致的恶心、呕吐或顽固性呃逆。

22. 舒眠胶囊

本品属中药制剂，其作用机制为疏肝解郁、宁心安神。用于肝郁伤神所致的失眠症，症见失眠多梦，精神抑郁或急躁易怒，胸胁苦满或胸膈不畅，口苦目眩，舌边尖略红，苔白或微黄，脉弦。

【选择原则】

1. 入睡困难者，宜选择诱导入睡作用快速的药物，主要是短半衰期的镇静、催眠药，唑吡坦的疗效较好,其他如三唑仑、咪达唑仑、佐匹克隆、溴替唑仑和水合氯醛等。

2. 夜间易醒者,选择能延长非快速眼动(NREM)睡眠第3、4期和快速眼动(REM)睡眠的药物,上半夜易醒者选择短半衰期药物,如三唑仑、咪达唑仑和阿普唑仑等,下半夜易醒者选择中或长半衰期药物,如艾司唑仑、硝西泮、地西泮、氟西泮、舒眠胶囊等。

3. 以睡眠维持障碍(如早醒或熟睡困难)为主要表现的患者应选择中效或长效催眠药,如艾司唑仑、硝西泮、地西泮、氟西泮、舒眠胶囊等。

4. 苯二氮䓬类药物治疗效果不佳者或对其有过敏反应者,应考虑苯二氮䓬类以外的药物来帮助入睡或维持睡眠,如抗抑郁药物(氯米帕明、丙米嗪、阿米替林、万拉法新、度洛西汀、曲唑酮等)和抗精神病药物(盐酸氯丙嗪、奋乃静等)等。

5. 中草药中也有许多起镇静安神作用的配方,一些常用的中成药如舒眠胶囊等。

6. 氯米帕明、阿米替林、文拉法辛、度洛西汀、曲唑酮、米氮平等抗抑郁药物,同时也具有镇静、催眠效应,对抑郁性失眠可起到双重疗效,可为首选。

7. 盐酸氯丙嗪、奋乃静等抗精神病药物,可控制兴奋躁动,又有过度镇静作用,可作为强安定剂治疗精神症状伴失眠者。

【注意事项】

1. 地西泮

片剂：2.5mg/片，5mg/片。

用法：①抗焦虑和镇静：成人每次 2.5～5mg，口服，每日 3 次，严重状态时可增至每日 15～30mg，分次服用；②催眠：成人每次 5～10mg，睡前顿服。

不良反应及注意点：

（1）不良反应常有嗜睡、乏力、头昏、头痛、恶心、食欲减退等，大剂量可有共济失调、震颤。偶见低血压、呼吸抑制、心动过缓、视力模糊、皮疹、尿潴留、白细胞减少等。

（2）长期连续用药可产生依赖性和成瘾性，突然停药可出现撤药症状。

（3）年老体弱者、肝功能不良者剂量酌减；重症肌无力、青光眼患者慎用或禁用；对苯二氮䓬类药物过敏者、孕妇、哺乳期妇女、新生儿禁用。

（4）治疗期间应避免饮酒或含乙醇的饮料，司机和大型机器操纵者禁用。

2. 三唑仑

片剂：0.25mg/片，0.5mg/片。

用法：成人用量 0.25～0.5mg，睡前服用。年老体弱者减半服用。

不良反应及注意点：

（1）不良反应常见头晕、头痛、嗜睡；偶见恶心、呕吐、语言模糊、共济失调等；少数可发生昏倒、幻觉；本药所致的记忆缺失较其他苯二氮䓬类药物更易发生。

（2）肺源性心脏病、肺气肿、支气管哮喘、呼吸功能障碍者、肝肾功能不全者、儿童及抑郁症患者慎用。

（3）对本品过敏、急性闭角型青光眼、重症肌无力患者禁用；孕妇及哺乳期妇女应禁用。

3. 咪达唑仑

片剂：7.5mg/片，15mg/片。

用法：成人每次 15mg，睡前口服。老年人剂量减半。

不良反应及注意点：

（1）不良反应少见，可有嗜睡、镇静过度、头痛、幻觉、共济失调、低血压、失定向等。个别患者可出现短时间的呼吸障碍和遗忘状态。

（2）循环系统疾病患者及肝肾功能损害者慎用，老年人、儿童及哺乳期妇女慎用。

（3）孕妇、对苯二氮䓬类过敏的患者、重症肌无力、精神分裂症、严重抑郁症患者禁用。

（4）与中枢镇静药和（或）乙醇合用时，有相互增强作用。

4. 唑吡坦

片剂：10mg/片。

用法：65 岁以下患者为 10mg，睡前顿服，根据个人反应可增加到 15～20mg。65 岁以上患者减半，每日剂量不得超过 10mg。

不良反应及注意点：详见紧张型头痛章节。

5. 佐匹克隆

片剂：7.5mg/片。

用法：每次5mg，睡前口服，老年人及肝功能不全者剂量减半。

不良反应及注意点：

（1）不良反应偶见思睡、口苦、口干、肌无力、遗忘、宿醉、噩梦、恶心及呕吐、焦虑、易怒好斗或精神错乱等。

（2）重症肌无力、肝功能不全患者慎用；孕妇及哺乳期妇女不宜使用。

（3）对本品过敏者、呼吸代偿功能不全者、15岁以下儿童禁用。

6. 溴替唑仑

片剂：0.125mg/片，0.25mg/片。

用法：失眠症推荐剂量为0.25mg，睡前口服，老年人0.125mg。术前催眠0.5mg。

不良反应及注意点：

（1）偶有胃肠道不适、头痛、眩晕，高血压患者血压下降。大剂量用药时（尤其对本品敏感者），可见次晨乏力、注意力不集中。

（2）对苯二氮䓬类过敏者、重症肌无力、精神病、急性闭角型青光眼、急性呼吸功能不全、肝功能不良等患者及妊娠、哺乳期妇女、18岁以下青少年禁用。

（3）与中枢抑制药、抗组胺药、巴比妥类药同服时，可增强本品作用。

7. 阿普唑仑

片剂：0.25mg/片，0.4mg/片，0.5mg/片。

用法：①抗焦虑：开始每次 0.4mg，一日 3 次，用量按需递增，最大限量一日可达 4mg；②镇静催眠：0.4～0.8mg，睡前顿服。

不良反应及注意点：详见头痛章节。

8. 艾司唑仑

片剂：1mg/片，2mg/片。

用法：每次 1～2mg，睡前服用。

不良反应及注意点：

（1）本品安全，偶有疲乏、无力、嗜睡等反应，1～2 小时后可自行消失。

（2）年老体弱及小儿患者应减量服用。

（3）肝肾功能不全者、严重慢性阻塞性肺疾病患者、老年高血压患者慎用。

（4）对苯二氮䓬类过敏者、重症肌无力、急性闭角型青光眼患者、妊娠、哺乳期妇女禁用。

9. 硝西泮

片剂：5mg/片，10mg/片。

用法：①催眠：每晚 5～10mg，睡前服用；②抗癫痫：每日 5～15mg，分 3 次服用（或逐渐增加到可以耐受的有效量）。老年或体弱者减半。

不良反应及注意点：

（1）不良反应同地西泮。

（2）长期服用可产生依赖性，停药后有反跳现象。

（3）年老体弱者、呼吸及循环系统功能障碍者慎用。

（4）对苯二氮䓬类过敏者、重症肌无力患者、青光眼患者、严重肝功能不全者、妊娠、哺乳期妇女及小儿禁用。

10. 氟西泮

胶囊剂：15mg/粒，30mg/粒。

用法：每次 15～30mg，睡前服用。年老体弱者开始剂量应限于 15mg 以内，根据反应适量增加。

不良反应及注意点：

（1）常有眩晕、嗜睡、头昏、共济失调，后者多发生于年老体弱者；亦可出现胃烧灼、恶心、呕吐、腹泻、便秘、胃肠痛等不良反应，以及神经质、多语、不安、发抖、胸痛、关节痛、定向不清及昏迷等不良反应。

（2）本品未发现依赖性，但仍应限制反复应用。

（3）肝肾功能不全者、严重抑郁症患者、慢性阻塞性肺疾病或肺功能不全者慎用。

（4）15 岁以下儿童、孕妇、哺乳期妇女禁用。

11. 水合氯醛

糖浆剂：10％水合氯醛。

用法：①失眠：每次 0.5～1.5g，睡前 15～30 分钟服用；②镇静：每次 0.25g，每日 3 次，饭后服用，每次极量为 2g；③小儿失眠：每次按体重 50mg/kg 或按体表面积 1.5g/m²，睡前服用，每次最大限量为 1g；④小儿镇静：每次按体重 8mg/kg 或按体表面积 250mg/m²，最大限量为 500mg，每日 3 次，饭后服用。

不良反应及注意点：

（1）本品刺激性强，口服易引起恶心及呕吐，必须稀释后应用。

（2）常用量无毒性，但对心脏病、动脉硬化症、肾炎、肝脏疾患、热性病及特异体质者，尤其是消化性溃疡及胃肠炎患者，需慎用或禁用。

（3）口服 4～5g 可引起急性中毒，致死量在 10g 左右。

（4）长期服用有成瘾性与耐受性。

12. 氯米帕明

片剂：10mg/片，25mg/片，50mg/片，100mg/片。

胶囊剂：10mg/粒，25mg/粒，50mg/粒，75mg/粒。

缓释片剂：75mg/片。

用法：治疗抑郁症、强迫症，开始每次 25mg（老人、小儿酌减），口服，每日 3 次（或服缓释片，75mg，每晚 1 次），1 周内可渐增至最适宜的治疗量，每日最大剂量为 250mg（小儿或青年患者每日 200mg）。症状好转后，改为维持量，每日 50～100mg（缓释片剂每日 75mg）。老年患者，开始每日 10mg，逐渐增加至每日 30～50mg（约 10 日），症状好转后，改为维持量。小儿，每日 10mg，10 日后，5～7 岁增至 20mg，8～14 岁增至 20～25mg，14 岁以上增至

51

50mg 或按需要量，分次口服。

注射剂：2ml：5mg。

用法：①肌内注射：开始每日 25～50mg，以后增至每日 100～150mg，症状好转后改为口服维持量。②静脉注射：开始 25～75mg，溶于 250～500ml 0.9%氯化钠注射液或 5%葡萄糖注射液中，每日 1 次，在 1.5～3 小时内输完，最好于早晨输注。一般第 1 周见效，见效后继续滴注 3～5 日，然后改为口服维持量。

不良反应及注意点：

（1）在治疗初期可能产生抗胆碱能作用如多汗、口干、震颤、眩晕、视力模糊、运动失调、排尿障碍；大剂量用药偶尔发生毒性反应，如心脏传导阻滞、心律不齐、失眠、焦虑等。

（2）严重心、肝、肾功能障碍者，外周血象明显异常者，癫痫、青光眼患者，孕妇慎用或禁用。出现皮肤过敏应停止用药。

（3）老年人和儿童对本类药较敏感，用量一定要减小。

13. 丙米嗪

片 剂：10mg/片，12.5mg/片，25mg/片，50mg/片。

胶囊剂：75mg/粒，100mg/粒，125mg/粒，150mg/粒。

用法：每次 12.5～25mg，口服，每日 3 次，渐增至每次 50mg，每日 3 次。每日极量 200～300mg。维持量每日 75～150mg。老年人及衰弱者每日量从 12.5mg 开始，逐渐增加剂量。

不良反应及注意点：

（1）较常见的不良反应有口干、心动过速、出汗、视力模糊、眩晕、便秘、尿潴留、失眠、精神紊乱、皮疹、震颤、心肌损害等。

（2）有癫痫样发作倾向、前列腺炎、膀胱炎及 5 岁以下患者慎用。

（3）高血压、心脏病、肝肾功能不全、甲状腺功能亢进、尿潴留、青光眼患者及孕妇禁用。

（4）本类药物治疗期间禁用升压药，不得与单胺氧化酶抑制剂合用。

14. 阿米替林

片剂：10mg/片，25mg/片。

用法：成人开始每次 25mg，口服，每日 2～3 次，然后根据病情和耐受情况逐渐增至每日 150～300mg，分次服用，极量每日不超过 300mg，维持量每日 50～150mg。老年患者和青少年每日 50mg，分次或夜间 1 次服用。

注射剂：2ml：20mg。

用法：每次 20～30mg，肌内注射，每日 2次，病情严重者可酌增剂量。一旦患者能配合治疗，可改为口服给药。

不良反应及注意点：

（1）本品不良反应比丙米嗪少且轻。可见多汗、口干、视物模糊、排尿困难、便秘、嗜睡等，偶见震颤、眩晕、直立性低血压、癫痫发作、骨髓抑制及中毒性肝损害等。

（2）严重心脏病、癫痫、青光眼、尿潴留、甲状腺功能亢进、肝肾功能损害者及对三环类药物过敏者禁用。

（3）孕妇慎用；哺乳期妇女使用期间应停止哺乳；老年患者从小剂量开始，视病情酌减用量；6岁以下儿童禁用。

15. 米安色林

片剂：10mg/片，30mg/片，60mg/片。

用法：①成人：开始时每日30mg，根据临床效果逐步调整剂量。有效剂量为每日30～90mg（一般为每日60mg）。睡前顿服。②老年人：开始时不超过每日30mg，应在密切观察下逐步增加剂量，一般服用稍低于正常维持量的剂量，即可获得满意疗效。

不良反应及注意点：

（1）本品不良反应少且轻，可见口干、便秘、困倦等。

（2）青光眼、排尿困难、脑部器质性病变、有癫痫史及未控制糖尿病患者及老年人、儿童慎用。

（3）躁狂者禁用；孕妇、哺乳期妇女禁用。

16. 文拉法辛

片剂：25mg/片，50mg/片，75mg/片，100mg/片。

胶囊剂：25mg/粒，50mg/粒。

用法：起始剂量为每日75mg，分2～3次，进餐时服用。根据病情和耐受性可以逐渐增加剂量，通常最高剂量为每次225mg，分3次口服。

增加的剂量达每日 75mg 时，至少应间隔 4 日。对于严重的抑郁症患者，可增加至每日 375mg。

不良反应及注意点：

（1）常见恶心、呕吐、口干、厌食、便秘、盗汗、嗜睡、失眠、头昏等不良反应。个别患者有肝酶、血清胆固醇升高，癫痫发作。

（2）本品与单胺氧化酶抑制剂合用将产生严重的甚至致命的不良反应，故不能合用。

（3）癫痫和血液病患者慎用，孕妇和儿童慎用；对本品过敏者禁用。用药过程中不能突然停药。

17. 度洛西汀

30mg * 胶囊：不透明白色囊体和蓝色囊帽，囊体壳上印"30mg"。

60mg * 胶囊：不透明绿色囊体和蓝色囊帽，囊体壳上印"60mg"。

用法：①抑郁症：推荐的起始剂量为每日 40～60mg，分 2 次，不考虑进食情况。一些患者可能需要以 30mg/d 为起始剂量，1 周后调整至 60mg/d。维持治疗的剂量是 60mg/d，建议对维持治疗的必要性和所需剂量做定期评估。②广泛性焦虑障碍：推荐的起始剂量为 60mg/d，一些患者可能需要以 30mg/d 为起始剂量，1 周后调整至 60mg/d。一些对 60mg/d 的剂量不能充分应答的患者，可以考虑将剂量提高至 120mg/d。维持治疗的剂量范围是 60～120mg/d，建议对维持治疗的必要性和所需剂量做定期评估。

不良反应及注意点：

（1）度洛西汀停药后，最常见的症状有头晕、恶心、头疼、感觉异常、疲劳、呕吐、兴奋、梦魇、失眠、腹泻、焦虑、多汗、眩晕、嗜睡和肌痛，发生率≥5％。

（2）度洛西汀肠溶胶囊禁用于已知对度洛西汀或产品中任何非活性成分过敏的患者。

（3）由于增加发生 5-羟色胺综合征的危险，所以将要服用本品治疗精神疾病或停用本品 5 天内，禁用单胺氧化酶抑制剂。单胺氧化酶抑制剂停药 14 日内也应禁用本品。

（4）临床试验显示，度洛西汀有增加瞳孔散大的危险，因此，未经治疗的闭角型青光眼患者应避免使用度洛西汀。

（5）因为度洛西汀和酒精的相互作用可能引起肝损害或者加剧已有的肝病恶化，所以度洛西汀通常不用于有大量饮酒和慢性肝病患者的治疗。

18. 曲唑酮

片剂：50mg/片。

用法：建议初始剂量为每日 50～100mg（分次饭后服用），然后每 3～4 日剂量可增加 50mg/d。改善睡眠需 50～100mg/d；改善焦虑需 50～150mg/d；改善抑郁需 150～400mg/d。小剂量曲唑酮（25～100mg）具有镇静效果，可以用于治疗失眠和催眠药物停药后的失眠反弹。长期维持的剂量应保持在最低有效量。一旦有足够的疗效，可逐渐减量。一般建议治疗的疗程应该持续数月。

不良反应及注意点：

（1）主要的不良反应为嗜睡、疲乏、头晕、头痛以及口干、便秘。少见直立性低血压和心动过速、恶心、呕吐和腹部不适。

（2）部分患者服用本品可能会出现直立性低血压，如果与降压药合用，需要减少降压药剂量。应在餐后服用，空腹服药后头晕或头昏的可能性会增加。用药期间禁止饮酒；本药不宜与单胺氧化酶抑制剂同时使用。

（3）对本品过敏者禁用，严重的心脏病或心律不齐者禁用，意识障碍者禁用。肝肾功能不全、孕妇及哺乳期妇女、儿童慎用。

19. 米氮平

片剂：15mg/片，30mg/片。

用法：起始剂量应为每日 15mg，睡前顿服，也可分次服用（如早晚各 1 次），逐渐加大剂量至获最佳疗效。有效剂量通常为 15~45mg，一般在 2~4 周内有显著疗效。最好在病症完全消失 4~6 个月后再逐渐停药。

不良反应及注意点：

（1）常见食欲增加、体重增加、嗜睡、镇静，偶见直立性低血压、躁狂症、惊厥发作、震颤、肌痉挛、水肿、急性骨髓抑制、血清转氨酶水平增加、药疹等不良反应。

（2）用药期间禁止饮酒；本药不宜与单胺氧

化酶抑制剂同时使用；米氮平可能加重苯二氮䓬类药物的嗜睡作用，合用时应予以注意。

（3）对本品过敏者禁用；肝肾功能不全、排尿困难、急性闭角型青光眼、糖尿病患者以及孕妇、哺乳期妇女、儿童慎用。

20. 盐酸氯丙嗪

片剂：12.5mg/片，25mg/片，50mg/片。

用法：口服，用于精神病，每日 50～800mg或遵医嘱。开始每日 25～50mg，分 2～3 次服用，逐渐增至每日 300～450mg，症状减轻后再减至每日 100～150mg。

注射剂：1ml:10mg，1ml:25mg，2ml:50mg。

用法：肌内或静脉注射，用于精神病，每次25～100mg。

不良反应及注意点：

（1）主要不良反应有口干、上腹部不适、乏力、嗜睡、便秘、心悸，偶见泌乳、乳房肿大、肥胖、闭经等。偶见黄疸、肝大、角膜和晶状体混浊、眼内压升高等。长期大剂量应用时，可引起锥体外系反应，出现震颤、运动障碍、静坐不能、流涎等。氯丙嗪还可引起迟发性运动障碍，发生过敏反应，出现皮疹、接触性皮炎、剥脱性皮炎、粒细胞减少、哮喘、紫癜等。

（2）孕妇、哺乳期妇女、儿童、老年患者慎用；心血管疾病、癫痫、肝肾功能不全者慎用。

（3）基底神经节病变、帕金森病、帕金森综合征、骨髓抑制、青光眼、昏迷及对吩噻嗪类药过敏者禁用。

21. 奋乃静

片剂：2mg/片，4mg/片。

用法：口服，治疗精神分裂症，从小剂量开始，每次 2～4mg，每日 2～3 次。以后每隔 1～2 日增加 6mg，逐渐增至常用治疗剂量每日 20～60mg。维持剂量每日 10～20mg。

不良反应及注意点：

（1）主要有锥体外系反应，如震颤、僵直、流涎、运动迟缓、静坐不能等不良反应。其他可见口干、视物模糊、乏力、头晕、心动过速、便秘、出汗等。长期大量服药可引起迟发性运动障碍。本药可引起血浆中泌乳素浓度增加，从而出现溢乳、男子女性化乳房、月经失调、闭经等。

（2）孕妇、哺乳期妇女、12 岁以下儿童禁用。心血管疾病、癫痫、老年患者慎用。

（3）基底神经节病变、帕金森病、帕金森综合征、骨髓抑制、青光眼、昏迷、对吩噻嗪类药过敏者禁用。

22. 舒眠胶囊

中成药胶囊剂：0.4g/粒。

用法：每次 3 粒，口服，每日 2 次，晚饭后及临睡前服用。

不良反应及注意点：

（1）少数患者服药后出现胃部不适。

（2）注意避免精神刺激，酗酒，过度疲劳；睡前避免摄食过量，不参加导致过度兴奋的活动等。

【建议】

1. 失眠的原因很多，治疗上既有共同点，又有不同点，明确失眠的原因有助于采取针对性治疗措施。对于继发性失眠，病因或原发病的治疗应放在首位。

2. 进行睡眠和睡眠卫生有关的教育指导、认知疗法、行为疗法等非药物疗法，是不可忽视的。很多类型的失眠以非药物治疗为首选，往往通过非药物治疗就能使患者摆脱失眠的困扰。

3. 使用最小有效剂量，短期（2～4 周）处方或间断用药，可减少依赖性的发生；有效后按照合理的顺序、方法逐渐减量与停药，以减少复发和可能的戒断症状。

4. 催眠药与食物或牛奶同服可促进吸收、减轻胃部刺激；治疗期间应避免开车和进行大型机器操作以及饮用含乙醇的饮料；由于肌松作用或起效快，服药后应立即上床。

5. 改掉影响夜间睡眠的不良习惯，如睡前喝浓茶、咖啡及长时间的午睡等。

二、发作性睡病

发作性睡病（narcolepsy）是指日间出现不能克制的短暂睡眠发作。本病与人类白细胞抗原（HLA）DQB1 * 0602 和 DR2/DRB1 * 1510 关系密切。本病的临床表现主要包括白天反复发作的无法遏制的睡眠、猝倒发作和夜间睡眠障碍。此外，可伴有肥胖、性早熟、睡眠呼吸暂停综合征、代谢综合征、嗅觉缺陷及心理障碍等。发作性睡病的特征性病理改变是下丘脑外侧区分泌素（hypocretin，Hcrt）神经元特异性丧失。根据临床表现及脑脊液下丘脑分泌素-1（Hcrt-1）的含量，国际睡眠障碍分类-第3版（International Classification of Sleep Disorder，3rd edition，ICSD-3）将发作性睡病分为两型：一是发作性睡病1型，即Hcrt缺乏综合征，既往称为猝倒型发作性睡病（narcolepsy with cataplexy），以脑脊液中Hcrt-1水平显著下降为重要指标；二是发作性睡病2型，既往称为非猝倒发作性睡病（narcolepsy without cataplexy），通常脑脊液中Hcrt-1水平无显著下降。流行病学资料显示，猝倒型发作性睡病的全球患病率为0.02%～0.18%，我国患病率约为0.033%。我国发作性睡病的高峰年龄为8～12岁，男女均可患病，多数报道称男性患病比例略高于女性。通常认为本病是一类终身性疾病，但近年来研究发现发作性睡病在发病数年后，部分患者症状有缓解趋势，但具体机制尚不明确。

【相关药物】

1. 莫达非尼（Modafinil）

莫达非尼可以改善65%～90%的日间嗜睡症状。莫达非尼于1980年通过美国食品与药物管理局（FDA）批准，用于治疗发作性睡病、轮班工作和阻塞性睡眠呼吸暂停综合征（OSAS）的嗜睡症状。其药理作用包括 3 个方面：低亲和性阻断多巴胺转运体再摄取蛋白，增强中枢-皮质-边缘系统多巴胺能神经传递；增强大脑皮质和脑干胆碱能和谷氨酸能神经兴奋性活动；增加丘脑结节乳头核的 Hcrt 依赖性组胺能神经传递。但目前研究没有发现莫达非尼可以改善猝倒症状。目前中国正在进行莫达非尼片用于治疗发作性睡病及 OSAS 导致白天过度睡眠的随机、双盲、阳性药/安慰剂平行对照多中心临床试验。

2. 哌甲酯（Methylphenidate，利他林，哌醋甲酯）

为精神兴奋药，能提高精神活动，可对抗抑郁症。用于儿童多动综合征、轻度脑功能失调、发作性睡病等。哌甲酯可以改善发作性睡病患者大部分的嗜睡症状。其作用机制类似于安非他明类药物。

3. 苯丙胺（Amfetamine，安非他明，非那明）

安非他明能高亲和性地结合并阻断多巴胺转运体和去甲肾上腺素的再摄取，提高突触前膜多巴胺和去甲肾上腺素水平；增强中枢-皮质-边缘系统 D1-D2 受体活性；增强蓝斑去甲肾上腺素能神经传递；超过治疗剂量时对单胺氧化酶（MAO）具有抑制作用。主要用于治疗发作性睡病、精神抑郁症、麻醉药或其他中枢神经抑制药中毒等。但其存在较高的滥用性和依赖性，故临床使用并不安全。

4. 马吲哚（Mazindol）

马吲哚主要通过大脑中隔区拟交感神经作用，刺激饱腹中枢，使人产生饱食感，并抑制胃酸分泌。马吲哚最初用于治疗单纯性肥胖，1975年首次用于治疗发作性睡病，使 85% 的患者日间嗜睡症状得到改善，并减少 50% 的猝倒发作。此后由于莫达非尼等新药的开发而淡出视野。最近一项针对难治性发作性睡病的研究发现，马吲哚对莫达非尼、哌甲酯和羟丁酸钠耐药的患者嗜睡症状的改善率达 60%，亦可明显缓解猝倒发作现象。其常见不良反应包括口干、心悸、厌食、紧张和头痛等。

5. 盐酸司来吉兰（Selegiline Hydrochloride，盐酸丙炔苯丙胺，思吉宁）

司来吉兰是选择性、可逆性 MAO-B 强抑制剂，抑制多巴胺的再摄取及突触前受体。为左旋多巴治疗的辅助用药，也可单用治疗早期帕金森病。司来吉兰在肝脏被代谢为安非他明和甲基安非他明。司来吉兰通常比安非他明类药物耐受性好，在临床具有缓解嗜睡和抗猝倒的效果。

6. 氯米帕明

TCAs 用于治疗猝倒发作时，对睡眠瘫痪和入睡幻觉均有效。由于 TCAs 具有抑制 5-羟色胺再摄取、拮抗胆碱能、拮抗组胺和阻断 α_1 肾上腺素能效应，因此存在诸多不良反应，如便秘、视力模糊、口干、心脏传导阻滞、镇静、直立性低血压及性功能障碍等。

7. 氟西汀

SSRIs 对于治疗猝倒发作具有一定疗效，相比 TCAs 和 SNRIs 疗效较弱。SSRIs 用于治疗猝倒发作的剂量较治疗抑郁症相近或更高。SSRIs 也可用于治疗睡眠瘫痪和入睡幻觉。

8. 文拉法辛（Venlafaxine）

SNRIs 能有效抑制 5-羟色胺和去甲肾上腺素的再摄取，对多巴胺再摄取也有一定抑制作用。文拉法辛目前是临床上治疗猝倒、入睡幻觉和睡眠麻痹的有效药物之一。去甲基文拉法辛是文拉法辛经肝脏代谢后的产物，其抗猝倒效果可能优于文拉法辛及其他抗抑郁剂，不良反应较少。

9. 瑞波西汀（Reboxetine）

NRIs 具有很弱的 5-羟色胺再摄取抑制作用，主要提高中枢神经系统去甲肾上腺素活性，可减少猝倒发作的频率及严重程度。

10. γ-羟丁酸钠（Gamma-Hydroxybutyrate, GHB）

大量随机双盲对照研究证实 GHB 能治疗发作性睡病的所有症状，对于猝倒、日间嗜睡、夜间睡眠障碍等均有确切疗效。无论主观评估（EES）或客观评估（MSLT 或 MWT），GHB 治疗嗜睡的单药疗效优于单用 400mg 的莫达非尼。GHB 对发作性睡病其他症状如睡眠瘫痪、入睡幻觉等也有治疗作用，其药理机制尚不明确。

11. 氯硝西泮

氯硝西泮是治疗 REM 睡眠期行为障碍的首选药物，可有效制止发作，且很少引起药物耐受和滥用。

【选择原则】

1. 治疗日间嗜睡症状的首选药物为莫达非尼，次选药物为哌甲酯缓释剂和马吲哚（适用于难治性嗜睡）。

2. 对于顽固性日间嗜睡，推荐精神振奋剂类药物联合治疗，如莫达非尼加哌甲酯或莫达非尼加马吲哚。

3. 推荐控制猝倒发作的药物选择包括瑞波西汀、文拉法辛、去甲文拉法辛、氯丙咪嗪、度洛西汀、阿托莫西汀以及部分 SSRIs 等。

4. 推荐氯米帕明、氟西汀、文拉法辛及短半衰期镇静催眠药作为治疗夜间睡眠不安的药物。

5. 推荐抗抑郁剂类和镇静催眠剂作为治疗睡眠幻觉和睡眠瘫痪的药物。

6. 推荐氯硝西泮治疗 REM 睡眠期行为障碍（REM sleep behavior disorder，RBD），其他药物包括褪黑素、阿戈美拉汀、雷美替胺、普拉克索可用于治疗 RBD。

7. 在国外多项发作性睡病治疗指南中，无论是治疗日间嗜睡还是治疗猝倒发作以及针对改善夜间睡眠不安的状况，γ-羟丁酸钠均可作为一线首选的推荐药物，只是中国目前尚无此药上市。

【注意事项】

1. 莫达非尼

片剂：20mg/片，100mg/片，200mg/片

用法：本药治疗发作性睡病的初始剂量为每日100mg，此后每5天增加50～100mg，直至达到标准剂量200～400mg。通常建议在早晨顿服200mg，如果仍残留嗜睡症状，可逐渐增量至每日400mg，分2次在早晨和中午服药，其最大安全剂量是每日600mg。

不良反应及注意点：常见的不良反应有头痛（13%）、神经质（8%）、胃肠道反应（5%）、鼻炎样症状、血压升高、食欲降低、体重减轻等。缓慢增加剂量可减少不良反应。莫达非尼可能存在潜在的滥用性和心理依赖性。

2. 哌甲酯

片剂：5mg/片，10mg/片，20mg/片。

缓释片：20mg/片。

用法：每次10mg，口服，每日20～30mg。饭前45分钟服用。儿童（6岁以上）开始每次口服5mg，每日2次，于早饭及午饭前服用。以后根据疗效调整剂量，每周递增5～10mg，每日总量不宜超过60mg。

注射剂：1ml:20mg。

用法：每次 10mg，皮下注射，每日 1～3 次；肌内注射同皮下注射。

不良反应及注意点：

（1）不良反应与剂量有关，一般日量在 30mg 以内不良反应很少。最常见的为食欲减退；其他有口干、头晕、头痛、失眠、困倦、运动障碍、恶心、神经质、皮疹、心律失常、心悸等。傍晚以后宜避免服药，以免引起失眠。

（2）癫痫、高血压患者慎用。

（3）严重焦虑症、青光眼、激动或过度兴奋者禁用。6 岁以下儿童禁用。

（4）哌甲酯存在潜在的滥用性和较高的耐受性。

3. 苯丙胺

片剂：5mg/片，10mg/片。

用法：每次 5～10mg，口服，每日 1～3 次。极量为每次 20mg，每日 30mg。

注射剂：1ml:5mg,1ml:10mg。

用法：皮下注射，每次 2～10mg。极量为每次 10mg，每日 20mg。

不良反应及注意点：

（1）不良反应有疲乏、眩晕、失眠、焦虑、激动、口干、恶心、呕吐、头痛、出汗等。大剂量可引起兴奋躁动、欣快、血压升高、心律失常，甚至发生虚脱和晕厥。严重者可出现精神病性症状，如幻觉、暴力行为等。

（2）心血管疾病、高血压、甲状腺功能亢

进、神经衰弱、青光眼患者、孕妇、哺乳期妇女、老年人及小儿禁用。

4. 马吲哚

片剂：0.5mg/片。

用法：口服，一般剂量为一次 0.5mg（1片），一日 1 次，饭前服用。一日最大剂量不超过 1.5mg（3 片），分 2～3 次饭前服用，8～12周为一疗程。

不良反应及注意点：

（1）偶尔有口干、头痛、神经过敏、恶心、便秘、失眠、心动过速、皮疹、排尿及月经失调、性功能可逆性障碍等报道。

（2）对本品过敏者禁用。

（3）严重肾、肝、心功能不全及心律不齐、严重高血压、兴奋过度者和青光眼患者禁用。

（4）服用马吲哚同时禁服神经元阻断型降压药，如胍乙啶、贝坦尼啶等；服用单胺氧化酶抑制剂期间或用后 2 周内不得服用马吲哚。

（5）因器质性病变引起肥胖的禁用。

5. 盐酸司来吉兰

片剂：5mg/片，10mg/片。

用法：口服，初始剂量为每次 5～10mg，早饭顿服，亦可分为早饭和午饭 2 次服用。服药几周后用量可减半作为维持量。

不良反应及注意点：

（1）不良反应可见兴奋、失眠、幻觉、妄想、口干、恶心、直立性低血压、肝脏转氨酶暂时性增高等，偶有焦虑、运动障碍等。

（2）肝肾功能不全、胃及十二指肠溃疡、高血压、心律失常、精神病患者慎用。

（3）妊娠药物分级 C 类；对本品过敏者、家族遗传性震颤、亨廷顿舞蹈病患者禁用。

（4）本品与非选择性单胺氧化酶抑制剂合用可能引起严重低血压。

6. 氯米帕明

片剂：25mg/片。

不良反应及注意点：

（1）嗜睡、疲劳、不安感、食欲增加、晕眩、震颤、头痛、肌阵挛、口干、出汗、便秘、视力失调、视物模糊、排尿障碍、窦性心动过速、心悸、直立性低血压、具有正常心脏功能的患者出现无明确临床意义的心电图改变（如 ST-T 改变）、恶心、转氨酶升高、过敏性皮肤反应（皮疹、荨麻疹）、光过敏、瘙痒、体重增加、性欲和性功能失调、味觉异常、耳鸣。

（2）对于氯米帕明或该药中任何一种赋形剂过敏者，以及有与二苯扎西平组的三环类抗抑郁药交叉过敏者均禁用。

（3）本品严禁与 MAO 抑制剂合用，包括使用本品的前后 14 天，禁止与选择性可逆的 MAO-A 抑制剂，如吗氯贝胺合用。

（4）新近发生心肌梗死者禁用。

（5）先天性 QT 延长综合征者禁用。

7. 氟西汀

51

胶囊剂：20mg/粒。

用法：抑郁症患者每天服用 20mg，暴食症患者建议每天服 60mg，强迫症患者建议起始剂量为每天早晨 20mg。

不良反应及注意点：

（1）胃肠道不适、厌食、恶心、腹泻、神经失调、头痛、焦虑、神经质、失眠、昏昏欲睡及倦怠虑弱、流汗、颤抖及目眩或头重脚轻。

（2）撤药症状如头晕、感觉障碍（包括感觉异常）、睡眠障碍（包括失眠和多梦）、乏力、焦躁或者焦虑、恶心、呕吐、震颤和头痛是最常报道的撤药反应。

8. 文拉法辛

胶囊：75mg/粒，150mg/粒。

用法：起始推荐剂量为 75mg/d，每天 1 次。如有必要，可递增剂量至最大为 225mg/d（间隔时间不少于 4 天，每次增加 75mg/d）。肝功能损伤患者的起始剂量降低 50%，个别患者需进行剂量个体化。肾功能损伤患者，每天给药总量降低 25%～50%。老年患者按个体化给药，增加用药剂量时应格外注意。如果用文拉法辛治疗 6 周以上，建议逐渐停药，所需时间不少于 2 周。用药须知该品缓释胶囊应在每天相同的时间与食物同时服用，每天 1 次，用水送服。注意不得将其弄碎、嚼碎后服用或化在水中服用。

不良反应及注意点：

（1）文拉法辛被突然停用、剂量降低或逐渐减少时，有报道以下的症状：轻躁狂、焦虑、激越、神经质、意识模糊、失眠或其他睡眠干扰、疲劳、嗜睡、感觉异常、头晕、惊厥、眩晕、头痛、流行性感冒样症状、耳鸣、协调和平衡障碍、震颤、出汗、口干、厌食、腹泻、恶心或呕吐。在上市前的研究中，绝大多数的停药反应是轻度的并且无须治疗即可恢复。

（2）禁用于对盐酸文拉法辛或任何赋形剂过敏的患者。

（3）禁用于同时服用 MAOIs 的患者：在停用 MAOIs 后至少 14 天内不得开始使用文拉法辛，对于可逆性单胺氧化酶抑制剂，此间期可相应缩短（参考可逆性单胺氧化酶抑制剂的说明书）；停用文拉法辛至少 7 天后方可开始以 MAOIs 进行治疗。

9. 瑞波西汀

片剂：4mg/片。

用法：口服，一次 1 粒（4mg），一日 2 次。2～3 周逐渐起效。用药 3～4 周后视需要可增至一日 3 粒（12mg），分 3 次服用。每日最大剂量不得超过 3 粒（12mg）。

不良反应及注意点：

（1）口干、便秘、多汗、失眠、勃起困难、排尿困难、尿潴留、心率加快、静坐不能、眩晕或直立性低血压。

（2）下列患者应禁用：妊娠、分娩、哺乳期妇女；对本品过敏或对其成分过敏者；肝、肾功能不全患者；有惊厥史者，如癫痫患者；青光眼患者；前列腺增生引起的排尿困难者；血压过低（低血压）患者；心脏病患者，如近期发生心血管意外事件的患者。

10. γ-羟丁酸钠

用法：成年人每晚需要量为 6～9g，起始剂量通常为 4.5g，分 2 次在睡前和半夜服用（每次 2.25g），此后每 3～7 日增加 1.5g，直至每晚总量 6～9g。

不良反应及注意点：常见不良反应有头晕、恶心、体重下降、遗尿等。通过降低药物剂量、减缓增量速度，可以减轻或避免这些不良反应。GHB 可能会增加睡眠呼吸障碍或肺换气不足的风险，对可能存在这些基础疾病的患者，在服用 GHB 前需进行多导睡眠监测（PSG）和血二氧化碳监测。必要时可先行气道正压辅助呼吸，改善通气功能后再给予 GHB 治疗。

11. 氯硝西泮

片剂：0.5mg/片，2mg/片。

用法：①成人常用量：开始每次 0.5mg，每日 3 次，每 3 日增加 0.5～1mg，直到发作被控制或出现不良反应为止。用量应个体化，成人最大量每日不要超过 20mg。②小儿常用量：10 岁或体重 30kg 以下的儿童开始每日按体重 0.01～0.03mg/kg，分 2～3 次服用，以后每 3 日增加 0.25～0.5mg，直至达到按体重每日 0.1～0.2mg/kg 或出现不良反应为止。氯硝西泮的疗程应不超过 3～6 个月。

不良反应及注意点：

（1）常见的不良反应有嗜睡、头昏、共济失调、行为紊乱、异常兴奋、神经过敏易激惹（反常反应）、肌力减退。

（2）较少发生的有行为障碍、思维不能集中、易暴怒（儿童多见）、精神错乱、幻觉、精神抑郁，以及皮疹或过敏、咽痛、发热或出血异常、瘀斑或极度疲乏、乏力（血细胞减少）。

（3）需注意的有行动不灵活、行走不稳、嗜睡，开始严重，会逐渐消失；还有视力模糊、便秘、腹泻、眩晕或头晕、头痛、气管分泌增多、恶心、排尿障碍、语言不清。

（4）孕妇、妊娠期妇女、新生儿禁用。

【建议】

1. 合理安排作息时间，保证夜间充足睡眠，安排时间定期打盹，有助于维持觉醒状态。

2. 避免倒班工作、驾车、从事长时间连续工作或进行高精度、具有危险性职业。

3. 给予心理支持，增强治疗信心，家人、同事和亲友应给予理解和支持。

三、不安腿综合征

不安腿综合征（restless legs syndrome, RLS）也叫不宁腿综合征，是指通常在夜间睡眠时出现的以双下肢为主的难以忍受的不适感导致睡眠剥夺。不安腿综合征的易感因素有怀孕、缺铁性贫血、叶酸与维生素 B_{12} 缺乏、周围神经病、糖尿病、风湿性关节炎、慢性肾衰竭、干燥综合征等。某些病例可有家族史。本病较常见，人群患病率 1.2%～5%，中老年多见。此外，RLS 在睡眠障碍中与神经症性失眠和睡眠呼吸暂停综合征的合并发病率较高。

【相关药物】

1. 氯硝西泮（Clonazepam，氯硝安定）

为苯二氮䓬类抗癫痫、抗惊厥药，药理作用与地西泮相似。适用于各种类型的癫痫，本品还具有抗焦虑作用，适用于焦虑性神经症。

2. 阿普唑仑

见本节"失眠"相关内容。

3. 左旋多巴

见本节"发作性睡病"相关内容。

4. 美多巴（Madopar，多巴丝肼，多巴苄丝肼）

本品为左旋多巴和盐酸苄丝肼的复方制剂，用于治疗帕金森病、症状性帕金森综合征（脑炎后、动脉硬化性或中毒性），但不包括药物引起的帕金森综合征。

5. 可待因（Methylmorphine，甲基吗啡）

本品为中枢神经抑制药，其作用与吗啡相似。用于干渴和中等程度的疼痛。

【选择原则】

1. 氯硝西泮不只减轻感觉运动症状，对促进入睡和减少睡眠中的觉醒也有帮助，副作用也较少，应该作为首选。

2. 左旋多巴、美多巴等影响多巴胺能系统功能的药物，可减轻症状与减少发作频率。

3. 在多巴胺受体激动剂和氯硝西泮并用无效时，可考虑短期应用可待因。

【注意事项】

1. 氯硝西泮

片剂：0.5mg/片，2mg/片。

用法：①成人常用量：开始每次 0.5mg，口服，每日 3 次，每 3 日增加 0.5～1mg，直到发作被控制或出现不良反应为止。用量应个体化，成人最大量每日不要超过 20mg。②小儿常用量：10 岁或体重 30kg 以下的儿童开始每日按体重 0.01～0.03mg/kg，分 2～3 次服用，以后每 3 日增加 0.25～0.5mg，直至达到按体重每日 0.1～0.2mg/kg 或出现不良反应为止。氯硝西泮的疗程应不超过 3～6 个月。

不良反应及注意点：

(1) 最常见的不良反应为嗜睡、共济失调及行为紊乱；有时可见焦虑、抑郁等精神症状以及头昏、乏力、眩晕、言语不清等；少数患者有多涎、支气管分泌过多；偶有皮疹、复视及消化道

51

反应；长期用药可致体重增加。

（2）老年人、孕妇以及重症肌无力者、严重慢性阻塞性肺疾病患者、肝肾功能不全者慎用。

（3）哺乳期妇女、新生儿、青光眼患者禁用。

（4）剂量必须逐渐增加，以达最大耐受量；突然停药可引起癫痫持续状态，应逐渐停药；长期（1～6个月）服用可产生耐受性。

2. 美多巴

片剂：苄丝肼25mg/左旋多巴100mg，苄丝肼50mg/左旋多巴200mg。

胶囊剂：苄丝肼25mg/左旋多巴100mg，苄丝肼50mg/左旋多巴200mg。

用法：宜从小剂量开始，每次1片（粒）（25mg/100mg），每日2次，根据治疗反应渐增剂量，可至每次1片（粒）（50mg/200mg），每日3次，最多可到每日5片（粒）（50mg/200mg），一般患者每日3～4片（粒）（50mg/200mg）。不推荐用大剂量追求最佳疗效。

不良反应及注意点：详见帕金森病章节。

3. 可待因

片剂：15mg/片，30mg/片。

用法：每次15～30mg，口服，每日30～90mg。极量为每次0.1g，每日0.25g。

糖浆剂：100ml：0.5g。

用法：同片剂。

注射剂：1ml：15mg，1ml：30mg。

用法：每次 15～30mg，皮下注射，每日 30～90mg。

不良反应及注意点：

（1）偶见恶心、呕吐、便秘和眩晕。一些患者可出现兴奋及烦躁不安。

（2）痰液多时禁用，1 岁以下患者禁用。

（3）不宜长期使用，易产生耐受性、成瘾性。

【建议】

1. 入睡前热水浴可明显改善症状。

2. 尽量少饮用咖啡，戒烟、戒酒，治疗原发病如补充铁、叶酸、维生素 B_1、维生素 E 等，均有助于改善临床症状。

四、睡行症

睡行症（sleep waiking，somnambulism）是指起始于夜眠前 1/3 阶段中 NREM 睡眠期的一系列复杂行为，以患者在睡眠中行走为基本临床特征。本病以前称为梦游症，但现今的研究表明，症状系发生于从 NREM 睡眠后期转醒时，当时并没有做梦，因其名不副实，而改为睡行症。睡行症在普通人群中的发病率为 1%～15%，儿童较青少年和成人多见。睡行症的发病率无明显性别差异，部分患者有家族史。其发生频率可由每日夜间出现到几个月内只出现一次不等。睡行症的发生可能与过度疲劳、压力过大、感染发热或睡眠时间不足等因素有关。

【相关药物】

1. 地西泮
见本节"失眠"相关内容。
2. 氯硝西泮
见本节"不安腿综合征"相关内容。
3. 阿米替林
见本节"失眠"相关内容。
4. 氯米帕明
见本节"失眠"相关内容。
5. 丙米嗪
见本节"失眠"相关内容。
6. 盐酸曲唑酮
见本节"失眠"相关内容。

【选择原则】

发作频率较高、程度严重时可选择地西泮、氯硝西泮、阿米替林、氯米帕明、丙米嗪、盐酸曲唑酮等。

【注意事项】

见本节"失眠"相关内容。

【建议】

1. 虽然睡行症发病时导致伤害的概率不高，但也有发生意外的情况，因此要做好安全防范措施。

2. 心理行为治疗在年轻患者中疗效肯定，治疗方法包括自我催眠疗法和松弛练习等。

3. 睡行症的发生可能与过度疲劳、压力过大、过分担心或睡眠时间不足等因素有关，因此设法增加患者的总睡眠时间，帮助患者在睡眠之前将注意力集中到轻松愉快与舒适的意境中来，这样可能减少睡行症的发生频率。

五、睡惊症

睡惊症（sleep terror）是指突然从 NREM 睡眠中觉醒，并且发出尖叫或呼喊，伴有极端恐惧的自主神经症状和行为表现。本病亦称为夜惊（night terror）、夜惊症或睡眠惊恐。任何可能加深睡眠的因素均可诱发睡惊症的发作，如发热、睡眠剥夺和使用中枢神经系统抑制剂等。睡惊症可发生于任何年龄，但常于青春期前起病，以 4～7 岁儿童最常见，睡惊症在男性中较女性多见，儿童的患病率接近 3%，成人则小于 1%。儿童睡惊症可能与遗传因素及发育因素有关，睡惊症的家族性发病现象较高，约 50% 的睡惊症患儿存在阳性家族史。

【相关药物】

1. 地西泮
见本节"失眠"相关内容。

2. 阿普唑仑

见本节"失眠"相关内容。

3. 氯硝西泮

见本节"不安腿综合征"相关内容。

4. 阿米替林

见本节"失眠"相关内容。

5. 氯米帕明

见本节"失眠"相关内容。

6. 丙米嗪

见本节"失眠"相关内容。

7. 盐酸曲唑酮

见本节"失眠"相关内容。

【选择原则】

睡惊症的药物治疗与睡行症基本相同。

【注意事项】

见本节"失眠"相关内容。

【建议】

1. 通常经过一段时间后症状会自然消失，这一点应向家属做详细的说明以消除其不安。

2. 发作频率低时，一般不需要做特殊的治疗，诱因存在时，应尽可能将其去除。

六、REM 睡眠行为障碍

REM 睡眠行为障碍（REM sleep behavior disorder，RBD）是 REM 睡眠期肌肉弛缓消失

时，出现与梦境相关的暴力行为的发作性疾病。发作常出现于睡眠 90 分钟之后，每周 1 次或每晚数次。表现为在生动梦境中出现特征性暴力行为，可自伤或伤及同床者。近 60% 的患者病因不明，年龄增长是一个明显的发病因素。40% 患者的发病与神经系统疾病有关，尤其是多系统变性与帕金森病。

【相关药物】

1. 氯硝西泮
见本节"不安腿综合征"相关内容。
2. 阿米替林
见本节"失眠"相关内容。
3. 氯米帕明
见本节"失眠"相关内容。
4. 丙米嗪
见本节"失眠"相关内容。

【选择原则】

1. 氯硝西泮对 90% 的 REM 睡眠行为障碍患者有效，可有效制止发作，且很少引起药物耐受和滥用，为首选。
2. 氯硝西泮效果不理想时，可换用阿米替林、氯米帕明、丙米嗪等三环类抗抑郁剂。

【注意事项】

见本节"失眠"相关内容。

【建议】

1. 向家属详细介绍此病，使患者得到家属的理解和支持。

2. 应采取环境保护措施，如消除卧室内的危险物品，在床边加床栏，地板上铺上床垫，窗子上加上栏杆等措施。将患者的自伤及暴力行为对配偶或同住家庭成员的伤害降至最低程度。

七、阻塞性睡眠呼吸暂停综合征

阻塞性睡眠呼吸暂停综合征（obstructive sleep apnea syndrome，OSAS）是睡眠期反复发生上气道狭窄或阻塞，出现鼾声和呼吸暂停，并导致白日过度睡意等。鼻咽喉部结构异常导致上呼吸道缩窄，是睡眠中气道阻塞的主要原因。此外，肥胖、上呼吸道感染、喉软化、肢端肥大症等也可发生本病。本病可见于任何年龄，以40～60岁多见，男性超重中老年人更常见。患病率成年男性为4%，成年女性为2%。

【相关药物】

阿米替林，见本节"失眠"相关内容。

【选择原则】

药物治疗效果不好，目前尚无安全而有效的药物，对于轻、中度患者，可试用三环类抗抑郁药。

【注意事项】

见本节"失眠"相关内容。

【建议】

1. 治疗可用非手术疗法，如减肥、调整睡姿、避免仰卧位、避免睡前饮酒和服用镇静剂。也可在睡眠时使用牙齿矫正器或舌托。

2. 目前常用的有效疗法是经鼻持续正压气道通气（nasal continuous positive airway pressure，nCPAP）。

3. 必要时可行手术治疗，如悬雍垂腭咽成形术。

八、梦魇

梦魇（nightmares）是指以恐怖不安或焦虑为主要特征的梦境体验，事后患者能够详细回忆。梦魇亦称为噩梦发作或梦中焦虑发作。梦魇可发生于任何年龄，但以 3～6 岁多见，半数始发于 10 岁以前，约 2/3 者在 20 岁以前发病。有报道儿童的发病率高达 15%，成人的发病率为 5%～7%。梦魇通常不必治疗，是否需要治疗取决于以下两个方面，即患者是否要求治疗，梦魇是否为其他需要治疗的某些疾病的一部分（如精神病）。短期发作可以使用减少 REM 睡眠的药物，如三环类抗抑郁药，有助于减少发作。

【相关药物】

阿米替林，见本节"失眠"相关内容。

【选择原则】

三环类抗抑郁剂（阿米替林等）可缩短REM睡眠，有助于减少发作。

【注意事项】

见本节"失眠"相关内容。

【建议】

1. 对频繁发作者应仔细查明病因，心理治疗有助于提高心理承受力。

2. 行为治疗对梦境进行讨论和解释，可使症状明显改善或消失。

（周盛年）

51

主要参考文献

1. Workowski KA，Bolan GA，Centers for Disease Control and Prevention. Sexually transmitted diseases treatment guidelines. MMWR Recomm Rep，2015 64：1-137.

2. Berger JR，Dean D. Neurosyphilis. Handb Clin Neurol，2014，121：1461-1472.

3. Khamaysi Z，Bergman R，Telman G，et al. Clinical and imaging findings in patients with neurosyphilis：a study of a cohort andreview of the literature. Int J Dermatol，2014，53：812-819.

4. Cameron DJ，Johnson LB，Maloney EL. Evidence assessments and guideline recommendations in Lyme disease：the clinical management of known tick bites，erythema migrans rashes and persistent disease. Expert Rev Anti Infect Ther，2014，12：1103-1135.

5. Halperin JJ. Nervous system Lyme disease. Handb Clin Neurol，2014，121：1473-1483.

6. Halperin JJ，Shapiro ED，Logigian E，et al. Practice parameter：treatment of nervous system Lyme disease（an evidence-based review）：report of the Quality Standards Subcommittee of the American Academy of Neurology. Neurology，2007，69：91-102.

7. Haake DA，Levett PN. Leptospirosis in humans. Curr Top Microbiol Immunol，2015，387：65-97.

8. Slack A. Leptospirosis. AustFam Physician，2010，39：

495-498.

9. 王维治. 神经病学. 第 2 版. 北京：人民卫生出版社，2013.

10. World Health Organization（WHO）. Antiretrovial therapy for HIV infection in adults and adolescents. 2010 revision.

11. U. S. Department of Health and Human Services(DHHS). Guidelines for the Use of Antiretroviral Agents in HIV-1-Infected Adolescents. 2011.

12. European Association for Study of Liver. EASL Clinical Practice Guidelines：Wilson's disease. J Hepatol，2012，56：671-685.

13. Zesiewicz TA，Elble RJ，Louis ED，et al. Evidence-based guideline update：Treatment of essential tremor. Neurology，2011，77：1751-1755.

14. Rossner V，Plessen KJ，RothenbergerA，et al. European clinical guidelines for Tourette syndrome and other tic disorders. Part II：pharmacological treatment. Eur Child Adolesc Psychiatry，2011，20：173-196.

15. Bhidayasiri R，Fahn S，Weiner WJ，et al. Evidence-based guideline：Treatment of rardive syndromes. Neurology，2013，81：463-469.

16. 中国抗癫痫协会. 临床诊疗指南·癫痫病分册. 第 2 版. 北京：人民卫生出版社，2015.

17. National Clinical Guideline Centre（UK）. The epilepsies：the diagnosis and management of the epilepsies in adults and children in primary and secondary care. National Institute for Health and Clinical Excellence：Guidance，2012：137.

18. Jackson J, Shimeall W, Sessums L, et al. Tricyclic antidepressants and headaches: systematic review and meta analysis. Br Med J, 2010, 341: c5222.

19. 陈新谦. 新编药物学. 第 17 版. 北京: 人民卫生出版社, 2011.

20. Thornton CA. Myotonic dystrophy. NeurolClin, 2014, 32: 705-719.

21. Pitceathly RD, McFarland R. Mitochondrial myopathies in adults and children: management and therapy development. Curr Opin Neurol, 2014, 27: 576-582.

药名索引

06检